JN090994

健康管理は従業員にまかせなさい

労務管理によるメンタルヘルス対策の極意

著者　高尾総司
　　　前園健司
　　　森　悠太

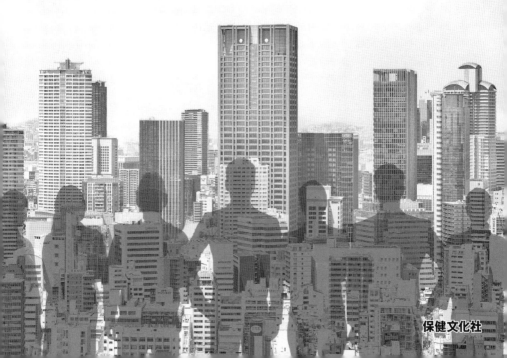

保健文化社

　初版から10年を経て、改訂版（第２版）を出版できたことは著者にとって大きな喜びであるとともに、時代のニーズに一定程度は応えられた結果であると自負したい。また、本書はわが国にありがちな増刷と変わらないような改版ではない。特にメンタルヘルス対策の総論部分は、「健康管理」誌の連載においても【再考】シリーズとして、アップデートした内容と融合させたこともあり、かなりの書き換えになった。著者も、初版は基本的には高尾の単著に近いものであったが、改訂版は前園、森との共著となった。なお、本書は複数の著者が章ごとなどで分担執筆する一般的な書籍とは異なり、すべての原稿を三人で確認してまとめたものである。そのため著者を示す際には「私たち」と表記したが、三人のうちの特定の誰かを指す場合には、Partの初出の際に「私（名前）」と表記している。

　初版との大きな違いは以下のとおりである。まず「メンタルヘルス対応の大原則・三原則」を「健康管理の大原則・三原則」に引き上げ、序章に移した。これにより、メンタルヘルス総論は、いっそうシンプルになった。第２章メンタルヘルス対策各論では、原職復帰の原則についてこれ以上ないというところまで議論を尽くした。片山組事件を引き合いに出す程度で簡単に反論できるものでないことがわかるだろう。第３章の健康診断・事後措置は、現状維持である。一方で第４章は「解決しつつある課題」として、やや毛色は異なるが、過重労働対策とストレスチェックについてまとめて論じた。

　第５章は、改訂のアピールポイントだ。著者に弁護士・社会保険労務士が加わったことで、「業務的健康管理」と言わず、シンプルに労務管理として整理すべき近年の課題に真正面から取り組んだ。また、労務管理としての正確性を期す観点から、書名の「社員」を「従業員」と改めた点もじつは大きな変更だ。

　さて、初版で指摘したように「会社における健康管理は八方塞がり」のままの状況だろうか？「入り口まで立ち返る」とは具体的にどういうことを指すのか？

　ストレスチェックや健康情報管理規程の整備（特に法定外項目の扱い）などを見れば、とにかく複雑になり、ややこしいという印象は否めない。例え

るならば、天動説の末期のようだと感じている。じつは、天動説も地球の周りを惑星が回るという単純なものではない。丁寧に天体観察をすると惑星は逆行することがある。この現象を説明するために、公転軌道上をクルクル回りながら移動する（周転円を回りながら動く）という理屈をひねり出し、説明する複雑な式まで考えていたのだ。オッカムの剃刀（ケチの原理とも呼ばれる）を持ち出すまでもなく、よりシンプルな考え方で同じ課題を解決できるならば、それに越したことはない。

　改訂版出版のタイミングが、職場の健康管理が「化学物質の自律的管理」の激震のショックを受けている、まさにその時と重なったことは、偶然ではあるまい。真に自律的、すなわち「健康管理を従業員自身が行う」のであれば、職場の健康管理はきわめてシンプルになる。

　また、化学物質管理の大変化について、海外の潮流と異なることが変革の一つの理由になっている。この変化が受け入れられる時代ならば、職場における従業員個人の健康管理に対して、会社が費用補助をする以上のお節介をすることは、もはやありえないということも、同様に受け止められる日が来るだろう。

　最後になったが、改訂に際して初版にはあった謝辞を割愛する形にしてしまった。初版および改訂版の出版に際しては、さまざまな方にお世話になったことをここに記したい。特に、2023年4月、5月には産業医科大学にて産業医学基本講座を受講する貴重な機会を得た。ここで出会った仲間には、本書の校正原稿を見てもらい、細かな点まで指摘をしてもらった。

2023年7月

高尾　総司

※本書は、保健文化社の「健康管理」誌に連載中の「考察『しごとと健康』」をもとに加筆修正し、まとめたものである。

　会社における健康管理は、いま間違いなく八方塞がりの状態にある。健康診断および事後措置を実施しても、有所見者は毎年同じ顔ぶれで変わりないばかりでなく、新たな有所見者も増える一方である。過重労働対策では、企業責任を問う訴訟が珍しくなくなった。メンタルヘルス対策では、難渋事例をどう扱うかというセミナーは好評だが、要するに根本的解決策が示されないので、いつまでも同じ内容が繰り返されている。

　こうした諸問題を真剣に解決しようと、もがいた結果、見えてきたものがある。受け入れがたいかもしれないが、どうやらその「入り口」まで立ち返らなければならないようである。詳細は本編に譲るが、「会社における健康管理」と「社会における健康管理」は、まったく異なるべきものだったのである。しかし、これまでの会社における健康管理はオリジナルのものではなく、端的に言えば社会における健康管理の熟考なきコピーにすぎなかった。本書は、今一度立ち止まって会社における健康管理を現場での適用も含め徹底的に再考し、これから求められる将来のあり方について、到達した結論をまとめたものである。

2014年5月

高尾　総司

健康管理は従業員にまかせなさい
ー労務管理によるメンタルヘルス対策の極意ー

高尾総司、前園健司、森悠太

Contents

コラム一覧

様式一覧

序章

職場の健康管理における
基本的アプローチ

part

1 二つの健康管理

　たいていの医学生・医師と同様に、私（高尾）も大学卒業までは「産業医」の仕事に関する知識もイメージもなかったが、何の因果か、振り返ればすでに25年近く産業医活動に従事してきた。当然、活動スタイルも大きく変化してきた。端的に分類すれば、保健指導などの福利厚生的活動に重点をおいた初期（1998～2000年）、外資系企業の経験からリスクマネジメントにシフトした前期（2001～2004年）、前期で得た内容を後輩に伝えるようになった中期（2005～2010年）、そして厚生労働科学研究費補助金の採択を機に、労務管理の観点から整理し直し、人事担当者を対象に見据え、幅広く企業や自治体に方法論の導入を進めてきた後期（2011年～）となる。

　中期からは教える立場になり、より強く「健康管理」とは何かを突き詰めて考え、また活動の根本的な原理は何かという点を後輩と共有することを心がけてきた。教育時の産業医体制では、統括1名（訪問頻度は企業ごとに異なる）と実務担当2名（交互に毎月訪問）の3名体制を基本としていた。実務担当産業医は完全に自由な活動をするのではなく、もう1名でもできる範囲を意識しつつ業務に従事するという、研修としては良い意味での制約を負う。この場合に懸念されるのが、例えばメンタルヘルス不調者の面談等で、担当によって対応が変わらないかという点である。この点を克服するために「事例検討会」を毎週開催して情報共有を心がけたが、上述のとおり根本原理の共有こそが、このスタイルを可能にしたと考えている。

　後期からは医師である産業医ではなく、企業の人事担当者にも対応できる方法へと昇華させていった。その過程で、使用者側弁護士や社会保険労務士の先生方とのつながりが生まれた。企業内リソースを前提とするならば、産業保健職は別として、基本的には医学的な知識やスキルがなくてもできる手法にしなければならない。むしろ企業が本来持っているはずの、労務管理や業務管理スキルで対応する、対応できる考え方や手法として、手順と様式、面接シナリオといったツールの開発に結びつき、結果的に私が直接教育した産業医や支援する企業や自治体以外にも、広く考え方や対応方法が広がっていくこととなった。

　仮にこれまでの産業医活動に名前を与えるならば、初期が「医療的健康管

理」、中期以降は「業務的健康管理」となるだろう。医療的健康管理とは、医療機関で行われている医療の考え方に基づく健康管理のことを指している。一方の業務的健康管理は、いわばビジネスの考え方に基づく業務運営のための健康管理のことである（前者は会社を実施場所とはしているものの「社会における健康管理」のコピーであり、後者が真の意味での「会社における健康管理」であるとも言える）。

二つの健康管理の共通点・相違点

　職場の健康管理である以上、どちらも「会社の生産性の向上」を目的としていることに変わりない。付随的に「従業員一人ひとりの健康向上」も目指す点も同様である。しかし、目的達成に至る前提条件の違いから、アプローチは大きく異なる。

　医療的健康管理においては、「従業員の健康向上」を介して、間接的に生産性向上を目指す。健康向上のための方法論、特に予防医学の知識などをもとにしたものには熱心に取り組むが、その後の生産性については、「従業員が健康になるならば生産性は向上する（に違いない）」といった信念にすぎず、特段のタネもシカケもない。確かに従業員が不健康であれば、生産性が低下することは間違いないが、逆が必ずしも成り立つとは限らない。換言すれば、医療的健康管理では当然のことながら、従業員は健康になっても生産性は上がらないシナリオがあり、健康経営の泣き所にもなりえる。一方の業務的健康管理では、生産性の向上を明確に意識している。少なくとも健康を損ねない様々な手法によって生産性向上を求めることを否定しない。

　さらにこの二つは、フォーカスする対象も異なる。医療的健康管理は個人にフォーカスした健康管理である。そのため、個人の希望は最大限考慮する一方で、周囲の負担は必ずしも重要視されない。例えば病気により通常勤務ができていない従業員がいて、その本人が就業継続を強く希望している場合、医療的に考えると、病状に合わせた配慮などを行って何とかして本人の希望を実現しようとする。当該従業員をフォローするために、他の従業員に負担が生じ、会社全体としては生産性が低下することも考えられるが、その点はおろそかになってしまいがちである。一方の業務的健康管理では、従業員集団にフォーカスを当て、会社全体としての生産性の向上を目指す。場合によっては個人の希望よりも、会社組織としての都合が優先される。健康管理に限っ

た例ではないが、典型的なものは異動である。会社全体としての効率的な人員配置や業務上の必要性の観点から、本人の意向は必ずしも優先されず、異動は行われる。結果的に望まない部署への異動となることも往々にしてあるが、無限定正社員として働く以上、ある程度の不利益は甘受しなければならない（第2章Part1参照）。

　仮に異動後に「適応障害」等の診断書が提出されたとしても、医療的健康管理に基づくよくある対応である、「本人が希望する、負担が少ない部署への再異動」などの対応はとらない。なぜならば、異動が望ましいという診断書は、業務上の必要性としては認められないからだ。「健康上の問題を理由に、現部署からの再異動が望ましい」ということであれば、それはすなわち「現部署で就業継続をすると、病状が悪化する恐れがある」ということでしかない。就業継続が困難であれば、病気欠勤・病気休職など制度に従って、療養に専念するほかない。

　このように説明すると、業務的健康管理に基づいた対応は、「厳しすぎる」との意見がよく聞かれる。しかしあくまで業務的健康管理は従業員集団や会社全体にフォーカスしているのであって、厳しすぎるという批判はあたらないと考えている。むしろ従業員個人に対して優しい対応をする医療的健康管理は、場合によってはその裏で、他の従業員に対して厳しいことを要求している。先ほどの例で、仮に再異動を行ったとしたらどうなるか。すでに再異動先は定員が充足しているはずであり、誰か別の人を異動させなければならなくなる。当該従業員と再異動先の誰かを入れ替える形で異動させれば済むように思うかもしれないが、このような経緯で玉突き異動をさせられる従業員のキャリアプラン等は無視してよいのだろうか。

なぜ二つの健康管理という考えに至ったのか

　ある意味において、医療的健康管理は物事の「正の側面」しかフォーカスしない傾向があると感じてきた。これが、私を業務的健康管理にシフトさせた最大の原動力である。この点を3点にまとめてみよう。

　まず1点目は、医療的健康管理の医学的根拠が十分とは言えない点である。わが国の健康診断は、疾病罹患率や死亡率の減少という効果評価に関し、いわゆる無作為化比較試験（RCT）（コラム1参照）などは行われておらず、医学的根拠に乏しい。海外では古く60年代にRCTが実施されたが、結果を

一言で言えば、期待されるような効果はなかった[1, 2]。さらに、健診は事後指導が重要と釈明されるが、保健指導について短期では減塩食などにより血圧低下を認めるなどの根拠[3]があるものの、長期では明確な効果が見られない[4]。誤解がないように補足すると、健康診断により病気の早期発見につながる場合など、個々人に対して有用な場合があることは否定しない。私自

*1 無作為化比較試験
(Randomized Controlled Trial, RCT)

Column

　無作為化比較試験（ランダム化比較試験）とは、治療などの効果を評価するための疫学研究の方法の一つである。この試験では、参加者はランダムに二つ以上の異なるグループに割り当てられ、異なるグループの結果を比較して、治療などの効果の有無を評価する。例えば健診の例で言えば、健康診断を受診するグループと受診しないグループに分け、受診したグループのほうが受診していないグループよりも、統計上有意な程度の疾病罹患率や死亡率の減少が認められれば、健診受診にこれらの効果があるというエビデンスが存在することになる（が、実際には上述のとおり、統計上有意な差は認められていない）。

　なお無作為化比較試験には、二つの重要な点がある。一つ目は、参加者を異なるグループに割り当てるプロセスがランダムで、人為的に制御したり操作したりしない点である。ランダムな割り当てをすることにより、異なるグループ間の違いは治療などの違いのみとすることができ、グループ間の比較をより妥当なものにする。二つ目は、あくまでグループ間の比較をしている点である。要するに個人レベルで言えば、健診を受診することで劇的な効果があった人がいるかもしれない。しかし「エビデンスがある」と言えるかどうかは別問題なのである。

身も個別健康教育は相当数経験し、かつ人より良い効果をあげた自信もあった。しかし「妥当な」評価方法（例えば、途中のドロップアウトも含める）を冷静に受け入れるならば、対象者全体への「平均値」としての効果はほぼなかったと認めざるをえない。この点はきわめて重要で、予防医学のノウハウを健康リスクの低い従業員という集団に適用しても、そもそも「健康向上」が可能かどうかすら定かでないということである。もし仮に医療的健康管理では従業員を健康にすることができない（少なくとも容易ではない）という前提に立てば、私たちは何をすべきだろうか。これが業務的健康管理へシフトした私の原点である。

　2点目は、「医療」をベースとした考え方に基づくがゆえに、いわば「暗黙の医療契約」と同様に、最終的には「従業員本人の希望」が優先されてしまう点である。換言すれば健康管理が業務命令として行われない。一例として、健診により高血圧で就業上の措置を要する従業員が10名リストアップされたとする。保健師が呼び出しをかけても、すんなりと健康管理室を訪れ、産業医面談を経て措置が行われる従業員は、感覚的にはせいぜい2名程度にすぎない。もちろん会社によって異なるだろうが、少なくとも対象者全員を完全にカバーできていることはまずない。「仕事が忙しいから」などと言ってそのままになるケースは必ず発生しているだろう。またそれ以前に、そもそも対象者の定義を「医学的」に論じてしまうことにより、様々な学会ガイドラインやそれらのアップデートに翻弄されてしまう。結果として、「対象者」そのものを揺るぎないものとしてリストアップできないことも同様に問題である（換言すれば、上記の10名が8名にも12名にもなりうるということ）。

　3点目は、医療的健康管理はリスクマネジメントにおいて非常に脆弱な点である。例えばシステムコンサルタント事件[5]では、会社の定期健診で高血圧を指摘されていたものの、受診・治療等しないままでいた従業員の脳出血死亡について、会社側の「健康配慮義務違反」を認めている。しかしこの会社の健康管理がずさんであったかと言えば、そこまでではないように思う。どこにでもあるような健康管理が行われていたようで、定期健診の受診率が57％～85％（当該従業員も受診していない年がある）、健診結果は産業医が確認して要治療等の一覧表を作成し、会社担当者が本人に口頭で受診指示をしていた。ただし実際に受診したかどうかまではフォローはしていなかった[6]。

　ご自身の職場の状況ではいかがであろうか。徹底して受診を拒否する従業員の一人や二人はいるかもしれないが、そのような従業員が死亡した場合で

も、会社の安全配慮義務違反の責任は、基本的には同じことである。2点目とも強く関連することで、「本人の希望」に依存する医療的健康管理は、この種のリスクマネジメントの観点からは会社という法人にとっては有害無益とさえ言える。

医療的健康管理が間違っている、というわけではない

　余談にはなるが、医療職向けに研修をする際には、初めに二つの健康管理による整理を行うことで、その後の話がすんなりと腹落ちするようである。一方で弁護士や社労士あるいは人事担当者には、二つの健康管理による整理よりも、次のPartで説明する「職場は働く場所である」という大原則・三原則のほうが響くようだ。この違いはどこから来るのだろうか。私たちは、二つの健康管理による整理が、医療職の葛藤を解消できるからだと考えた。つまり医療職は、職場において、医療的健康管理と業務的健康管理を場面によって使い分ける形で、結果的にどちらも担っている（担わざるをえなくなっている）のではないか。ある従業員には医療的に寄り添う対応を行う一方で、別の従業員に対しては業務的に規則に則った対応をすることに、葛藤を感じるようになってきたのではないか、ということである。

　医療的健康管理には限界がはっきりと存在する。しかしだからといって、医療的健康管理はダメだから、業務的健康管理を推奨するというものではない。二つの健康管理は互いに補い合うものであり、最終的には、人事担当者は医療職の助言を受けつつ業務的健康管理を主体的に実施し、医療職は医療的健康管理の範疇で健康管理を実施することで、車の両輪のごとく機能することが期待される。ただそこに至る過程では、人事担当者に対して、業務的健康管理をいかにして導入していくか、医療的健康管理とのギャップ解消も含め、先進的な医療職が少しずつ伝えていくほかはないと考えている（第1章Part 9参照）。

　また医療職の中には、「医療」という従業員や人事担当者にはわからない領域、いわばブラックボックスを用いながら、業務的なアドバイスを正当化して、会社と従業員の落とし所をうまく見つける人がいる。このようなスキルを持つ医療職は、会社からすれば確かに頼りになるだろう。しかし頼りにされすぎるがゆえ、会社から対応を丸投げされるようになり、身動きが取れなくなることもある。場面に応じて医療と業務を使い分ける、あるいは医療

と業務の両面からの意見をごちゃまぜにして述べる「ハイブリッド対応」は、はっきり言ってお勧めしない。

　二つの健康管理の基本的な考え方は、メンタルヘルス対策・健康診断事後措置・過重労働対策を含む職場の健康管理テーマすべてに共通するものであり、本書でも全体を通じて随所で出てくる。ぜひとも、表面的なハウツーでなく、根底にある考え方を感じ取ってもらいたい。

part 2 大原則・三原則

これまでは「メンタルヘルス対応の」大原則としてお伝えしてきた「職場は働く場所である」という考え方であるが、メンタルヘルス対応に限らず適用できることから、今後は「職場の健康管理の大原則」と位置づけて紹介する。なおPart 1で紹介した二つの健康管理が、職場の健康管理における様々な問題を整理するための考え方であるのに対して、大原則・三原則は困った事例の解決に役立つツールだとも言える。

大原則：職場は働く場所である

大原則は「職場は働く場所」だということである。当たり前のことを言っているようだが、言い換えれば、職場は治療やリハビリの場所ではなく、通常勤務をする場所だということだ。

従来の対応で、働けていない人が職場にいることによって、問題が複雑化していることを考えれば、この大原則はあらためて認識する必要がある。例えば本人が強く希望するため復帰を認めたが、復帰後にパフォーマンスが上がらない。しばらく様子を見ていたところ、状態がますます悪化しているという事例。勤怠の乱れが明白で通常勤務ができているとは言えないが、本人には病気だという意識がなく、いくら勧めても受診しようとしない事例。人事が「どの部署なら本人の体調も良くなって何とか働けるだろうか」と頭を悩ませる事例。このような状況は、もちろん通常勤務ができていない本人の側にも問題があるが、その一方で大原則から外れた対応をしている、つまり職場で通常勤務することを適切に求めていない、会社側にも問題があると言える。

第一原則：通常勤務ができているかどうかで判断する

大原則から導かれる原則は三つにまとめられる。第一原則は「人事や上司は、通常勤務ができているかどうかで判断する」である。

問題の背景に私傷病が見え隠れする場合、どのような症状があるのか、症状が重いのか軽いのか、そもそも本当に病気なのかといったように、どうし

17

ても病気に目がいきがちになる。しかしそうした情報があったとしても、医療的な知識やスキルがない人事担当者や上司には、どのような対応をすればよいか判断できない。結果的に問題そのものの解決は遠のいていく。

　そうではなく、問題解決のためには、「通常勤務ができているかどうか」を先に考えることが重要である。ここで「通常勤務」とは、業務面・労務面・健康面のいずれも問題ないことを指す。具体的には、業務面とは、業務ができているか、業務パフォーマンスが低下していないかという働きぶりのことである。労務面とは、勤怠の乱れなどなく、就業規則を遵守して業務遂行ができているかということである。健康面とは、「健康上の問題」がないかという観点から判断する。なお健康上の問題とは、疾病があるかどうかではなく、疾病により業務遂行に支障が生じていないか、あるいは業務遂行により健康上の問題が悪化することがないか、という観点から判断する。

　さて通常勤務という点について、「誰しも調子が良いときと悪いときがあって、勤務成績にも波がある。やや調子が悪いときに通常勤務ができていないとしても仕方ないのではないか」という質問を受けることがある。日本型雇用の特殊性でもある、「各自の職務範囲の線引きが明確でない」という点も相まって、通常勤務ができている状態をイメージしにくいのかもしれない。その際に鍵となるのは、通常勤務ができているか／できていないかで考えるのではなく、できているか／できているとは言えないかで考えることだ。要するに他の従業員と比較して、これは通常勤務ができているとは言いがたい、という具体的なポイントをもとに判断すればよい。例えば仮に数分という些細な時間であったとしても、たびたび遅刻している状態は問題である（＝通常勤務できているとは言えない）。また書類整理という軽易な業務であっても、本来やるべき業務を他の同僚に肩代わりしてもらっている状態は問題であるということだ。

第二原則：通常勤務ができていないなら休ませる

　第一原則に基づいて通常勤務ができているとは言えないと判断した場合、最終的な結論は「休ませる」しかない。また復帰場面においても同様に、通常勤務できることが期待できないのであれば、復帰は時期尚早と判断することになる。

　一見すると厳しく感じるかもしれない。しかし私傷病があることは、通常

勤務ができていないことの正当な理由にはならない。病気があるからといって、遅刻や早退、欠勤、離席を繰り返してよいわけではないし、自分の担当業務をやらなくても、あるいは上司や同僚に暴言を吐いてよいわけでもない。あくまで病気が正当な理由として認められているのは、病気欠勤（休暇）や病気休職制度を用いて、労務提供義務を免除してもらう、すなわち休むことだけなのだ。また、私傷病により業務への支障が生じていることを認識したまま就業させることは、企業の安全配慮義務の観点からは、重大な訴訟リスクを負担することにもなりかねない（第5章Part2参照）。

　なお通常勤務ができていないという判断は、最終的には本人を療養させることにつながるため、誰か一人に判断の責任を負わせるには重すぎる。そのため、業務面は上司が、労務面は人事が、健康面は産業医が判断することとし、第二原則をゆるぎない共通認識としたうえで対応することをお勧めしている。関係者のうち誰か1人でも本人に対して良い顔をしてしまい、「もう少し様子を見ましょう」などと言い出すと、残りの2人が悪者になってしまう。「病気で大変かもしれませんが、他の従業員の手前、自分の担当業務をやらなくてもよいとは、言ってあげられないのです」と、苦しくても第二原則に沿った発言をしてほしい（その意味でも、第1章Part7で紹介する「面接シナリオ」はぜひ活用していただきたい）。

　もちろん、本人が就業継続を頑なに希望する状態で療養させようとしても、事態はこじれるだけである。その場合、まずは発生している問題を解消して通常勤務に戻ることを求める。結果的に問題が解消すれば、いったんはそれで良しとするが、解消しなければ、本人が改善しようと努力しているのに、私傷病があって問題が発生してしまうのか、あるいはそもそも本人が改善しようとしていないのか、どちらかであると整理できる。当然前者であるという前提のもと、制度に沿って療養に専念してもらう（第1章Part1参照）。

第三原則：配慮付き通常勤務は慎重かつ限定的に行う

　第三原則はある種の例外条項である。第二原則を時間的な隙間なく適切に実行することは容易でなく、運用上は「配慮付き通常勤務」を認めざるを得ない場面が発生する。その際の詳細な条件が第三原則であり、実務的な対応方法を反映している。

　「慎重かつ限定的に」という点について、あくまで通常勤務の範囲を逸脱

しない配慮ということで、具体的には時間外労働の免除のみが妥当であると考える。これを超えた、勤務時間の短縮や（一部）業務免除は、通常勤務とは言えない。加えて、就業継続条件も細かく設定する必要がある。①ごく短期間（最長2週間程度）かつ1回のみ実施する、②健康状態が改善一方向であるという関係者（本人、家族、上司、人事、主治医、産業医）の共通認識を確認したうえで実施する、③通常勤務を継続させても健康状態が悪化しないという医師の担保を得る、という3点が不可欠である。これらの条件を満たせない場合や、配慮付き通常勤務中または配慮解除後に問題が再発・悪化する場合には、第二原則を適用し療養に専念させることとなる。なおこれらの諸条件は、配慮付き通常勤務を実施する前に、面接の場で適切に説明・通知し、本人を含めた関係者間の共通認識としておく必要がある。こうした丁寧な対応ができない場合は、第三原則の運用をやってはいけない。

人事担当者には大原則・三原則のほうが響く

　人事担当者や弁護士、社労士にとっては、二つの健康管理による整理よりも、大原則・三原則のほうが腹落ちする傾向にあるようだ（実際、前園も森も同感である）。というのも、弁護士や社労士など労務分野の専門家も、職場における健康管理の問題は対応が難しいという認識は強い。なぜならば個別性が高いうえに、疾病の詳細に入り込んでしまうと、医学のことはわからず、事態をうまくグリップできないことが多いからだ。

　こうした状況下で「職場は働く場所」という考え方は、天啓のように感じられた。具体的に言えば、従業員からは労務を提供してもらい、会社はそれに対して賃金を支払う。つまり労働契約のもとで職場は成り立っているという、人事労務の根幹に立ち返ることができるようになったのだ。たったこれだけのことのように思えるかもしれないが、大原則・三原則は労働契約や就業規則など人事労務の根本的な部分とも理論的に整合していることから納得性も高く、問題解決につながる適切な対応が自然ととれるようになった。

　同じように、人事担当者にとっても理解しやすい考え方だろう。また多くの従業員にとっても、「職場は働く場所なので、通常勤務してもらわなければなりません。会社には一定期間休む制度がありますので、もし病気で通常勤務できなければ休んでもらうことができます」という説明は、すんなりと受け入れやすいはずである。

part 3 労働契約と労務管理

大原則は労働契約そのもの

「職場は働く場所である」という大原則は、職場は労働契約で約束された労務を提供する場であるという、労働契約の内容を当たり前に述べただけである。しかし前Partでも述べたように、この大原則を話すと、特に人事担当者や労務管理に携わる専門家（弁護士や社会保険労務士）からの反響が大きい。膨大な規制の理解が必要で、いきおい論点主義に陥り五里霧中となりがちな労務管理の現場において、大原則は「労働契約に立ち返って考える」という根本的な原理原則を突きつけ、解決への道筋を示したのではないかと考える。

そもそも労働契約とはどのような契約なのか

労働契約は、物の売り買いである売買契約と同じように、契約当事者の双方に義務がある契約（双務契約）である。具体的には労働契約に基づいて、労働者は使用者（会社）に労務を提供する義務があり、会社は労働者に賃金を支払う義務がある。契約である以上、労働力の提供の仕方（いつ、どこで、どのような労働力を提供してもらうのか等）や賃金の額や支払い方法（賃金の計算方法や、賃金支払い日、賃金の渡し方等）を決める必要があり、雇用契約書や就業規則等に定められる。

契約はお互いに合意したある種の約束事であるのだから、例えば賃金未払いのような労働契約の定めに反した行い（約束違反）は、契約解消の理由になる。同じように、労働契約で定めている労務提供がなされないのであれば、それが能力不足や家庭の都合、心身の故障など、いろいろな事情はあるにせよ、契約解消の理由になりうる（会社側からの一方的な契約解消を解雇と呼ぶ）。

労働契約は、生身の身体を提供するという特殊性があるため、かなり広範で強力な規制がなされている。そのため、原則と例外の関係性が見出しにくいが、契約であるという側面からすれば、原則は上記のとおりとなる。

なぜ大原則どおりにいかないのか

　さて、大原則に立ち返る必要性が高い場面として、休復職の場面がある。そもそも休職制度は、法的な義務がある制度ではなく、労働契約における解雇猶予措置である。すなわち、私傷病による不完全な労務提供は労働契約上の債務（＝本旨債務）の不履行にあたり、そのままでは契約違反解除（解雇）につながりうる。ただ労働契約の特殊性（長期にわたる継続的な関係）を鑑み、一定期間解雇を猶予してその回復をはかる措置として、休職制度が位置づけられる。

　休職制度をこのように考えれば、休職とは「本旨債務を履行できないから休むこと」を意味する。逆に復職とは「本旨債務を履行できる状況になったから労務提供を再開すること」と非常にシンプルに定義できる。ところが現実には、「復職できる／できない」の対立軸のもと、数多の紛争が発生し、膨大な裁判例が生まれている。そうなる理由の一つが、日本の雇用慣行に起因する「職務」概念の不明確さだろう。

　日本の雇用は伝統的に、新卒従業員を一括で大量に採用し、様々な職務を担当させて経験を積ませ、年齢（あるいは勤続年数）に応じて賃金が上がっていくという仕組みであった。ここでは、労働契約において、労働者の職務（債務）がまったく特定されていない。職務が特定されないまま採用された正社員は、使用者の広範な人事権のもと、あらゆる部署への異動の可能性を含みつつ、勤続年数を重ねていく。

　このような日本の雇用の性質があるために、日本の労働契約は、「本旨債務」が非常に見えづらくなり、どんな仕事をするのか／できるのかではなく、会社の一員（メンバー、すなわち「社員」）として働く意思意欲はあるのか、という点に注意が向きがちである。復職の場面においても同様に、復帰基準とされるべき「本旨債務」も曖昧不明確なものになり、「求められる仕事ができる状態にあるのか否か」ではなく、「復職に際しては他に配置可能な現実的可能性がある業務への配転可能性も検討すべきではないのか」、もっと極端に言えば、「本人に戻る意思があるのか」などという議論になるのである。

どのようにして大原則に立ち返るか

　しかし、復職時の異動希望をかなえたり、あるいは復職時に業務軽減など

の「配慮」をすることが、必ずしも労使双方にとって良い結果（例えば再療養の回避）につながらないことは、すでにお気づきだろう。「異動や配慮によりしばらく様子を見れば、元通り勤務ができる状態になるはず」という期待を持ちがちであるが、実際には異動してもすぐに再療養になり、また配慮はいつまでも解除できない事例は非常に多い。そうである以上は大原則に立ち返り、本旨債務の履行ができるようになることこそ復職であることを再確認しなければならない。

　もっとも、「職務」の内容が不明確であるという日本の雇用の伝統的な性質は、遡って変更できるものではない。そのため私たちは復職の基準を、業務基準・労務基準・健康基準の三つの側面から判断することとしている。この三側面こそが、職務無限定性のある正社員の「本旨債務」を定義することにほかならない。

　日本の雇用の特殊性を念頭におきつつも、「職場は働く場所である」という労働契約の大原則に立ち返るためには、復職時の基準を、上記のように定義し直すことこそが必要である。

合意に基づいていることが重要

　労働契約は契約である以上、労働者と使用者の「合意」に基づいていることが当然の前提となる（当事者の合意があるからこそ「契約」と呼ぶことができるのである）。

　本書で示すのは、一貫して、労働契約上の合意に基づいて復職を目指す手法であるとも言える。例えば復帰基準は、療養開始の時点で明確に説明し、これを合意の内容とするものである（もっとも、労働契約を結んだ当初は、双方の合意事項だったはずの労働条件を再確認するだけとも言える）。またストップ要件（復職後に再療養を必要と判断する要件）についても、復職時に明確に合意することで、これを再療養導入条件の合意とするものである。

　休職制度には、現時点でこれを直接規制する法的規制がないが、そうである以上、労働者と使用者の合意の内容が尊重されるべき場面ではないだろうか。そのため、労働契約が労使の合意に基づく契約であるという当たり前のことが、休復職の場面ではいっそう重要になるのだ。

裁判例が示すのは裁判規範である

　労働契約に立ち返った対応をするというとき、これを躊躇させるのが、使用者側の責任を問う数多の裁判例の蓄積ではないだろうか。

　しかしながら、裁判所の判決が示すのは「裁判規範」であり、裁判規範は直ちに「行為規範」とすべきものではない。裁判規範とは、裁判官が裁判という場で従うべき（事後的な検討・検証のための）規範であり、具体的には、憲法、法律、行政規則や、過去の裁判例などが裁判規範に含まれる。あくまで裁判においてどのような判断を行うか示したものであり、日々流動的に動く労務管理の現場において、その都度的確な規範となるように作られたものではない。会社や従業員が日常の活動において従うべき（前向きの）行為規範とは、本来は次元も性質も異なる。平たく言えば、裁判規範に基づいて実務を行えば、訴訟リスクは回避できるかもしれない。しかしながら、すでに生じている問題解決や問題発生の予防につながるとは限らないのだ。

　裁判規範は、労働契約の原則を貫いたときに不合理な結果が生じる場合において、その例外を示すものであるとも言える。例えば「解雇権濫用法理」（第2章Part1参照）は、職場は労働契約に定められた債務（＝本旨債務）を履行する場所であり、本旨債務の履行が提供されなければ契約解除できるという契約自由の原則に対し、権利濫用という形式で労働者の保護をはかったものと言える（もっとも、解雇がなされる場合には解雇権濫用法理が適用されるのが原則になっているから、もはや例外と位置づけられないかもしれないが・・・）。

　裁判規範の研究・分析の有用性を否定するものではないが、労務管理の現場で裁判規範を過剰に重視してしまうと、原則と例外が逆転するような対応になってしまう。それにより、特に休復職のシーンをめぐっては、大混乱に見舞われていたように思われる。今こそ、労働契約に立ち返った対応が必要であると考える。

part 4 健康管理のこれまでとこれから
－10年後の予測－

　「健康管理」にて連載している「考察 しごとと健康」および初版の執筆の動機には、安西愈弁護士が指摘した「親代わりの健康管理」に代表されるような、言ってみれば前近代的な状況からの脱却がある。初版（2014）刊行から約十年の間、現行の労働法制が時代に合っているのかという議論がさかんに行われるようになったが、本書が初版に掲載した、「二つの健康管理」と「大原則・三原則」は、その約十年間の課題にうまく対処しえたと考える。さて、改訂版の10年後は、職場の健康管理を取り巻く状況はどうなっているだろうか。少し想像をめぐらせてみたい。

「親代わりの健康管理求める安衛法」の復習

　まず、安西弁護士の指摘した内容[7]を要約すると以下のようになる（カギ括弧内は文献より原文ママで引用、傍点は筆者による）。

・事業者は医師の意見を勘案し、当該労働者の実情を考慮して、作業の転換、労働時間の短縮等の措置を講じなければならないという規定（安衛法第66条の5）は、これが私病への対応であることを考えれば、「労働契約上の労務提供の完全な履行をしなくてよいことを法が容認し、企業にこれを求めていることになる」
・「そもそも国が法律で事業者に対し、労働者の健康診断を年に一回定期に行うことを義務付けて、労働者の健康状態を把握し、病気を発症したり、増悪しないように措置することは、親代わりに労働者を保護、配慮するものといっても過言ではない。」
・就業制限措置等は、「本来労働者自身からの申し出によるべきで、事業者が先手をとって命令するものではない」。こうしたシステムの労働者にとっての負の側面は、「労働者の自己決定権を無視するもの」であり、強制的に健康状態を把握され、日常生活にまであれこれ指図をされることに対して、「余計なお節介」であると感じる労働者にとっては、「個人生活の自由」に対する不当な介入ではないのか。

　また国は企業に対して親代わりの健康管理を法律で求めるだけではなく、労働者に対しても直接的に健康診断の受診の義務を課している。この点でも、国は労働者の自己決定権を制約していると言える。ところがプライバシーをはじめとした労働者の個々の権利・利益保護の重要性が叫ばれる一方で、この点が問題視されてきたとは言えない。

労働者が自己決定しないメリット

　安西弁護士は、「事業者がこの点を理解してきちんと就業規則上の対応をして、労働者の私病に関する健康保持のための就業制限措置等に関して、労務管理や賃金制度に反映し、労働契約上の対応をしておかないと困ったことになる」と指摘している。私なりに言い換えれば、自立した労働者は、もし自らの健康管理不十分のために完全な労務提供が困難と判断すれば、それが私傷病による以上、相応の処遇や経済的不利益を認識・覚悟したうえで、措置の実施を自ら申し出ることになる。

　しかしキーポイントは「医師の意見を聴かなければならない」という点にある。臨床医には「患者の不利益は最大限回避する」という思考回路が完全に定着してしまっている。つまり、聴いた医師の意見には、上記のような当該労働者側の不利益は決して含まれないことになる。また、言わば労務管理上の判断に対して、労務管理では素人にすぎない医師の意見を過度に尊重する必要はないはずなのであるが、多くの人事担当者も「医師の意見」には黙って従うものであり、決して覆せないと硬直的に認識しているようだ。しかるに、労働者は自己決定権を都合良く使い分け、少なくとも健康管理に関しては、これを行使するよりも、親代わりの事業者に「お任せ」しておけば、決して悪いようにはならないわけである。

真の自己健康管理に向けたゆらぎ

　さて、ここまでは初版でも指摘してきた内容であったが、前近代的な過保護的健康管理は、その後どのような経緯を経てきているか。

　2015年のストレスチェック制度では、労働者に検査受検の自由・結果情報提供の自由が認められ、以降は「自律的」な方向に少しずつであれ進んでいくようにも思われた。ところがその後の過重労働面接において、従来は労

働者側に受ける義務までは課しておらず、「申し出る」ことになっていたところ、2019年には研究開発業務従事者などについて、労働者の申し出がなくても面接を実施する義務を事業者側に課した。実質的に、申し出ないことによって面接を受けないという自己選択権を労働者は失ったと言えよう。

こうした経緯からは、労働安全衛生法（安衛法）に基づく労働者の健康管理について、何か明確な方向性を持って政策決定がなされているわけではなさそうだと言わざるをえない（方針や理念などはなく、単に労働者の不利益をできるだけ回避する、場当たり的な選択をしているだけなのかもしれない）。

どこに齟齬が生じているのか

労働政策研究・研修機構の濱口桂一郎氏の「ジョブ型雇用社会とは何か」[8]では、以下のように指摘する。

「労働関係をお互いに配慮し合うべき長期的かつ密接な人間関係と見るのか、それとも労務と報酬の交換という独立した個人間の取引関係と見るのかという哲学的な問題です。現行法自体が両方の思想に立脚している以上、現実の場面でそれらがぶつかるのは不思議ではないのです（p221）」。

要するに、従来型の健康管理を追求すれば、個人のプライバシーに踏み込まざるをえない、逆に言えば世界の潮流に引かれて個人の自由を尊重しようとするならば、従来型の健康管理は立ち行かないという、トレードオフの関係になっているのだ。

黒船がやってきた

ところがこうした揺らぎを些細なものと言いたくなるほどの衝撃が、2023年4月突然にやってきた。「化学物質の自律的管理」だ。そもそも英国などでは、古く1970年代において、事業者が法令に従っていればよしとする「個別規制型」の管理はうまく機能せず、自らが対応を選択しなければならない「自主対応型」への転換が図られていた。遅れること50年にして、わが国でもやっとこの潮流が始まる。

自律的管理の詳細については割愛するが、そもそも化学物質管理の枠組みは、国と企業の関係に基づくものである。国が化学物質管理に関して、労働者個人にまで口を出すことはない。私見であるが、これは衛生と安全の対比

を現している部分もあろう。つまり、衛生に含まれる一般健康診断においては、国が企業にも労働者個人にも義務を課す形で、しかも本来従業員個人が持っているはずの権利も制約してまで介入がなされていたが、安全側の化学物質管理については、例えば特殊健康診断における労働者個人に対する対応は企業に委ねていた。平たく言えば、有害業務に従事する前提として健康診断の受診などを業務命令として実施できる。

こうした状況において、個人の健康管理の解放、つまり個人に対する義務の廃止が先に来るほうが自然な流れだと考えてきたが、化学物質管理での企業の規制を先に放棄してしまった、といっても言い過ぎではないだろう。

本当に「義務」なのか

ちょうどまさに本書改訂版執筆時（2023年2月）、マスク着用について個人の判断に委ねるというような表現での、規制の緩和が議論されている。しかしTVのコメンテーターですら指摘するように、新型コロナウイルスの流行以降、わが国では他国とは違って、法的根拠をもってマスク着用を義務化したわけではない。じつは最初から、「個人の判断」に委ねられていたのである。

もちろん民間では、例えば研修会などの開催にあたって、主催者が受講者に対してマスク着用を受講要件とする、すなわち実質的には強制するということが、二者間での合意（言わば契約）としてなされてきた。もっともこの合意も、国が主催者側に対して強く要請をするという構図で、そうした条件を設定することを求め、結果的に個人のマスク着用は契約に基づいて合意したというよりも、半ば義務的で不可避なものだと認識されてきた（国民全体の空気感で縛っていた面もあろう）。

つまりこれまで論じてきた文脈で言えば、国と企業、国と労働者、そして企業と労働者というそれぞれの関係性において、「義務」なのか「お勧め」なのかを、しっかりと区別しながら整理する必要があると考える。

例えば化学物質の自律的管理において、国は企業をそれほど強く拘束しなくなる。また企業と労働者の間で協議をして、労働契約に基づき一定のことを労働者側の義務とするようなことについても、国が口出しするわけではない。より具体的に、作業方法の変更等に伴って、特定の化学物質によるばく露が一時的に上昇したことが想定されたとする。衛生委員会における労使協

議、産業医意見等を踏まえて、健康診断を実施するということが決定された場合に、労働者に対して健康診断を受けるか受けないかという自由を担保するわけにはいかない。

　話はかなり飛躍するが、わが国では「真の労働組合」が育ってこなかった[9)]、ということも強く関係しているのかもしれない。先の例で言えば、そもそも衛生委員会という労使が会する場での協議がなされたわけだから、労働者個人の自由の制限についても、その時点で合意が形成されたとも見なせるはずだ（衛生委員会は協議の場であって決定機関ではないので、やや雑な議論ではあるが）。国がでしゃばるのではなく労使で決めればよいことを、労働者も使用者も国に答えを求めようとする傾向は、すぐには治らないものであろう。

　本来「個人のプライバシー」と「国や組織からの保護」とは、本質的にトレードオフの関係にあることを前提として、そのバランスを正面から議論すべきである。しかしこの10年間、「権利は主張するが義務を負わず」の論調が目立ち、このトレードオフであるという前提は、なかなか共有されていないように思える。

10年後・・・

　安西弁護士の指摘を、健康管理の文脈で説明するときには、「1歳6カ月健診」を引き合いに出してきた。つまり、本人には健康管理に関する主体性も判断能力もなく、「親」がすべて代わりに実施しているという状況だ。これまでの10年間を振り返ってみると、先に指摘した「権利は主張するが義務を負わず」の論調は、1歳6カ月児から幼児～小学生低学年まで育ってきたと、肯定的に捉えることができるかもしれない（まさに今、著者である森自身が直面している、わが子の第一次反抗期を見るようである）。この先10年で、一足飛びに成人を迎えることは難しいだろうが、せめて思春期くらいには突入して、自分の健康データを親に見せるのは恥ずかしい、だから自分でやる、というくらいの成長は期待したいところである。

第1章

メンタルヘルス対策 総論

part 1　メンタルヘルス対応は なぜ難しいと言われるのか

　メンタルヘルス対応は難しいと言われ続けており、残念ながら支援ニーズが減る気配はない。「診断書への記載内容や本人の希望などの個別の事情に応じてきた結果、周囲が困るようになってしまった」という、いわゆる難渋事例の相談も減らない。対応そのものに対する難しさよりも、どう対応すればよいかわからないまま、何となく医療的な対応をしてしまった結果、すなわち自ら生み出した難しさに、困るケースが増えているようだ。

単純な労務管理の問題であれば…

　なぜメンタルヘルス対応は難しいと言われるのか。端的に言えば、労務管理の問題に病気が絡むと、途端に思考停止になってしまっているからだ。

　状況をシンプルにするために、健康問題が関係しない、「子どもの保育園への送り迎えが大変で、定時までに出勤することや、残業をすることが難しい」という事例を検討してみる。会社や当該従業員は、それぞれどのような対応をとることができるだろうか。

　従業員側の選択肢としては、例えば、保育園の延長保育などを活用して今の就業形態のまま働き続ける、会社の育児休業規程にある「残業の制限措置」や「時短勤務」などの制度を活用する、フルタイムの正社員としての就業継続を諦めてパートタイム契約に変更する、最終手段として育児支援制度がより充実した別の会社へ転職する、などいくつか考えられる。これらの対応には場合によっては、賃金や手当、賞与の減額など処遇変更を伴うが、それぞれの選択のメリットとデメリットを比較検討したうえで、選択する。

　一方会社側は、従業員間の公平性という観点から、制度として定められている範囲で、あるいは形式どおりの対応を行う。例えば、制度に定められたとおりの時短勤務を適用する、他のパートタイム従業員と同じような契約内容にする、といったところである。

　このとき、「保育園への送り迎えの都合で、毎日のように遅刻することや早退することになるかもしれないが、正社員としての同じ待遇は維持したまま大目に見てほしい」という要望を従業員側がするだろうか。あるいは会社

側がこの要望をそのまま許容するだろうか。さすがに要望を聞き入れることはない。もちろん、時々遅刻や早退することがあるという程度であれば、お互い様の精神で会社も同僚もフォローしてくれるかもしれないし、快く受け入れてくれる職場こそが皆にとって良い職場だろう。しかし、毎日のように遅刻や早退があったらどうだろうか。あるいは当該従業員側が、「自分は子育てをしているのだから、遅刻や早退をしても仕方がない。他の人がフォローしてくれるのが当然だ」と発言したらどうなるか。会社としてこうした発言については、注意指導しなければならない。

このように病気が関係しない純粋な労務管理の問題であれば、一般的な人事担当者が対応できるし、従業員側も適切な行動選択ができる。仮に問題がかなり複雑であっても、社外の専門家である弁護士や社労士の協力を得れば、十分に対応可能なはずだ。

ところが問題に病気が絡んだとたんに、こうした労務管理の思考がストップしてしまう。「子どもの保育園の送り迎え」や「子育て」を「メンタルヘルス不調」に置き換えても適切な対応ができる人事担当者がどれだけいるだろうか。悪いことに多くの場合は問題を整理するよりも先に、とりあえず医者に意見を求める「ノープラン受診（コラム2参照）」という対応を取ってしまい、問題がさらにこじれていく。特に医療的対応の展開として、当該従業員側の不利益を回避する意見を医師が援護する、つまりそれぞれの対応ではなく、一方的に会社側（上司・同僚を含む）に対して対応を求める、という構図が「困る」最大の要因なのではないか。

ノープラン受診の問題点

特にメンタルヘルス不調は、専門家でなければ判断や対応が難しいとの思い込みがある。それゆえに、まずは専門家の意見を聞こうとしてしまいがちだ。しかしノープランで受診させた場合、問題解決につながらない。それどころか、問題を複雑化させてしまうことさえある。

序章Part2で第二原則として説明したが、私傷病は就業規則や労働契約の定めを逸脱してもよい、特別な事情ではない。病気であれば朝起きることができずに遅刻してもよいわけではないし、病気であれば自分の感情を抑えられずに上司や同僚に暴言を吐いてもよいというわけでもない。病気が背景にあったとしても、これらの問題は許されるわけではないのだ。

　加えて、診断がつき治療を開始したからといって、これらの問題がすぐに自動的に解決するわけではない。むしろ、治療上は有用かもしれないが、労働契約の内容には合わず対応に苦慮する診断書が提出されるかもしれない。つまり、病院における治療と職場における問題解消は、次元が異なる話なのだ（いわゆる事例性と疾病性の違い）。

　そのため労務管理上の問題があったときに、背景に何らかの病気があるかもしれないと疑って、ノープラン受診を勧めてはいけない。思考停止にならず、まず健康問題はいったん脇に置き、労務管理上の問題そのものに対してどのように対処すべきか考えてみる。そのうえで、背景に健康上の問題があるならどうするのか（療養に専念することを勧める）、健康上の問題がないならどうするのか（改善を求め、改善されなければ懲戒処分を検討する）を整理する。さらに、仮に本人および家族が療養に専念することを選択しないならば、健康上の問題があってもなくても、結局のところ労務管理上の問題が改善されない以上、懲戒処分対象となることは避けられないことを社内的にあらためて確認をしてから、そのうえで医者に「健康上の問題があるのかないのか」について意見を求めることで、問題解決につながるのである。

事前に判断するか、事後に判断するか

　見方を変えれば、医療的健康管理は事後型で、業務的健康管理は事前型とも言える。例えば臨床医学の場面において、診察前から予断をもって診断を決めつけてしまうことは望ましくない。診察・診断の後に治療方針を決めることが妥当であろう（ただしそうは言っても、いったん診断確定した後の対応は、ある程度の型のようなものは決まっている。さらに言えば、「診断的治療（コラム３参照）」という形をとる場合には、実際には判断を先延ばししていると言える）。

　一方で産業医学の場面においては、例えば健康診断事後措置における産業医面談後の対応は、「通常勤務可」「要就業制限」「要休業」という大きな枠組みではあるが、面談を実施する前から決まっていると言える。ここに業務的健康管理の考え方を加えれば、事前の情報からある程度どの方向性かを想定した上で対応していくことも十分に可能である（もちろんすべての可能性を想定しておいてもよい）。また職場のルールとして、それぞれの状況においてとるべき対応はあらかじめ定められているとも言える。

なぜノープラン受診を勧めてしまうのか

　問題の背景に病気が疑われるときに、なぜ前述のように問題を整理せずに、すぐに病院を受診するよう勧めてしまうのだろうか。

　いくつかの理由が思いつく。まず一つ目は「日本の医療リソースが豊富である」からだ。仮に医療機関が近くにない、あるいは診察費が高額であるということであれば、安易に受診を勧めることはできない。日本は、診療所どころか受診できる病院がすぐ近くにあり、国民皆保険制度で比較的安価で受診することができるので、簡単に勧めやすい。他の疾患であっても、同じように医療機関を受診することを勧めているために、メンタルヘルス不調でも同じ対応をとってしまうのだろう。

　二つ目の理由は「原因を除去すれば、問題が解決する」と考える人が多いからではないか。例えば、勤怠の乱れをはじめとする業務上の問題が発生したときに、「どうしたの？」「何かあったの？」とその理由を尋ねがちではないだろうか。確かに生産設備のトラブルや、業務プロセスの問題は、原因を追究して解決することが重要である。しかし健康が絡む問題はこれと同じではない。病気が問題の背景にあったとしても、これらの問題がお咎めなしとなるわけではないし、医療機関を受診したからといって（治療が著効したとしても）問題が解決するわけではない。そもそも理由を教えられたとして、医療の素人である同僚や上司に何か有効なアドバイスができるだろうか。また理由を尋ねることで、本人は理由の如何によって許されると考えてしまい、改善に注力しなくなってしまうことも懸念される。

　三つ目は、これが一番核心と考えているが、「命は地球より重い」という考え方と「従業員は家族だ」という考え方である。要するに命（＝健康）は他の何よりも大切であり、従業員（＝家族）が病気で困っているなら助けてあげたい、という考えだ。

　だがこの考えはビジネスと真に融和しうるものだろうか。例えば業務の一部を外部業者に委託している場合に、業者の都合で会社に損害が発生した場合はどうするか。もしその都合というのが、担当者の病気を理由としたものならどうだろう。例え病気という酌む余地のある事情だと思うことはあっても、相手側の都合による損害であることには変わりない。そのため、基本的には業務委託契約にのっとり、契約上あるいは法律上定められたとおりに対応するはずである（例えば損害賠償請求などを行う）。外部業者には契約ど

おりの対応をする一方で、従業員に対しては契約を度外視した対応をするということは、従業員との関係が希薄になったと言われる時代においても、「従業員は家族」に近い考え方が残っているのだと思われる。しかし序章でも指摘したが、その考えの中で「他の従業員への負担」という観点は、見落とされていなかったか（他の従業員も「家族の一員」なのだから、他の家族のために負担を負うのは当然だと考えているのかもしれないが、その場合はぜひ他の従業員の意向を直接確認してみてほしい）。

※2

ノープラン受診と2ステップ受診

Column

　とりあえず受診をさせるノープラン受診に対して、明確に療養導入を目的とした受診が、2ステップ受診である。具体的な手順としては、まずは職場で発生している問題に対して家族同席の面接を実施し、改善して通常勤務を継続するか、療養に専念するか、本人および家族に選択させる。たいていの場合は前者を選択するはずなので、1ステップ目の受診として「通常勤務を継続しても問題ない」という所定の様式による主治医意見書を提出してもらう。問題が改善すればそれに越したことはないが、残念ながら問題が解決しない場合、再度面接を実施して、「このまま就業継続をしながら問題が改善しない場合は、懲戒処分の実施を検討せざるをえない」ことを伝えたうえで、問題の改善を前提に就業継続を希望するか、療養に専念するか、再度選択させる。前者を選択した場合は、再度同じ手順を繰り返す。（場合によっては家族が主体でもよいので）後者を選択した場合は、2ステップ目の受診として「一定期間の療養が必要」という主治医意見書を添えて療養申請してもらうことで、療養導入が実現する。

まとめ

　本来会社には、複雑な労務管理上の問題を解決できる能力が備わっているはずだ。それを活かすためには、健康問題があるからといって思考停止にならず、会社・職場のルールに沿って問題を整理したうえで、医療リソースを活用する、という順序を守ることだ。この順序さえ間違えなければ、職場の多くの健康問題は、じつはそれほど複雑なものではなく、解決に向かって進み始める。

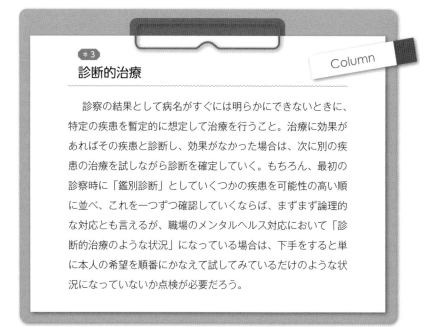

Column

*3
診断的治療

　診察の結果として病名がすぐには明らかにできないときに、特定の疾患を暫定的に想定して治療を行うこと。治療に効果があればその疾患と診断し、効果がなかった場合は、次に別の疾患の治療を試しながら診断を確定していく。もちろん、最初の診察時に「鑑別診断」としていくつかの疾患を可能性の高い順に並べ、これを一つずつ確認していくならば、まずまず論理的な対応とも言えるが、職場のメンタルヘルス対応において「診断的治療のような状況」になっている場合は、下手をすると単に本人の希望を順番にかなえて試してみているだけのような状況になっていないか点検が必要だろう。

第1章　メンタルヘルス対策　総論

part 2　メンタルヘルス対応の難渋事例の出現過程
−本人の希望の取扱い方−

　メンタルヘルス対応の難渋事例の相談を受けると、「本人の希望に沿う形での異動や特定業務の免除」という決まり文句が、必ずといってよいほど登場する。この「希望」の取扱い方を誤った結果として、あるメンタルヘルス不調の事例が難渋事例に発展する過程を詳しく見ていきたい。

第一段階：じつはここが肝心

　メンタルヘルス不調による療養からの復職場面で、本人の希望に基づき、主治医が診断書等によって、異動や業務免除等の人事上の処遇に「口出し」してくることがある。また人事担当者も、「お医者さんのおっしゃることだから」と、それを簡単に容認してしまうことが少なくない。

　当該従業員も初めは「おそるおそる」申し出るものであり、希望が叶えられたことに対して、「ありがたい」と感じていたはずだ。

第二段階：配慮の非合理的拡大

　しかし多くの経験豊富な産業医・産業保健職・人事担当者が認識している通り、こうした本人の希望に沿う処遇により得られる「良い」効果は（仮にあったとしても）長続きしない。例えば上司との折り合いが悪いとの理由で異動をさせた場合であれば、その後の定期異動に際して同じ問題が発生し、本人がこうした状況に対して不満を抱くと、再療養となってしまう。

　次の復職の際にも、「異動＋α」の希望が本人と主治医から要請されることは予想できる。このときの当該従業員の意識は、「前回も配慮してくれたのだから、メンタル療養から復職する従業員への配慮として当然である」という感覚に変化している懸念がある。

第三段階：Point of NO Return

　古くからの教えにもあるとおり、二度あることは三度ある。当該従業員は

メンタルヘルス不調を理由にまた休む、そして復職に際しては、特定の業務の免除など、これまで以上に「広汎な人事上の処遇」を要求してくる。

　このあたりから、人事担当者は上司や同僚からの苦情に対応しなければならないと覚悟を決めるころであろう。しかしその一方で本人にとっては、これまでも対応してくれたという前例に基づき、復職時に「（人事上の処遇に関わる）配慮を求める」ことは、ほぼ既得権化して抵抗感がなくなってしまっている。結局、人事も「さらにもう一度繰り返す場合には、厳しい態度で対応する」と上司や同僚に回答するのが精一杯で、やはり今回の対応の結論としては「希望に沿う」ことになってしまう。

　さて、こうして実施された三度目の「希望」に対する本人の捉え方はどうであろうか。もちろんいろいろなパターンがありうるが、「これまでの配慮が不十分だったから、私は3回も療養する羽目になった」というものも珍しくない。

最終段階：難渋事例とモンスターの違い

　療養に至ったのは他人のせいだと考える従業員が、業務を適切に遂行できるはずもなく、本人に対して繰り返し指導が必要になる。それが業務上必要な指導であっても負荷となって再び療養に至り、その後4回目の休復職を迎えることとなる。前回の復職時に、「会社の配慮が不十分」と吐き捨てた従業員は、多くの場合、さらにエスカレートした要求をしてくる。その一方で人事担当者としてはどうであろうか。上司や同僚に対して、「これ以上（人事上の処遇に関する）不当な要求は受け入れない」と発言している。

　非常に興味深いことに、今回紹介した相談事例では、「3回も希望どおりに対応したのにうまくいかず、本人に任せられる仕事もない。次は懲戒処分しかないのですが、どうしたらよいでしょうか？」という状況に陥ってしまった。そして人事の意向を明らかにしたとたん、当該従業員が「逆ギレ」することで、難渋事例としての認識が確固たるものになったようだ。

　しかしながら、ここまで読んでいただければおわかりいただけると思うが、すでに第一段階でこうなることは予見できていた。つまり難渋事例は、残念なことにあなたが育ててしまったのであり、当該従業員が最初から悪意に満ちたモンスターだったからではない（真にしたたかな従業員であれば、1回目の対応から会社の弱腰の対応を見抜き、4回目の休職を待たずに、あれよ

あれよという間に頭角を現したはずである）。

なぜこんなことになってしまったのか？

　そもそも、会社という組織に所属している従業員の、人事上の処遇に関する希望がそれほど簡単に叶えられることがあるか考えてみてほしい。もちろん従業員から異動の希望を述べることはできるし、人事から異動希望調査のような形で確認の機会もあるかもしれない。しかし、全員の希望が叶うような解がないことも明らかである。結果として、人事から見れば、事業上の都合やそれぞれの希望をできる限りすり合わせた結果であるはずだが、少なくない従業員にとっては、希望とはまったく異なる異動が発令されることになる。職種や職務の限定のない正社員である以上、この帰趨（きすう）は当然に予定されているとすら言える。

　内示であれ決定後には、従業員としていくら異動できない理由を述べようと、ひっくり返すことはできない。言い換えれば、通常勤務をしている従業員は、会社から求められる部署で求められる業務を指示されたとおりに行うことを労働契約として約束しているのである。後述するとおり、それが日本の正社員の職務内容や勤務場所に関する無限定性であり、それにより賃金が少しずつであれ伸び続けるという厚遇を受けているのだ（第2章Part 2参照）。

　一方でメンタル休職からの復職では、人事異動に対して本来は何の拘束力もない（すなわち労働契約上の当事者ではない第三者の）医師の診断書を提出しただけで、いとも簡単に希望が叶ってしまう。このおそるべき「魔力」にとりつかれた従業員が悪いのであろうか、それとも、こうした「麻薬」を従業員に与えてしまった会社が悪いのであろうか、真剣に考えてみてほしい。例えば、望まない地方の営業所への転勤にいったんは渋々応じた従業員が、「産業保健体制の整わない拠点での就業は望ましくない」といった診断書を提出し、見事本社への栄転を果たしてしまうと、さらに皆がマネし始め、収拾がつかなくなってしまう。

復職を労働条件交渉の機会と誤解させない

　メンタルヘルス不調からの復職は、どう解釈しても「労働条件交渉」の機

会ではなく、単に中断していた労務提供の「再開」にすぎないはずだ。しかし現実には、人事上の措置に対して権限を持つはずのない医師の意見に基づき、配慮という名の下に行われる措置の中には、労働条件の切り上げとしか表現のしようのないものが含まれる。こうした状況を目の当たりにすることは、当の本人にとっても悪影響のほうが大きい（つまり、真面目に働かなくてもどうにかなるということを体験させているに等しい）。さらには当然のことながら、周囲の従業員がどう感じるかについて、全体的視点からの配慮や対応も必要である。

しかるに復職に際して医師に尋ねるべきことは、「当該従業員と会社の間で先に確認した再開する業務内容に従事する場合において、短期間で再度病状が悪化するおそれがあるかないか」、というYES／NOで回答できる労務管理の質問にすぎない（本章Part 6 で紹介する「主治医意見書」を参照）。そして、このことを人事担当者が肝に銘じ、自信を持って判断、対応していくことが望まれる。つまり、専門外だからと言い訳はせず、専門内のこととして取り扱えるようなルール・業務遂行レベルに基づくメンタルヘルス対応を行うのである。

休職期間満了が近い事例であっても、雇用の維持のために労働条件の変更が不可避になるのかどうかについての判断は、健康を損なうことなく当初の約束（労働契約）に明示された業務遂行ができるかどうかを、しっかりと確認した後でも遅くないはずである。それでも、もはや労働条件の変更以外には雇用を維持する方法はないと、労使双方が共通認識に至るならば、次の段階を迎えるべきである。ここでは当然のことながら、ビジネスの常識をあてはめ、この状況を乗り切る協力関係が構築できるのか、それとも物別れに終わるほかないのか、医師の意見など関係なく、二者間で決めていただくしかない。より具体的に言えば、労務提供に見合う賃金や待遇において、新たな妥協点を見いだすことができれば当初の労働契約は終了し、新たな契約を締結する方法を採用することで、少なくとも雇用は維持されるし、これに対する当人や家族の態度も「感謝」を含むものになることさえ期待できる。

誤解のないよう補足しておくが、メンタルヘルス不調で就業能力を発揮できない従業員に対して、安易に切り捨てることを推奨しているわけではない。そうではなく、しっかりと検討してほしいのは、「就業能力が発揮できない」という点では同じである従業員において、「メンタルヘルス不調だから」というケースと「単純に就業能力が発揮できない・しない」というケースとで、

前者にのみ何か特別に判断に影響を及ぼすことを許すべきなのかという点である。また、そもそも「メンタルヘルス不調で」能力を発揮できないのか、「本人が頑張らないから」能力を発揮できないのか、を明確に峻別できる方法があるのだろうか。妥当な方法がない以上、「能力そのもの」を理由にした会社内における処遇変更に対して、医療者が口を出す余地がないことは明らかであろう。

希望を聞いてしまうことの問題点

　さて、本Partのメインテーマである「希望」について、本人から（図々しい）希望が出されるケースもある一方で、面談などの場でむしろ会社側から本人の希望を聞き出しているケースもある。ところが、シナリオによる面接（本章Part 7参照）を行うようになると、この「希望を聞き出す」という行為自体にも弊害があるように思えてきた。

　というのも、上記のような通常の異動希望調査については、全従業員を対象に半ば機械的に行っているからこそ、希望を出す側もそれが叶うことはそれほど期待していないはずだ。「希望調査で希望を出したのに、なぜ叶えてくれないんだ！」と激高するような従業員はいないだろう（こうした言動も行きすぎれば、単に職場の風紀秩序を乱す行為にほかならず、懲戒処分事由にも該当するし、通常勤務からの逸脱でもある）。また会社側も「今後に異動の参考にするための調査であって、希望が叶うことを保証するものではありません」と注意書きをしているかもしれない。一方で、メンタルヘルス不調で休職中の従業員に対する面談の場で、会社から「復職時に配属する部署について、何か希望はありますか」と聞く状況はどうだろうか。本人に「希望を叶えてくれるのかもしれない」という合理的期待を持たせかねさせず、少なくとも通常の異動希望調査よりも、希望が叶うと感じても不思議ではない。だいたい会社側から「できる限り善処します」と言ってしまっているケースさえあり、なおのことゼロ回答は難しくなる。

　繰り返すが休職から復職する場面は、労働条件の交渉の場や調整の場ではない。あくまで、私傷病により労務提供ができなくなった状態から、元通りの労務提供を再開する場面にすぎない。その点を踏まえれば、面接をして会社側から制度等の説明をする必要はあっても、面談をして本人の希望を確認する必要性はないはずである。

part 3　職場復帰支援の手引きがもたらしたもの

「心の健康問題により休業した労働者の職場復帰支援の手引き」[10]（以下「手引き」）に基づいて、職場復帰支援プログラム（以下「復職プログラム」）を策定している企業は多いだろう。メンタルヘルス不調はフィジカルとは異なり、傍目にはどのような問題が発生していて、職場としてどのような対応をすればよいのかわからない。そのため、手引きが非常に参考になる面もある。一方で以前にも言及したように、思考停止や誤解が生じていることも否めない。

　なお先にお断りしておくが、本Partは手引きの内容について批判する趣旨のものではない。

手引きの趣旨・基本的考え方

　私たちが考える最大の問題は、自社の実態に合わない（と気づいている）にもかかわらず、手引きをそのまま流用したり、あるいは逆に、自社の実態のほうに強引に合わせて我田引水的に都合のよい一部を採用して復職プログラムを策定している、会社側の対応自体にあると考えている。手引きには、「事業者は本手引きを参考にしながら衛生委員会等において調査審議し、産業医等の助言を受け、個々の事業場の実態に即した形で」復職プログラムを策定することが必要であると、はっきりと記載されている。

　また復職プログラムは初めから完璧なものがあるわけでも、できるわけでもない。使っていく過程で生じる様々な問題を踏まえ、改訂していくことが不可欠である。プログラム策定時点で、調査審議を行い、実情に合わせて作っていれば、その修正も同じ手順でできるはずだ。一方で、「手引きどおりに復職プログラムを作っているのに、うまくいかない」という相談の背景には、最初の段階から、そうした会社の実情に合わせた策定手順を踏んでいないということがあるのだろう。

見落としてはいけない点

　さらっと記述されているため見落としがちかもしれないが、手引きには「第3ステップ以降の職場復帰に関しては、医学的に業務に復帰するのに問題がない程度に回復した労働者（すなわち軽減又は配慮された一定レベルの職務を遂行でき、かつ、想定される仕事をすることが治療上支障にならないと医学的に判断されるもの。）を対象としている」との記載がある（傍点は筆者。以下同じ）。また第2ステップで「主治医による職場復帰可能の判断」が出てくると、（メソッドと対比した場合には）唐突な感じが否めないが、「主治医による診断書の内容は、病状の回復程度によって職場復帰の可能性を判断していることが多く、それはただちにその職場で求められる業務遂行能力まで回復しているか否かの判断とは限らない」との記載もある。

　ほかにも、復帰可否の判断において「労働者の業務遂行能力が職場復帰時には未だ病前のレベルまでは完全に改善していないことも考慮した上で、職場の受け入れ制度や態勢と組み合わせながら判断する」との記載があったり、復帰後のフォローにおいて「回復過程においても状態に波があることも事実である」との記載がある。このような点からは、手引きにおいては、完全な労務提供ができるようになるまでの回復途上で復帰させることを意識していると思わせる記載が随所に出てくる（ある意味これも従来型対応の現状に合わせたマニュアルなのだという理解もできる）。

　要するに手引きで示している主治医による職場復帰可能の判断とは、見方を変えれば「あくまで医学的には復帰に問題がないだけであって、労働契約上求められる完全な労務提供が可能かどうかは、まだわからない状態」であり、どちらかというと、復帰に向けた準備を進めても医学的には問題ない、という趣旨の意見なのだろう（私たちも、文字どおり「復帰判定面接を含む復帰手順を進めても差し支えない」という旨の診断書を依頼していた時期もある）。私たちが説明する手順においては、復帰準備期の初期段階にあるといえ、この状態で復帰を直ちに認めるべきではない。より踏み込んで言えば、第2ステップで「主治医による職場復帰が可能という判断が記された診断書の提出を求め」、それが提出されたら、半ば自動的に復帰に進んでしまうという運用は、手引きの誤読や思考停止の結果であり、過度の期待という点で間違いである。

　なおステップ1（療養専念期）の後に、ステップ1.5として復帰準備を行う、

あるいはステップ2と3を入れ替えると、手引きと私たちの考えが、それほど乖離がないことがわかる（本章Part 5参照）。

多少の違和感がある点

些細な点かもしれないが、手引きを読んでいるといくつかの違和感を覚える箇所があるので、一つずつ触れてみたい。

①事業場内産業保健スタッフ等の中に人事労務管理スタッフが入っている

メンタルヘルス不調者対応においては、産業医や保健師による医療的健康管理に基づく対応が求められる場面と、人事担当者による業務的健康管理に基づく対応が求められる場面が明確に分かれると考える。両者をごちゃ混ぜにしてしまうと、例えば「医学的にはまだ復職できないが、休職期間満了となってしまい、経済的に困窮しかねないので、復帰を認める」とか、「この言動は懲戒処分事由に該当するが、健康上の問題があることが懸念されるため、注意指導さえできない」といったように、どちらかというと医療的判断が優先されやすい。そもそも、対応する内容も考え方も異なるのだから、自社の復職プログラムを策定する際には、産業保健スタッフと人事担当者の役割を明確に切り分けることをお勧めする。

なお「管理監督者」という用語も、労働基準法上の管理監督者と混乱が生じかねないため、注意が必要である。どちらかというと、「上司」や「所属長」という表現のほうがわかりやすい。

②休業中のケア

第1ステップは「病気休業開始及び休業中のケア」であり、「イ　管理監督者によるケア及び事業場内産業保健スタッフによるケア」として、具体的な記載がある。ところが記載内容としては、会社制度や療養中の手続きの説明が中心で、「ケア」という言葉の響きから受ける、何か直接的に治療の支援を行うかのような印象に沿う内容は特にない。

私たちは、療養専念期中の文字どおりのケアは、主治医や家族に任せることを（強く）お勧めしている。ケアという言葉に安易に引きずられることなく、会社から行うこととしては例示のとおり、会社制度や手続きの説明に終始すべきだろう。復職プログラム策定時点では「ケア」という言葉を取り除

き、いっそのこと「説明」としてしまうことも一案である。

③誰が、何を、どのように判断するかが不明瞭

　復職に向けた5つのステップが設けられているものの、各ステップから次のステップへ移行する際の判断を、誰が、何を根拠に、どのように行うのかが不明瞭であるようだ。手引きに付録されている事例においても同様で、それぞれの判断を誰がどのように行ったのかはっきりせず、ズルズルと復職（しかも軽減勤務からの）しているようにさえ見える。

　具体的には、第2ステップでの主治医判断を受けた対応として「産業医等が精査したうえでとるべき対応について判断し、意見を述べることが重要」とあり、意見を述べた後、誰が第2ステップから第3ステップへの移行を判断するのか、わからない。また第3ステップの「イ　職場復帰可否の判断」は、主治医の判断や産業医等の意見も考慮して「事業場内産業保健スタッフ等を中心に行われる」とあるが、ここでは産業医は事業場内産業保健スタッフに含まれないのか、疑問が生じる。そのうえで第4ステップは「事業者として最終的な職場復帰の決定を行う」と記載されており、ようやく本来の責任主体である事業者が出てくる。

　もちろん具体的な内容は、各社でしっかりと議論したうえで、定めていくことが望ましいだろう。しかし休職・復職は労働契約という契約の中で問題になる以上、基本的な判断は労働契約の当事者である事業者が行っている（あるいは事業者の代行者として人事担当者が行っている）ものである、という認識を持っておきたい。加えて、復職プログラムにする以上は、判断する人が変わることで判断結果が変わることがないように、判断の基準も客観的な内容を定めるようにしたい。もっともこの点については、「モジュラー型」のメリットとして考察したことがあるが[11]、「最終的な復帰の発令（のための判断）」を事業者が行うことは当然として、それまでの各段階の進行などについては、その都度会社が「判断」するというよりも、基準を満たしたことに対する共通認識の確認により、自然と進んでいく、といった手順も一考の価値がある。

まとめ

　冒頭でも言及したように、本Partは手引きの内容を批判するためのもので

はない。「同僚や管理監督者に対する過度の負担がかからないように配慮する必要がある」「あらかじめ主治医に対して職場で必要とされる業務遂行能力の内容…に関する情報を提供した上で、…意見書を記入するよう依頼する」「円滑な職場復帰には、家族によるサポートも重要」、「『まずは元の職場への復帰』の原則」など、随所で首肯できる内容がある。繰り返しになるが、手引きを踏まえて、しっかりと議論や検討を重ねて、自社の状況に適合した復職プログラムの策定がそもそも求められている。策定の際には、本書の内容もぜひ参考にしていただきたい。

＊4

Column

モジュラー型とインテグラル型

　モジュラー型とは、製品やシステムを複数の独立したモジュールに分割する設計アプローチのことで、パソコンのように機能と部品が一対一の関係となっている特徴がある。例えばキーボードは入力装置であり、人間工学に配慮された製品等にアップグレードすれば機能全体の改良ができる。これに対してインテグラル型とは、製品やシステムを一つの統合された構造として設計するアプローチのことで、自動車のようにそれぞれの機能に対して各部品は密接に結合している。そのため、乗り心地を向上させるためには、一つの部品だけの改善では不十分で、エンジンの振動、サスペンション特性、ボディ剛性など色々なものを考慮する必要がある。

　モジュール型とインテグラル型の設計思想を、復職判定についてのメンタルヘルス対応に適用してみると、従来型の判定はインテグラル型に似ている。エンジンがすべての機能に影響を与えているように、多くの判断に主治医が関わる。一方のメソッドは復職基準や復帰の手順が明確になっており、モジュラー型のように、復職判定の一つ一つの判断要素に対して判断主体が一対一対応をしている。これにより、判断の責任所在を明確にしつつ、役割分担も可能にする。さらに言えば、モジュールごとの独立したブラッシュアップによって全体の改善が可能である。

part 4　復帰基準の考え方

　私傷病休職からの復職について、就業規則に「休職事由が消滅したとき」とか「私傷病が治癒したとき」と定めているケースが一般的だろう。しかしそもそも私傷病休職は「私傷病により、完全な労務提供が困難な場合」に発令されているはずである。また単に「治癒」といっても、前Partで見たように、手引きにも「主治医による診断は、日常生活における病状の回復程度によって職場復帰の可能性を判断していることが多く、必ずしも職場で求められる業務遂行能力まで回復しているとの判断とは限らない」との記載がある。そのため復帰可否判断における「治癒」とは、「完全な労務提供ができる程度に達しているという意味での治癒」として、考えなければならない。

復帰基準の基本的な考え方

　完全な労務提供ができることとは、大原則・三原則でも紹介したように、通常勤務できることと同義である（序章Part2）。それゆえ通常勤務の定義と同じく、復帰基準も業務面・労務面・健康面から多面的に定めることができる。具体的には、私たちは復帰基準を次のように定めている。

①業務基準｜元職場・元職務・元職位への復帰を原則とし、復帰後の業務効率・質・量等が、職位相当10割であること
②労務基準｜就業規則を遵守し、所定労働時間の勤務ができること（交替制労働者の場合は、交替勤務を含む）
③健康基準｜健康上の問題による業務への支障、および業務による健康上の問題が発生するリスクが最小化されていること
　上記①〜③を満たす状態が、6カ月以上安定継続的に可能と見込まれること

　本来、復帰可否を判断する裁量は会社が持っている。裏を返せば、復帰判定の責任も会社が負うということである。しかし、従来はどうしても私傷病の治癒、つまり疾病の回復の有無にスポットを当てた主治医の診断書などの

医学的意見に強く引きずられがちだった。

じつは上記のように復帰基準を三側面から定義することで、仮に主治医の診断書が出たとしても、「健康基準は満たすものの、それだけでは復帰基準全体を満たすとはいえず、残りの二つの基準は会社が労務的観点から判断する必要がある」ということが明確になる。

なお、健康基準は主治医や産業医などの医師が判断することになるが、一方で業務基準や労務基準は医師には判断が難しい。病気が治ったことは判断できるが、職場で仕事ができるか、ルールを守って働くかについては、判断できようがないのだ。復帰可否を判断するプロセスを、中途採用者の採用可否判断のプロセスの例で説明することは、今後もたびたび出てくるが、例えば採用可否面接に産業医が同席しても、応募者の採用可否自体を判断できるだろうか。健康面が就業の支障になるかどうかの判断はできるかもしれないが、通常はこの要件はクリアしている前提で面接に臨んでいるはずだ。残りの業務面・労務面は産業医には判断しようがないが、これら抜きでの採用可否判断などありえない。そのため、業務基準は上司が、労務基準は人事が判断することとなる。これらの判断は、最初は難しいと思うかもしれないが、手順と様式を踏まえれば、判断はある程度自動的にできるように作られている（本章Part 6 参照）。

復帰基準を満たすことが難しい場合

この復帰基準を説明すると、「厳しすぎて基準を満たせず、復帰できない人が多数生じる」という意見を聞くことがある。しかしその裏には「通常勤務できないかもしれないけれど、復帰は認める（そして待遇は変えない）」という判断があるわけで、そもそもどこかおかしいことにまずは気づいていただきたい。

もちろん懸念しているとおり、復帰基準を満たせない人が出てくる可能性はある。またいくら厳密に復帰判定を行っても、復帰後、職位相当10割の仕事を継続できないかもしれないし、勤怠の乱れが発生するかもしれない。しかし本人が、「頑張っても8割くらいしか労務提供できません」とか「復帰後も、朝寝坊して遅刻するかもしれません」と予防線を張っているような状態で、復帰を認めるべきではないことは間違いない。これは、まだ通常勤務できない状態だと本人が明言していたり、就業規則違反に対する免責の約

束を確認していることと同義であるからだ。合理的な復帰基準を定めた以上、そのハードルを合理的な根拠もなく下げる対応をしてはいけないのだ。

　さて、この質問に対する現実的な着地点は、誤解を恐れずに言えば、本人側に少し背伸びしてもらって、復帰を許容するというものだ。つまり、本人が「復帰基準を満たして、きちんと働けます!」と自信をもって言うことができ、かつ書類上でも合理的に復帰基準を満たせることが判断できるのであれば、建前上は通常勤務ができると言える。仮に、実際には多少時期尚早であっても、復帰可能と判断して構わないと考える。

　なお私たちの対応は「従業員を辞めさせる手法だ」と、あらぬ批判を受けることがあるが、決してそのようなことはない。上述のとおり、本人が「通常勤務ができる」と自信を持って言うことができれば、基本的には復帰を認めることになるからだ。「この機会に辞めてもらいたい」という邪心が会社にあったとしても、合理的な復帰基準を定めた以上、復帰基準を満たすのであれば復帰させなければならない。復帰できるかどうかは、休職期間満了までの間に、復帰基準を満たして働く心づもりを、本人が明確にできるかどうかに左右されているとさえ言えるのである。

働くつもり、働かせるつもりがあるか

　例えば中途採用の面接で、履歴書に空白期間（就職も就学もしていない期間）があった場合に、何をしていたのか当然質問するだろうし、メンタルヘルス不調で療養していたと申告を受ければ、「当社の業務はストレスもあって大変だけど、大丈夫ですか? 求められる業務を行えますか?」と尋ねることだろう。ところが、復帰判定面接の場面では、「復帰した以上は、当然ながら一定のストレスがかかることになるけど、大丈夫ですか? 復帰後は通常勤務ができますか?」と同じように確認していただろうか。

　なぜ中途採用面接の場合は聞けて、復帰判定面接の場合は聞けないのか。おそらく、中途採用の場合は、過去にメンタルヘルス不調があっても本人は「働くつもり」で面接に来ているのであり、会社も採用した以上「（給与分はしっかりと）働かせるつもり」なので「聞いても大丈夫」に違いないと人事担当者が考えるからであろう。では、復帰判定の場合はどうか。中途採用同様に、本人が働くつもりであり、会社側も働かせるつもりがあるのなら、確認すべきことを聞かないのはおかしいと言わざるをえない。ひょっとすると、

そもそも人事担当者や上司も、あるいは本人までもが「働けなくても仕方ない」という前提で面接に臨んでいるのではないか。

復帰時・復帰後の配慮

通常の定時勤務ができることを前提に復帰するのだから、基本的には復帰後の軽減勤務は必要ない。ただし標準的には以下の配慮のみを行うこととしている。

①計画的復帰日設定の配慮

復帰後、いきなり5日連続勤務とならないように、復帰日は祝日がある週の前週の水曜日、あるいは木曜日とする。これにより、復帰第1週は2〜3日勤務、第2週は祝日があるので4日勤務、第3週から5日勤務となり、あくまで通常の労務管理の範囲で「段階的な」負荷とすることができる。なお年間の祝日は限られているので、それを見越して余裕を持った復帰スケジュールを立ててもかまわないし、通院日の計画的な有給休暇取得と組み合わせるなどの工夫をしてもよいだろう。

②時間外労働への配慮

産業医学的配慮として、復帰後1カ月間は時間外労働をなしとする。2カ月目からは産業医学的配慮は解除するものの、業務的な観点から、徐々に時間外労働を命じ、3カ月目からは他の従業員と同じように、時間外労働を命じるものとする。なお業務的な観点とは、新入社員にいきなり36協定上限いっぱいの時間外労働を命じることがないのと同じ対応である。

③通院への配慮

復帰後の通院に際して、有給休暇を取得することもあるだろう。ただ本来有給休暇は、業務運営に支障がないように同僚などへ引継ぎをしたうえで取得することが求められる。本人が同僚への遠慮から、休暇取得を躊躇して通院が中断してしまってはいけないので、復帰後1カ月間は、有給休暇取得時の「業務の申し送りを免除」する。これにより、通院のタイミングごとに業務の棚卸しがなされることにもつながる。

④職位相当8割までは再療養とはしない

　職位相当10割を復帰基準としているものの、復帰後2カ月間は職位相当8割以上であれば、ただちに再療養とはしない。なおここで重要なことは、8割でよいというわけではない点にある。あくまで復帰基準そのものは10割であり、復帰後8割しかできていなくても再療養としないだけで、10割に満たない部分は当然指摘し改善を求める。まして職位相当8割の労務提供ができそうであれば復帰させてもよいというわけでは決してない。

　これらの配慮は、第三原則でも説明したように、有期限かつ限定的に行うことが重要である。あらかじめ定めた以上の配慮が必要となった場合や、配慮の延長が必要となった場合は、再度療養に専念してもらう。

　そしてこれを「先に」説明しておく。そうすれば、年単位で軽減勤務を行ってしまっているような難渋事例を防ぐことができるはずだ。

part 5 療養・復帰準備の流れ

　私たちは、療養を開始してから職場に復帰するまでの期間を、療養専念期・復帰準備期・復帰検討期という三段階に分けて対応を整理している。

従来型の対応との大きな違い

　「手引き」では、第１ステップの「病気休業開始及び休業中のケア」の後に、いきなり第２ステップの「主治医による職場復帰可能の判断」と第３ステップの「職場復帰の可否の判断」がある。しかし留意点として「心の健康問題として、治療によって比較的短期に寛解するものが想定されている」と記載があるように、療養が長期にわたったケースでは、休業中のケアのすぐ後に、職場復帰の可否を判断することは相当に難しい。結果として、時期尚早な懸念の残る復職に対して、支援の度合いの高い「職場復帰支援プランの作成（第３ステップ）」で対処することが避けられなくなり、職場がケアの場所になってしまう。なおかつ、それでも円滑に適応できず、再療養が必要となるケースが無視できない割合で発生することも問題であろう。

　そこで私たちの対応手順では、第１ステップに相当する療養専念期の後に、いわば第1.5ステップに相当する、復帰に向けて業務に関する準備等に取り組む復帰準備期を設けている。復帰準備期において、十分な復帰準備ができていることを確認した後に、実施可能な（＝労働契約で許容可能な）復帰プランについてもあらかじめ作成しておく。その後で、第２、第３ステップに相当する復帰検討期にて、復帰可否判断を行う期間を経て、職場へ復帰する。手引きにおける第２ステップと第３ステップを入れ替えた対応ととらえていただいても構わない。

第一段階　療養専念期

　療養専念期は、文字どおり主治医の指示に従い療養に専念する期間である。従来型の対応における療養期間に近い。

　「職場は働く場所である」という大原則に立って考えると、職場側にでき

る医療的な支援はほとんどない。医療に関する専門的な知識やスキルを持たない職場側からは積極的な関与は控え、主治医などの医療職や家族に本人の支援を任せるべきである。一方で病気欠勤や病気休職は、従業員としての身分を保障したうえで、療養に専念する機会を与える制度である。そのため、療養の手順や必要な手続きなど、会社が制度の範囲で求めることは、療養中であっても順守してもらわなければならない。この線引き、距離感が勘所だ。

　療養が一段落した段階、例えば病状が一定程度安定して生活リズムが整い、日常生活は滞りなく送れて職場へ出勤くらいはできる段階で、次の復帰準備期への移行を検討する。またこの状態にまで至れれば、復帰準備に取り組みたいという本人の希望を尊重してもかまわない。

第二段階　復帰準備期

　復帰準備期は、前Partで説明した復帰基準を満たせるように、復帰に向けた具体的な準備を進める期間である。復帰基準は通常勤務できることと同義であり、軽減勤務等は行わず復帰後は原職（元職場・元職務・元職位）にて職位相当の業務を遂行してもらうこととなる。そのため、一般的な治療のゴールに近い療養専念期終了時点から通常勤務できる水準まで、しっかりと復帰準備に取り組む必要がある。

　では復帰準備として何に取り組むか。この点を考える前に、復帰可否判断のロジックを整理しよう。療養が必要となった理由である私傷病は、労務管理上は「労働者の自己の責めに帰すべき事由」である。そのためその理由が消滅したことについても、労働者側に証明する責任があるとされている。一方で会社には復帰可否について、責任をもって判断する役割があると言えるだろう。

　復帰準備として何に取り組むのかを説明する際に、これまた採用可否判断の例をよく用いる。新たに人を採用する場合、求める人材像や応募要件などの採用基準を示すことが一般的だ。応募者はそれを確認して、自分が求められる人材像に合致していること、応募要件を満たしていることを、応募書類などで示す。これに対して会社は、書類審査や面接などで具体的に確認する。その結果、基準を満たしていると会社が判断した場合に採用となる。

　復帰可否判定も同じことである。要するに、会社からは復帰基準を先に示している。しかもその内容は、入社時には双方の合意に至っていた「当初の

労働条件どおり働く」というものである。労働者側はこれを確認したうえで、基準を満たすことができるような復帰準備の内容を、自分なりに考えて取り組み、基準を満たしていることを示す。会社側は基準を満たしているか判断する。この役割の明確化が重要である。

なお一発勝負の採用可否判断とは異なり、療養期間中に徐々に必要な復帰準備に取り組み、完了させていけば十分である。そのためにも会社からは、報告された復帰準備の内容に関するフィードバックを行う。詳細な説明は次のPartで行うが、あくまで業務の準備である復帰準備に対するフィードバックであり、通常の業務上の指導と同じように、業務的に考えて行えばよい。

第二段階から第三段階へ　復帰判定予備面接

復帰準備期から復帰検討期への移行については、第一段階から第二段階への移行とは異なり、復帰判定予備面接を実施してしっかりと判断する。

一連の対応手順の中で最も重要なポイントは、主治医よりも先に、会社側が予備的に判断するという点である。要するに、これまで「復帰面接」と思って実施していたことを、「予備面接」として実施してもらえば事足りる。予備面接の後に、第三段階の復帰検討期で主治医意見を聴取し、最後に復帰判定本面接を実施し、事業者としての決定を復職発令の辞令として通知すればよいのである。これまでも予備面接に相当するような機会は人事担当者でも持っていただろうし、産業保健スタッフであれば、ほぼ確実に持っていたことだろう。その場合は、比重を予備面接にしっかり置くことだけが変更点といってもよい。

「予備判断とは言え、主治医よりも先に判断できるのか？」と不安に思うかもしれないが、心配は不要である。先ほど例に挙げた採用可否判断でも、業務基準や労務基準相当の内容を満たせることを医師に頼らず確認しているはずである。本質的にはこれと同じだ。ただし採用場面でも、書類選考や筆記試験だけで合否を判断することはほとんどない。面接の場で追加質問をするなど具体的な確認を行い、実態として採用基準を満たしているか判断しているはずである。同じように、復帰判定予備面接では、復帰準備として取り組んできた内容について必要な確認を行い、実態を伴って準備が完了したといえるかどうか、復帰基準のうち業務基準と労務基準を満たせそうか判断する。またそもそも復帰基準のうち、業務基準と労務基準は主治医には判断が

難しい（できない）基準であり、会社が主体的に判断しなければならない。

　なおここでも、「本人が説明をして会社側が判断する」という役割の明確化が重要だ。第三段階へ移行したらほとんどの場合滞りなく復職となる。そのため予備面接での確認は、しっかりと行わなければならない。本人の耳に痛いこと、例えば療養開始前に生じていた問題であっても避けずに言及して、復帰後に再度生じないような準備ができているのか説明してもらう。そのうえで、復帰準備が完了しているとまでは判断できないと思ったら、復帰準備期を継続する。この点も一発勝負の採用選考とは異なり、不足点を改善して、何度でも繰り返し臨んでもらえばよいのだ。

第三段階　復帰検討期

　復帰検討期は、復帰基準を満たしていることを、慎重に具体的に確認する期間である。主治医および産業医から、健康基準に関する意見を聴取し、それらを踏まえて、最終的な復帰判定を行う。

　この際に用いるのは、「（岩瀬の）青信号理論」という、関係者全員の一致した「復職可（青）」（正確には、復帰後の安定継続的勤務に明確な懸念点はない）という意見があって、初めて復帰を認めるという考え方である。つまり、関係者の中に一人でも「復職に支障がある（赤）」、または「支障がないとはいえない（黄）」という意見があり、他の関係者に対して納得できる説明がなされるのであれば、結論としては復職延期と判断する。

　関係者全員が復帰可能だと判断した後は、いよいよ復帰を発令することになる。復帰の際には、いわゆる「ストップ要件」と呼んでいる、再療養の条件をあらかじめ定めておくことが重要だ。これは、復帰後に原疾患の再増悪が否定できない状況になった場合に、速やかに再療養導入するための条件である。具体的には、「復帰後の任意の1カ月間に、原疾患に起因することが否定できない遅刻・早退・欠勤、および当日連絡による休暇取得の申し出や、上司の通常の労務管理での指揮命令が困難であると判断されることが、合わせて3回以上あった場合は、速やかに再療養を命じる」としている。この条件を定めておくことで、仮に時期尚早な復職であったとしても、療養が必要と判断された際に速やかに療養導入でき、再療養までの期間をできる限り短くすることができる。これが、職場、人事、そして本人への負の影響を最小化することにつながる。

Column

＊5 休職事由の消滅判断

　復職は、復職可能だからではなく、①休職事由が消滅したから行う、②その証明は労働者が行う。

　労働者には労働契約に基づき労務提供の義務があり、病気であっても義務は自動的には免除されず、就業不可である理由を申請して初めて承認される。また療養・復帰準備を経て、この理由が消滅したことを労働者が証明できれば復職となる。裏を返せば、復職可能の診断書があっても合理的な疑問点に対しては、事業者側が診断書の信用性不存在を証明しなければならないのではなく、労働者側がより説得力のある証明をしなければならないのである。

part
6 様式3点セット+αの紹介

　これまで開発したメンタルヘルス対応のための書式は20種類を超え、ア
レンジバージョンまで含めると、何種類あるのか正直なところ私たちにもわ
からない。最近の対応支援では、①療養・復帰準備状況報告書（＋受領書）、
②復帰準備完了確認シート、③主治医意見書依頼文・様式（復職時）の３つ
の様式でおおむね事足りているので、これらを中心に紹介したい（様式は巻
末に掲載）。なお本書は、どちらかというと理論や考え方を中心に説明する
ことに主眼を置いている。そのため様式の紹介は簡易なものになる点は、ご
了承いただきたい〔ご興味のある方は、岡山大学大学院疫学・衛生学分野
HP（https://www.unit-gp.jp/eisei/wp/?p=3834）をご確認いただきたい〕。

（1）療養・復帰準備状況報告書（通称：週１報告）

　療養専念期から復帰検討期にかけて、療養状況または復帰準備状況を報告
させるための様式である。基本的には手書きで作成して郵送にて週１回の提
出を求める（コロナ渦以降、受信専用アドレスに手書きの報告をスマホで撮
影してもらって添付で受け付けることもある）。なお週１回の報告であるこ
とから、本様式を「週１報告」と呼ぶこともある。

週１回の報告頻度

　まず何より、従来の報告との大きな違いはその頻度である。月に１回程度
での報告はそれなりに行われていると推察するが、週１回には大きな意味が
ある。月１回の報告は、突き詰めて考えてみれば、療養期間が長く、復職可
能性もその後の業務レベルも期待しがたい従業員が対象になってしまってい
る。一方で週１報告は、２～３カ月で復職し、その後は部署や会社に業務上
貢献することが期待される従業員をターゲットとしている。また、月１の報
告は本人も会社も忘れてしまいがちで途中で途切れることが多い（同じ理由
で、２週間に１回という頻度もお勧めしていない）。一方で、週１回の場合

は運用上継続が容易である。しかも特記すべきは、本人やご家族からの評価は「とてもよい」ことがある。私たちの言うところの「程よい距離感」を具現化しているようで、本人側からの報告、すなわち復職意思の表示に対して、オープンな復帰基準のもとで「待っていますよ」というメッセージになっているようだ。

本人から報告する

　療養状況や復帰準備状況について、会社側から把握するのではなく、本人側に報告をさせるという、主体を入れ替えている点も運用上は重要である。従来は産業保健スタッフが電話等で本人の状況を確認していたかもしれない。しかしながら、スムーズに確認ができるケースばかりではなかった。会社からの連絡に応じないような休職者もおり、電話では連絡が取れないから担当者からLINEなどのツールで連絡を取るということすらあったはずだ。また人事や上司が確認をしていた場合、メンタルヘルス不調で休んでいる労働者に対してどのような内容に触れるか、神経を使っていたことだろう。

　これに対して、本人から報告をさせることで、省力化が可能となる。なお、「メンタルヘルス不調なのに週に1度も報告させるのか？」と思われるかもしれないが、病状が重く報告ができないのであれば、様式冒頭の該当するチェック欄にチェックだけつけて、詳細は記載せずに提出することも可能であるし、家族に代理報告をお願いしてもかまわない。それすらもできないような状況であれば、本人の生命に危険が及んでいる状況も想定した対応も必要となる。

復帰時期の予想

　週1報告から把握すべきもっとも重要な情報は、復帰時期の予測である。休職者がいつ復職できるのかは、人員配置の都合上、部署にとっても会社にとっても重要だからだ。この点については、週1報告に「復帰時期に関する自身の考え」という欄を設け、本人の想定を回答させている。実際に復帰できる状態にあるかどうかは別問題であるが、そろそろ復帰できそうなのか、まだしばらくは復帰できそうにないのか、おおよその予測ができる。

　また別の表現を用いれば、「療養専念期・復帰準備期・復帰検討期の、ど

の療養段階にあるのか」という判断とも言える。例えば「内容を伴い、かつ期日を遵守して4回連続して報告できる」ことが、療養専念期から復帰準備期へ移行できる要件の一つとしており、それにより療養専念期なのか復帰準備期なのか一定程度判断が可能である。ある程度運用に慣れてくれば、療養専念期が続いていてまだしばらく復職は無理だとか、復帰準備が進んできたので後1〜2カ月程度で復帰を検討できそうだとか、そうした予想も立てられるようになってくる。こうしてみると、月1回の電話での状況確認から得られる情報量とは、雲泥の差だろう。

（2）（週1報告に対する）受領書

療養・復帰準備に対するフィードバック

　「週1報告を確かに受領した」という意味での受領書として発行しているが、受領書の中で週一報告の内容に対して丁寧に指導を行い、改善を促すという使い方もできる。例えば、生活リズムが整ってきたという療養専念期から復帰準備期の初期段階にあるにもかかわらず、そろそろ復帰を検討したいと希望してきたとしよう。その場合に慌てて電話などしなくとも、「復帰を具体的に検討できる時期に至っているとは判断していません。業務に関する準備や再発防止策の検討などにも取り組みましょう」と受領書で指摘することで、軌道修正が図れる。また時として、当初の労働契約どおりではない、復職時の異動や軽減勤務を安易に期待するような記述があった際には、受領書に「先日ご説明したように、復帰基準は次のとおりとなっています…」と追記する形で対応が可能である。
　基本的には受領書は人事担当者による運用を想定している（発行者も人事部長名などが多い）が、支援に対して比較的意欲のある産業医や保健医療職が指導部分を担当してももちろんかまわない。ある産業医は、復帰準備期における従業員とのやりとりの中で、復職後一定期間の業務計画を自ら作成させ、これを添削するような形での支援を行うこともあるとのことであった。産業医や保健医療職としては、業務の内容そのものに対する指導を行うことは困難であろうが、例えば「復職後、自らが同じような状況に陥らないための対策構築」の提案などを考えさせる。これに対して「部分最適化（つまり

当該従業員のみにとって有用）」ではなく、「全体最適化（部署の多くの従業員にあまねく有用）」の視点から助言を行うことなども考慮に値しよう。いずれにせよ、生活記録表を用いて指導を行うよりは、はるかにレベルの高い検討ができる様式であることは疑う余地もなく、こうしたやりとりが復職後の業務遂行に有形無形で役に立つことは十分に期待できるはずだ。

齟齬の少ない共通認識の共有

　療養段階に関する会社側の判断について、「現在は復帰準備期にあると判断しています」と、受領書に追記する形で都度伝えていけば、この認識に齟齬が生じる可能性はきわめて低くなる。またこうしたやりとりの積み重ねにより、相当に良好な関係性に基づく復職が可能になってくる。

　返信する内容については、事前に複数名で十分に吟味することが可能である。具体的に言えば、療養中の従業員に対する電話や口頭でのやりとりでは、担当者の何気ない一言にすら気をつかう必要がある。当該労働者の側で、その場はともかく、あとで反芻するうちに誤解が高じ、「辞めろということですか」といった大事に発展することもある。一方で受領書でのやりとりは、原則的に事実の確認にとどまることから、確かに「厳しい現実」についての言及であるとしても、「仕方がない、当たり前の内容」とも言える。さらに、良い意味で事務的な内容であるため、繰り返して見る（読む）ことにより、従業員側の認識は「客観的事実」に近づいていく。

（3）復帰準備完了確認シート

　文字どおり、復帰準備が完了したことを確認するために用いるチェックシートである。復帰準備が完了しつつあることが、会社と従業員双方の共通認識に至ったタイミングで、提出を求める。そしてこのシートにおいて、すべての項目で最上位に○がついた段階で、前Partでも紹介した復帰判定予備面接を実施する。

　完了確認シートの中にはいくつかのカテゴリがあるが、最も重要なのは「Ⅲ. 仕事に関係すること」である。今回掲載したバージョンは、業種職種を問わず共通のものだが、業種別・職種別に特化した内容にしてもよいと考

えている（ただし、特定の休職者を狙い打ちにするような、悪質なカスタマイズをしてはいけない。同じ職種の労働者に以降も広く適用できる内容にする）。大切なことは、きちんと遂行できていれば、人事担当者や上司も事後で「ごちゃごちゃ言わない」でも済むような項目を、この項の要求事項としてあらかじめ列挙しておくことである。

　なお予備面接では、当該労働者にとってカギとなりそうないくつかの項目をピックアップして、その項目に関する復帰準備が完了していると言えるかどうか確認する。例えば療養開始前に、自身の考えを上司や同僚に攻撃的に主張していた場合、（7）適切な自己主張や（8）不快な行為に対する対処という項目で最上位に〇がついていることを確認したうえで、具体的にどんな準備に取り組んできたことで、復帰後に攻撃的な自己主張をしないようになったと言えるのか、本人に説明させる。取り組んできた復帰準備の内容や本人の説明が十分納得できるものであれば、当該項目については問題ないとしてよい。一方で、単に「できます、がんばります」という根拠を伴わない回答や、「攻撃的になったのは病気のせいであり、病気は治ったから同じような行動はとらない」というような、人事担当者や上司が即座にヨシと判断できない説明ならば、この部分を重点課題として復帰準備を継続してもらう。

（4）主治医意見書依頼文・様式（復職時）

　復帰検討期において、主治医の復帰可否に関する意見を聴取するための様式である。自由記述の診断書を用いずに、会社側から確認すべきこと、つまり「復帰後は通常勤務をさせることとなるが、それでもかまわないか、療養の延長が望ましいか」という点を2択で齟齬なく確認するために、この様式を用いることが重要である。

　従来型の自由記述の診断書を用いてしまうと、「復帰可能。ただし●●の配慮が望ましい」といった、2択の中間に位置するような意見を聴取することにつながりうる。結論から言えば、復帰基準に基づいて復帰可能だとは判断できない意見であることから、療養を延長させることとなり、実務上は主治医意見の再聴取ということになる。こうしたひと手間により、復帰が遅くなり、休職期間満了が迫るギリギリのタイミングでは致命的な状態に陥る懸念もある。

（5）安全配慮義務の履行のために

　第5章Part2で詳しく説明するが、安全配慮義務を適切に履行するためには、不備のある書類を受け取ったまま復帰を認めてはいけない。手順と様式は、書面という記録が残る以上、書類上は十分なものしか受領できない。

　具体的には、一部項目で最上位に○がつかない復帰準備完了確認シートを受け取りつつも、そのまま復帰を認めるような運用は問題である。なぜならば、復帰準備が完了したとは言えないことを、完了確認シートでも把握したうえで復帰を認めることになり、安全配慮義務における予見可能性が高まる対応にほかならないからだ。同様に、主治医意見書後半のチェック欄については、すべて左側にチェックがついた場合のみ、復帰可となる。一部でも右側にチェックがついた場合、復帰可能という総合意見との間に齟齬が生じてしまうため、会社としては安全マージンをとって、復帰保留という対応をとり、意見書の再取得を求める。

（6）手順と様式を途中から導入する場合

　本Partと前Partで紹介した手順と様式を、療養開始直後から適用できれば問題も生じにくいが、今すでに進行している事例に適用するにはどうすればよいか。その場合は、可能な限り早いタイミングからの軌道修正を図り、それが難しい場合には、次への伏線をしっかりと張っておくことである。

　例えば療養を開始しているものの音沙汰もないような事例の場合は、療養開始直後の事例と同じく、療養専念期にあるものと判断して週1報告を用いるところからスタートすればよい。あるいは、すでに復帰希望が出ているような事例については、復帰判定予備面接と同じような面接を実施して、復帰準備の不足部分を指摘する。復帰準備を継続することに本人も納得するのであれば復帰準備期からスタートすればよいし、もし急に後から追加されたと感じられる手順には応じず、主治医診断書のみを根拠として頑なに復帰を希望するのであれば、通常勤務ができることだけは本人にも宣言してもらったうえで、ストップ要件を設定して復帰を消極的に許容する。時期尚早な復職だった場合はストップ要件を適用することとなり、次の療養から軌道修正をして、手順と様式に沿った対応を求める。

まとめ

　週1報告と受領書によるフィードバックの運用が進んだことで、復帰準備完了確認シートや主治医意見書の重要性が相対的に低くなったように感じる。対応の労力を手前に持ってきたことで、後の対応が楽になったということだろう。手順どおりこれらの様式を用いれば、ほとんどの場合問題がない回答が出てくるはずで、注意点を口酸っぱく説明する必要がなくなった（本書での説明も簡単なものになった）。

　業務的健康管理は「事前型」と説明したように、手順と様式の肝は、"前もって"対応しておくという点に尽きる。例えば、復帰準備を本人のやりたいようにやらせておいて、復帰準備完了確認シートでいきなり及第点に満たないというような評価を突きつけるのではなく、"前もって"療養・復帰準備状況報告書に対する受領書でフィードバックをしておく。復職可能という診断書を受け取ってから、復帰基準を説明してそれを満たしていないことを指摘するのではなく、"前もって"復帰基準や復帰に向けた手順を説明したうえで（本書では省略したが、同じ内容を主治医にも通知しておくとなおよい）、予備面接後に主治医意見書の様式を渡す、といった具合である。こうした対応により、本人側にとっての理不尽な対応、つまり言われてないことを急に後から求められることや、以前と違ったことを言われることを防ぐことができるようになる。紛争になるケースは、たいてい、会社と従業員との認識に相違があるから生じる。冒頭に復帰基準を共通認識として合意し、復帰準備期においては共通認識化された復帰基準を目指すためのコミュニケーションをとる。このような、事前かつ連続的な対応により、紛争化のリスクも最小化されるのだ。

part 7 面接シナリオ作成のススメ

2019年度に開発した面接シナリオは、手順と様式による対応を補完するツールである。なお前Partと同じく、面接シナリオの説明は簡単なものにとどめるので、興味を持った方はぜひ拙著である「ケーススタディ　面接シナリオによるメンタルヘルス対応の実務(労働新聞社)」[12]を精読いただきたい。

面接と面談の違い

私たちは、メンタルヘルス対応において「面接」と「面談」という言葉を、明確に使い分けている（本書でも使い分けを意識している）。イメージとしては、採用プロセスにおける選考面接とOB/OG面談の違いがわかりやすいかもしれない。要するに私たちが考える面談とは、本人の希望や主張、言いたいことを傾聴してあげて、そのうえでできる限り要望に応えてあげようとする対応のことである。一方の面接は、会社側から制度や復帰基準に関する説明をして、本人との間に認識の相違がないことを確認したうえで、復帰可否などを判断する対応のことである。この整理に基づけば、従来行われてきた健康管理に関する対応は、過重労働"面接"とか健診事後措置のための産業医"面談"というように、用語の混在はあるものの、おそらくほぼすべてが、実態としては「面談」形式であったといっても過言ではないだろう。

言い足りないことも言いすぎも起きにくい

面接シナリオとは、演劇の台本のようなものである（簡単な演技指導のような、いわゆる「ト書き」もある）。面接の場で誰が何を言うか、基本的には一言一句具体的に記載したものをイメージしてほしい。シナリオを作成し、内容を事前に関係者間で確認しておき、当日はそれを手元に用意して、シナリオを見ながら読み上げる。それにより当該従業員に過度の期待を抱かせない適切な発言ができる。具体的な例として、休職期間満了間近で本人は復職を焦る一方で相当な努力が要求されていた事例について、シナリオ作成を行った際のことを紹介したい。人事担当者は、「復職のために全面的にサポー

トする」とドラフトに書いた。私たちの修正は「協力的にサポートする」であった。わずかなニュアンスの違いにすぎないように感じられるかもしれない。しかし「全面的」と言われれば、当該従業員の側からすれば、「休職期間が満了しても、特例措置で何とか対応してくれるかも？」といった誤った期待につながる可能性がある。

　また内容面での適切さだけでなく、こうした特性は分量の面にも表れる。従来のように面談を進めていた場合には、後から後から協議すべき課題が出てきたり、あるいは行き当たりばったりで検討方針が迷走して、長時間に及ぶこともある。そのような面談で確認した内容は、当該従業員や同席した家族に明確に伝わっているだろうか。もちろん、後で産業医意見書を渡して補足することも一案ではある。しかし、課題の大項目すら明確でない長時間の面談では、ポイントがぼけてしまい、細部で認識の相違が生じている可能性は不可避といってもよい。

　この点についてシナリオを作成してみると、1回の面接では、およそ三つの主要メッセージを含めればもう手一杯という感じがわかる。それ以上の伝えたいメッセージは、次の面接に回せばよい。適切な分量で、あらかじめ決めたメッセージを、面接に同席した人がそれぞれの立場から表現を変えて伝えることで、本人にその真意をしっかりと理解させることが可能となる。

　言い足りないのみならず、「言い忘れ」を予防する効果に至っては絶大といえる。シナリオ作成の過程においては、ドラフトから複数人の手を経てブラッシュアップしていくが、面接前日などに、わずか1～2点であるにせよ、追記が行われることが多い。考えてみてほしい。従来型の面談方式であれば、面談実施後に「ああ～、言い忘れてた」というポイントがあったはずだ。これが1～2点であれ減ることは、対応全体の経緯を考えれば、相当に円滑に進むことにつながるに違いない。

産業医が前面に出すぎない

　これまで「優秀な」産業医と言えば、メンタル面談を丸投げしてお任せできる、という要素も多分に含まれていたであろう。これをあえて分解するならば、パーツとしては、①面談そのものの司会進行（適宜、当該内容に関して担当すべき関係者に発言させるようにする）、②とくに人事担当者が伝えるべき制度に関する説明についても言いづらいことをある程度、話題に載せた後で、人事担当者に「そうですよね？」というような助け舟形式で確認を

行う、こうした部分がキーであろう。しかしながら、この内容は本来人事担当者が担うのが相当である。結果的にこの産業医と人事担当者の逆転現象は、これまではうまく機能していたのかもしれない。しかし近年の裁判例（産業医の踏み込みすぎた対応による会社側敗訴の事例など）を踏まえると、今後は機能不全が明確になってくるのではないだろうか。

この点も面接シナリオにおいて発言内容を準備しておくことで、普段は面接への参加や制度に関する発言に躊躇する人事担当者に対しても、本来の役割に応じた適切な発言を促すことができる。つまるところ、人事と産業保健職の適切な役割分担が可能となる。またこれまでのように役割を明確にせず、同じ人が、優しい許容的な言葉と制度に関する杓子定規な説明をした場合、受けた側はどちらかしか覚えていない（どちらかというと自分に都合のよい優しい言葉のほうが記憶に残っている）。一方で面接シナリオにより、人ごとに役割をきちんと分けることで、例えば保健師が寄り添う役、人事課長は休職期間満了に関する聞きたくない内容も制度に沿って通知する役といった分担が、受け手側にも明確になる。当然ながら、たとえ本人の希望しない結論だとしても、産業医が矢面に立って恨まれるような事態も解消できる。

そのまま人事措置書になる

事前に作成したシナリオに沿って、人事、上司、産業医および保健師が説明を行えば、本人やご家族から聴取した内容を追加するだけで、さほど労力を要することなく、面接シナリオをもとに人事措置書を作成できる。

記録の重要性については、声高に叫ばれているが、とりあえずメモしておけばよい、というものではない。後で裁判等の場で活用可能な記録となると、相手から「会社側の主張のみを記載している」と反論されるような形式では有効性が乏しい。関係者間において適切に共有がなされ、少なくとも発行時において異議をとなえることがなかった、という「事実化された」記録が望ましい。つまり争いになった場合には、公式に共有された人事措置書の内容に基づいて議論を進めるのがやりやすく、この事例はもめそうだから丁寧に記録しておいたという非公式な記録では、対処は難しいということだ。しかしながら、はじめからもめそうな事例を見分けられるわけではなく、後になって思わぬところからややこしくなるケースもある。そのためすべての事例について、面接の都度、人事措置書を発行しておくことが望ましい。

　記録の有効性という点から言えば、人事措置書だけでなく、手順と様式も有用だ。メソッドの手順と様式を採用しておけば、面接の機会以外のやりとりも、特に本人自らが記述した書類の提出と受領書というかたちで、省力化しつつ有用な記録として残るようにも構成されている。

本人側の受け止め方はどうか

　あらかじめ用意した文章をただ読み上げるだけというのは、冷たい対応のように思われるかもしれない。しかし実際の場面において、不慣れな人事担当者が私たちの作成したシナリオを棒読みしたこともあるが、そうした思い込みとは異なり、本人およびご家族の反応はそれほど悪いものではなかった。「結論を決めつけて用意周到だ」というようなネガティブなものではなく、むしろ「自分の対応について事前にしっかり協議し、上位職への確認もふまえたうえで、相応の準備をして臨んでくれている」との印象のようであり、人事担当者とそれなりに連携できたと考えている。

　逆もまた然りで、行き当たりばったり面談は、本人側が受ける印象も相当悪いと言えるだろう。

　本人側の受け止め方という意味では、面接前後の「雑談」についてもおすすめしない。「雑談」は、いきおい本人の体調についての（ネガティブな）情報しか入ってこないし、面接シナリオで説明する内容の受け止め方をかなり変えてしまうおそれがある。

まとめ

　面接シナリオは、対応を支援する私たちのような外部専門家にとっても、大いに役立つツールである。というのも、従来私たちから対応方針や具体的な対応を助言しても、人事担当者はなかなか助言したとおりには対応してくれていなかった。一方で面接シナリオの添削を通した支援を行うことで、事例の解決が着実に進むようになった実感がある。今となっては、遠隔支援には欠かせないツールとも言える。

　最近は面接の録音・レコーディング記録も残してもらうようにしており、その様子を聞くことで改善のためのPDCAサイクルが回り、さらなる進化を遂げつつある。

part 8 二つの対照的な事例

　これまで紹介してきた手順と様式および面接シナリオを用いた復職対応が、全体としてうまく機能することを具体的にイメージできる対照的な二事例を紹介したい。

AさんとBさん

　二人とも業務はコールセンターのオペレーターである。業務の特徴として顧客から理不尽な要求をされたり、怒鳴られたりすることがどうしても避けられないことがある。

　Aさんは真面目な性格のためか、顧客からの苦情を自分のこととして受け止めすぎる傾向があった。結果として時に体調不良を来し、早退等をすることもあった。今回は徐々に早退が増えてきたことから、会社から療養勧奨が行われ、療養に専念することになった。なおこれまでの上司の評価は高く、また誠実な電話対応は他の同僚からも頼りにされている。

　一方のBさんは、やや慎重さに欠ける回答や間違った回答をすることで、自ら顧客の怒りを買う傾向があった。上司から見ていても業務上の改善点が多く、都度フィードバックはしてきたが、著明な改善はなかった。また周囲の同僚に対して仕事に関する不平不満をいつも漏らしていた。今回は精神的に疲弊が蓄積したとして、急に休み始めた後に診断書を郵送してきた。

全経過において同じ対応

　二人に対する対応は、最初から最後までほぼ同じであった。まず療養開始時の説明はご家族に同席してもらい、原職復帰の原則を含む復帰基準を最初から伝えた。後述のとおり両者とも原職復帰には難色を示していたが、それに対しても原職復帰の原則を繰り返し伝えた。

　療養開始後は週1回の報告をしてもらい、受領書を発行した。復帰準備期の中期に差しかかったところで、業務上の課題として復帰後に解消してほしい点について、それぞれ内容は異なるものの2〜3点ずつ指摘し、以降の週

1回の報告の中で具体的な取組み状況を報告してもらった。復帰検討期への移行に際しては、やはり家族同席で予備面接を行い、上司および人事担当者が復帰準備完了確認シートの記載内容と課題への取組み状況をもとに判断した。なお療養可能な休職期間はいずれも12カ月間であった。

Aさんの経過と対応

療養開始後しばらくは「薬を飲み、気分を落ちつけている」という療養専念期に相当する報告があった。週1回の頻度・期日は遵守していたものの、経過は順調とは言えなかった。見かねた家族が人事担当者に面会を申し入れ、業務との相性を理由に、復職時に異動ができないか相談があった。これに対して、療養開始時の説明と同じく原職復帰の原則を繰り返して説明した。

6カ月を経過した時点で本人面接を実施し、このまま療養専念期が続いた場合、満了から遡って3カ月時点、すなわち今から3カ月先の時点で復帰準備期に移行できていなければ事実上復職が困難になることを、原職復帰の原則とともに伝えた。

翌週、療養段階確認シート（療養専念期において、療養がどの程度進んでいるかを確認するためのシート）が提出されたが「電話に出たくない。電話のベル音に恐怖心がある」に○をするなど、復帰準備を開始するには時期尚早な内容であった。ただ本人の強い希望もあって、復帰準備期への移行を許容した。

以降2カ月ほどは「規則正しい生活」程度の改善であったが、資格の取得に関する勉強を始め、実際に一つ取得したとの報告があった。それから報告の記載量が増え、受領書で「具体的に業務に関連する準備」に関する報告を求めたところ、電話応対のシミュレーションに取り組んでいるとの報告がなされるようになった。

そこで、①業務に悩みや不安を感じたときには上司にも相談すること、②お客さまに厳しいことを言われても、職務に支障を来さないこと、という2点について受領書でフィードバックした。特にAさんの場合は②が懸念されていたが、「両親や主治医との相談の機会を継続的に設ける」「お客さまの言葉は自分に対するものではなく、法人に対するものとして、切り分けを常に意識する」といった報告記載も認められた。このあたりから原職復帰を完全に受け入れることができたのか、復帰準備が急速に進み始めた。満了まで1.5

カ月の段階で、週１報告の「復帰時期に関する自身の考え」の欄の記載も「そろそろ復帰を検討したい」に変化し、復帰準備が完了しつつあるとの自己評価にも言及があった。

満了まで１カ月前時点で、復帰準備完了確認シートに記入をしてもらったところ、すべて最上位に〇が付けられており、その後上司・人事による業務基準、労務基準に関する予備判定において、課題となる２点についてより具体的に確認を行ったが、落ち着いた態度で的確な回答を行うことができた。復帰検討期に移行し、シナリオを用いた産業医同席面接で健康基準の確認を行い、その後所定の様式で主治医意見を提出してもらった。いずれも問題なく、最終的に満了日翌日に原職に復職を果たし、現在に至るまで順調に業務に従事している。

Bさんの経過と対応

Aさん同様、人事担当者が療養開始時の説明を家族同席で行い、以降週１回の報告が開始された。しかし、週に２回送ってきたり、間が空いたりするなど指示を遵守できない。加えて、丁寧とは言えない（殴り書きに近い）字で書かれ、当初から同僚や業務への不満も含まれていた。療養の報告としては「テレビを見ている」といった内容が主であった。また主治医意見欄に「復職時の異動が望ましい」といった記載が何度かなされ、それに対しては都度、原職復帰の原則を受領書で伝えた。

そのような状態で１カ月ほど経過した時点で、「早期の復帰を希望する」との記載があった。療養専念期か復帰準備期かの判断にやや苦慮したまま３カ月が経過したところ、本人から「"まだ復職できないのはおかしい"と主治医が言っている」との記載もあり、療養段階を確認するための本人面接を実施した。療養段階確認シートに記入してもらったところ、おおむね最上位につき、復帰準備期への移行を消極的に判断した。ところがその後も「本を読んでいる、散歩している」といった復帰準備としては十分とは言えない内容の報告と「復帰したい」という希望の記載のみが続いたため、①業務に悩みや不安を感じたときには、上司にも相談すること、②お客さまに間違いを指摘されたときには素直に認め、業務に支障を来さないこと、③同僚と意見が異なる場合においても、相手の意見も聞いてから自分の考えを述べること、という３点の課題を受領書でフィードバックした。しかし、その後も具体的

な復帰準備内容の報告を求めても、記述内容は変わらなかった。

　紆余曲折を経て、復帰検討期への移行の可否を判断するため予備面接を実施した。先に指摘した3点の課題については「できる、やるしかない」との根拠を伴わない回答だけであった。一方、原職復帰の原則について再度確認があり、これまでと同じ説明を行った。判定では暫定的に業務基準および労務基準を許容し、復帰検討期に進むことになった。

　その後、シナリオを用いた産業医面接で健康基準を確認した。「積極的に復職可とは判断しないが、復帰を延期すべき具体的な懸念まで指摘し得ない」との意見がなされ、続いて主治医意見書の聴取を指示した。会社としてはこのままいったんは復帰させるつもりだったが、週1回の報告が突如途切れた。督促の連絡を行ったところ「退職する」との意向が急に示され、産業保健としての復職支援を終了した（その後、実際に退職となった）。

まとめ

　今回紹介した二つの事例については、手順に沿った説明、受領書での対応、原職復帰の原則の繰り返し説明などほぼ同じ対応をした。面接シナリオについても大きく変わることはなく、またそれぞれに示した課題も、表現こそ若干異なるものの、指摘した点は本質的には類似の内容であった。加えて、Aさんが取り組んだ課題に対する具体的な復帰準備は、自身で主体的に考えて取り組んだものであり、会社から考えてあげたものではない。

　今回はあえて私たちから何か結論めいたことに言及はせず、読者の判断に委ねたい。

*6

Column

メソッドにおける退職意思の取扱い

　休職期間中の従業員から退職意思が示されることは珍しくない。特にメンタルヘルス不調の場合、判断能力が鈍っていることが多く、例えば「自分は会社に迷惑をかけているから…」などと誤った認識から、その後のことはあまり考えずに、退職を希望するケースがある。また一部には退職意思を交渉のカードのように使ってくる労働者もいる。その一方で、会社側が「この従業員は復職するつもりがあるのか、このまま退職するのかわからない」と相談してくるケースもある。

　元を正せば、私傷病により休職している従業員に対して復職プログラムを適用しているのであり、本人に示すべき、あるいは本人が考えるべきは、復職という一方向だけのはずだ。そのため、退職に関する話と復職に向けた話を同時に取り扱うことは適切とは言えず、退職に関する話は「今はそのように思うかもしれませんが、療養できる期間はまだまだありますので、落ち着いてから考えてみてはいかがですか」と、いい意味で取り合わずに、淡々と復職に向けた話をすべきだろう。同様に会社から「復職するのか、それとも退職するのか」と聞くことや「復職する気があるのか」と確認することなど、もってのほかである。

　そのうえでやはり退職意思が固いということであれば、復職プログラムの適用は中止することになる。わかりやすいように、復職に向けた対応をしていた担当者から、退職事務手続きを行う担当者に切り替えるなどの対応が望ましい。また事後において、「自由意思による」判断であったということを明確にするためにも、退職届の提出などについては猶予を与え、決まった形での説明を家族にも行うなどしたうえで（あるいは、家族と相談したかどうかについて確認してから）、落ち着いて受理する。

part

9　人事担当者との連携

　私たちの提案するメンタルヘルス対応は、基本的に労務管理の観点から整理して構築しており、必然に産業保健職と人事との連携が求められる。ただ人事部門との連携、より突っ込んで言えば産業保健職に丸投げの現状から、人事部門にも求められる役割を果たしてもらうことは、簡単な問題ではない。

労務管理を産業保健職自身がやるべきか

　人事との連携をあきらめ、自分で労務管理もやろうとする産業保健職もいる。だが結論としてはお勧めできない。もちろん「勉強すべきか」という問いであればイエスであるが、労務管理を産業医や産業保健職自身が遂行までするようになると、いくつかの問題が発生する。中でも当該会社の人事担当者が育たなくなるという点が最大の問題点である。親代わりの健康管理により、従業員が自分自身で健康管理をできるようにならないのと同じことが、産業保健職と人事担当者との関係でも起こってしまうのだ。

　一方で本議論にかかわらず、やらざるをえない状況もある。産業保健職の中には、人事課に所属し、他の人事担当者と同様にかなりのところまで事務的な業務に従事している場合もある。こうした場合には、上記で指摘した点に加えて、さらにいくつか問題点があることを認識しておくとよいだろう。

　まず良くも悪くも高度に専門化してしまうために、社内の他の人材で代わりがききにくく、業務分担もしにくくなる。また産業保健職の一般的な性向にはそぐわない面があり、当分の間はマイノリティであることを覚悟しなければならない。そして何より懸念されるのは、結果的に人事担当者や他の産業保健職の判断に曖昧なところがある場合、これを白日の下にさらしてしまうことになる点であろう。いくら正論であり本来は指摘すべきことであったとしても、組織の中ではこれを排除しようとする力が働くことも否定しがたい面がある。

　言い方を換えると、企業という組織は大なり小なり矛盾を抱えているのが普通である。こと、健康管理にかかる労務管理に対して、一つ論理的に正しいことを実行すると、芋づる式に組織に内在する矛盾を正さなければならな

いことになってしまう。感覚的に言えば、他部署からは独立して歩くような
ペースで比較的ゆったりと進んできた産業保健関連業務が、周囲を巻き込ん
で「走りだして」しまうのである。それゆえ、産業保健職自身が労務管理を
遂行し、止まれないままに、ある時ふと振り返ると誰もいなかったというこ
とになってしまいかねない。正直に白状するならば、何社かにおける私自
身（高尾）の状況がまさにこのとおりであって、労務管理に関して専門性を
高め始めた当初は、「ありがたい」存在として重宝されたとの自覚もあった
が、そのうちに人事担当者との考え方のギャップは埋められないところまで
広がってしまい、身を引くタイミングを図っているとさえ言えるジレンマに
陥ってしまった（単に何事もやりすぎは禁物という教訓にすぎないのかもし
れないが）。

医療現場と職場の意思決定プロセスの違い

　医療的と業務的の対比とは少し異なるが、医療現場と職場は意思決定プロ
セスにおいても違いがある。

　医療現場における意思決定は、医師の意見をもとに、患者が主体となって
行う。しかし医師と患者には、専門知識などに関する情報の非対称性がある。
もちろん患者が望めば、医師の持つ情報を共有してもらうことはできるもの
の、その情報を解釈するためには専門的な知識や経験が必要である。そのた
め現実的には、医療現場における意思決定は医師意見の影響力が圧倒的に大
きい（ある意味シンプル）と言える。また速やかに意思決定をして治療を進
めなければ、患者の容体が時間とともに悪化しうる場合もあり、どちらかと
いうとすぐに問題を解消できる「答え」を求める傾向が強い。

　一方で職場における意思決定では、医師―患者関係のような基本的な構図
はなく、関係者が三者以上になることがほとんどだ。重要な決定になればな
るほど関係者が増え、結果的に決定権限を持った人も複数になることもある。
また決定権限を持つ人が、情報あるいは知識や経験を最も有しているわけで
もない（豊富な一次情報は現場に存在する）。そのため組織の中の誰かが「答
え」を持っていたとしても、それがそのまま決定になるわけではない。さら
にその「答え」が他の関係者にとっての「間違い」ということもある。ただ
意思決定に一刻の猶予もないような状況は、職場においてはそう多くはない。
そのため、情報を解釈して関係者に納得してもらうという、合意を形成する

プロセスが不可欠で、かつ時間をかける傾向にある。

担当者のお困りごとに応える

　私たちのような社外の専門家は、担当者の「お困りごと」に応えることで、初めて役立つことができる。たとえこちらから真の「答え」を示したとしても、担当者のお困りごと（の認識内容）と合致していなければ、役立ったとはいえないし、採用もしてもらえない。そのためまずは、担当者が何に困っているのか、的確に知ることが重要である。もちろん「担当者だけがよければそれでよい」という極端な対症療法的対応では不十分なので、継続して対応する過程であるべき姿を少しずつ浸透させていけばよい。

　産業保健職と人事部門との連携も同様ではないだろうか。産業保健職に対応を丸投げされている現状で人事部門に動いてもらうためには、まずは産業保健職の側から歩み寄り、人事部門が何に困っていて産業保健職がどのように役立てるのか考える必要がある。ところがあらためて考えてみると、自社の人事部門が何に困っているのか、同じ会社であるにもかかわらず、意外なほど知らないことが多い。

　ここで鍵となるのは、何に困っているのか、相手自身も認識していないことが少なくない点である。あるいはその問題の本質を捉えきれていないこともある。そのため直截的に「何に困っていますか？」と聞いてみたところで、やや的外れな回答しか得られないかもしれない。そのような直接的に問題を解消しようとするアプローチではなく、時間をかけて相手の真の課題を引き出し、「これこそが課題だ」という共通認識を形成することが重要だろう。

連携のアイデア

　以上を踏まえて、人事部門との連携のアイデアをいくつかご紹介したい。いずれも回り道のようではあるが、時間がかかることは仕方ない。むしろ時間をかけて進めていかなければ、絵に描いた餅になったり、担当者が替わったとたんに元通りに戻ったりしてしまう。

①定期的な情報交換の場を設ける
　一つ目のアイデアは、人事部門が何に困っているのかを知るために、情報

交換の場を設けることである。初めは事例をベースにした情報交換でもよい。あるいは相手のお困りごとを引き出すために、産業保健側からお困りごとを開示して（すなわち腹を割って）、アドバイスをもらう場としてもよいかもしれない。ここでは、とにかく定期的な場を設けることが重要である。その中で相手のお困りごとを把握し、役立つ提案ができる機会（チャンス）も生まれてくるだろう。

もしそうした場を社内に設けることが難しいのであれば、外部の場を利用することも一案である。私たちが開催している事例検討会には、産業保健職と人事担当者がだいたい同じくらいの割合で参加している。まずはここに参加したうえで、自社の人事担当者に「他社の人事担当者も参加している事例検討会があるので、一緒に参加しませんか」と誘ってみてはいかがか（関心のある読者は、岡山産業保健総合支援センター（https://okayamas.johas. go.jp/contact/）に問い合わせください）。

複数の会社の人事担当者と産業医等が一堂に会するこの事例検討会にはメリットもある。自社内の「当たり前」が他社の視線にさらされたとき、「びっくりした」とフィードバックされることにより、改善への強いきっかけとなる点だ。例えばうつ病の従業員のケースで、妻が病気で入退院を繰り返すようになり、慣れない家事や子どもの世話で睡眠時間が減り、「やむなく」会社で居眠りをしていた。長い経過と休職・復職の繰り返しの末に、傷病手当金の支給期間（同一疾患につき1年6カ月）が終了してしまい、次の休職から無給になってしまうがどうしたらよいかという相談があった。当該担当者は、従業員側の事情などから多分に同情的なところがあったとはいえ、経緯の説明の中で「妻の入院当初は就労日当たり5〜6時間の居眠りがあったが、最近は1〜2時間に改善してよかった」との発言があった。これに対して他の参加者は、「無給をどうするか」という相談ポイントではなく、「ええっ！毎日1〜2時間も居眠りしていて、それでよいのですか」というところに皆が食いついた。さらに、複数の立場の関係者が集まって議論することで、特定の会社内の空気感ではなく、時代の要求度合いを見定めた労務管理のさじ加減での結論に集約されることも、特筆に値するだろう。

②人事が関与しやすいお膳立てをする

人事担当者が及び腰なのは、特に健康管理が絡む分野において、どのような考え方や役割を果たせばよいのかよくわからない、という事情もある。

そのため、どうしても人事の腰が重いときは、もう一歩踏み込んで、人事が関与しやすいお膳立てまでしてしまうのも一案である。

　例えば、人事の発言パートを設けた面接シナリオを準備して、休職者との面接に参加してもらう。あるいは人事の役割を含めた休職者対応マニュアルの案を産業保健部門で作成して、それを叩き台に関与の方法を検討する、といった具合である。私たちが支援する際にも、ただ「こうしたらよい」という口頭のみでのアドバイスよりも、実際に本人に説明する際の面接シナリオのサンプルまで準備するほうが、実行してもらえる確率が上がるという実感がある。

　少しでも関与が始まれば、面接での発言内容を増やしたり、対応マニュアルに関する定期的な打ち合わせを開催する必要に迫られたりと、芋づる式に関与の度合いが増えていくはずである。これはある産業医の経験であるが、「高尾メソッド」を参考にしながら、メンタルヘルス対応マニュアルの改訂を、産業医・保健師・人事担当者で共同して行ったときのことである。これまで、何となく共通認識が得られていると考えていた運用の中でも、些細な言葉一つをとっても、じつは同床異夢であったことがどんどん明らかになっていったという。例えば「リハビリ出社」などはその最たる例であろう。そもそも正式復職発令前の「試験出社」と発令後の「軽減勤務」の違いすら見解が一致しなかったことが判明した。どこまでの配慮をするのかということに関してほとんど噛み合わなかったことは言うまでもない。関与の度合いが増えていくと、こうした同床異夢の解消につながることが期待できる。

③できないことを「できない」と言う

　健康管理を産業保健職に「完全に」丸投げされてしまっている場合、人事がまったく困っていないかもしれない。その場合は荒療治ではあるが、産業保健職としてできないことを「できない」ときっぱり明言するのも大切である。例えば、従業員との面談を、目的も明らかにされず「とりあえず話を聞いてやってくれ」と丸投げされることがあるだろう。その際に、「『とりあえず面談』をした結果、このように困った事例が他社で発生していると聞きました。まずは面談目的をはっきりさせて、就業規則に沿ってできることとできないことを人事から本人に説明していただいてから、面談をするようにしたいのですが…」と、言われたとおりには引き受けないことだ。医療職にはできないことを「できない」と言うことに抵抗がある方が多いようだが（医

療現場で、その由来どおり「匙を投げられた」ら、患者としてはなすすべも
ない)、職場ではできないことは「できない」とうまく伝えることも必要で
ある。もちろん伝え方には大いに工夫の余地があり、必要であれば断り方シ
ナリオを準備するのもよいだろう。

④機が熟すのを待つ

　最後は連携のためのアイデアではないが、どのような組織でも、現状を変
えるには相当な困難が生じるものである。組織文化と合致しない場合、いく
ら頑張っても改善できないこともあるだろう。むしろそうした企業でメソッ
ドの導入を無理に進めても、軋轢が生じるばかりである。一方で、産業保健
職も組織の一員である以上、最終的には組織の決定に従わなければならな
い。たとえ決定事項が自身には間違っているように思えたとしても、他の人
にとっては正しい場合もある。

　このような場合には、虎視眈々と次の機会をうかがいつつ、今できること
を進めておくという対応も、時と場合によっては妙手になりうるだろう。

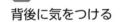

＊7

背後に気をつける

　産業医・産業保健スタッフと人事担当者との連携において、意外に注意が必要なのが、じつは「偉い人」である。会社の規模にもよるが、イメージとしては人事担当役員くらいが一番フィットするだろうか。

　ある程度、ルールや業務遂行レベルに基づくメンタルヘルス対応の骨子ができたところで、実際のケースに対して運用してみると、これがなかなかうまくいくではないか。しかしうまくいくがゆえに避けられないことがある。つまり、誠実とは言いがたい従業員は、きちんと働くと口先だけ宣言してみたものの、実際には思うように体が動かない。そうなると、事前に同意はしたものの、自分に対して「優しくない」やり方に後から不満が沸き起こってくる。そうなったとき、手当たり次第にあちこちに不満をぶつけていくうちに、時として人事担当役員に到達してしまう。要するに、人事担当者のやり方に納得がいかないわけであるから、「上司を出せ」というありがちな展開である。

　すると、おそるべきことが起こる。なんと人事担当役員から「もっと優しく対応しなさい」という指示をされることが少なくないのである。人事担当役員が「良い人であろうとする」場合には、かなりの確率で起こる。したがってここでの教訓は、運用に進む前にはどんなに労力がかかることが予想されても、人事担当役員を含む経営層に対するアライメントの確認は怠ってはいけない。現場主導でもかなりのところまでうまく運用可能であると保証はできるが、あるとき背後からいきなり刺されるという事態は避けたいものである（はしごを外されるとも言う）。

第2章

メンタルヘルス対策 各論

part 1 不完全労務提供の取扱い

（1）不完全労務提供

　各論に入るにあたり、「会社は不完全労務提供を受領する義務はない」ということを確認しておく。

　「不完全労務提供」と言うと少々難しい感じがするが、これは「職場は働く場所である」という大原則の考え方を容易にし、かつ補強するためのものだ。また、「軽減勤務・短時間勤務」と言えば何となく許容してしまいがちだが、「不完全労務提供」として論理的に考えれば結論も変わってくるかもしれない。

会社は不完全労務提供を受領する義務はない

　石嵜[13]によれば、「私傷病によって『血圧が高いので、1日4時間の勤務にしてほしい』というのは、契約違反です。このような労務提供は、不完全履行ですから、使用者に受領義務はありませんし、法律もその受領義務を認めていません」とある。もちろんフィジカルな理由であれば受領しない会社は少なくないが、一方でメンタルな理由では往々にして受領してしまっているのが現状である。

　例えば復職時に「半日勤務が望ましい」といった主治医診断書に基づき、半日勤務という形での不完全労務提供を受領することがあるが、そもそも会社は診断書に拘束されるのであろうか。この点は、稲村と宮本[14]が解説している。要約すると、「診断書に基づき、その欠勤を病気欠勤として認めるかどうかは会社が決定すべきことであるが、診断書の内容そのものは医師という専門家の意見であり、素人である会社がその内容に対して反論する能力はないという点で、『内容自体には拘束される』といっても大きな誤りではない」。つまり病名や診断の内容など医学的意見について、会社から異論を挟む余地はない。

　しかし復職時の「半日勤務可」とした診断書に対しては、「いわば制限勤務（不完全労務提供）しかできない状態では休職事由が消滅したとは言えず、

会社は診断書どおりの制限勤務を認めずに、復職を認めないことも可能である。この意味で、会社は『診断書に拘束されない』と言える」。ということは、半日勤務からの復職を認めた時点で、それはむしろ会社が不完全労務提供の受領を決めたということだ。

働く権利？それとも義務？

　「欠勤を病気欠勤と認めるかどうか」という部分に違和感を覚えた読者はいないだろうか。労働契約上は労働者には労務提供の義務があり、病気が理由であっても、労務提供義務を欠いた欠勤状態にある。そのうえで就業規則等の定められた病気欠勤として、労務提供義務を免除するかどうかは、労務提供を受領する側の会社が決めるものなのだ。たとえ病気があったとしても、会社が求める正当な手続きを踏まなければ、病気欠勤としては認められず、正当な事由のない欠勤として取り扱うことになる（繰り返される場合には、懲戒事由や解雇事由にも該当しうる）。平たく言えば、病気"欠勤"は労働者の権利というわけではないのだ。

　また不完全労務提供を受領しないことに対して、「労働者の働く権利」を侵害するのではないか、との心配をしたことはないだろうか。確かに憲法第27条には「すべて国民は、勤労の権利を有し、義務を負ふ」とあるが、これは国民と国家の関係を定めたものであり、これを根拠に労働者が使用者に対して「働く権利がある」とはならない。また勤労は原則として「義務」であって、「権利」ではない。したがって、使用者は賃金を支払う限り、提供される労働力を使用するか否かを自由に判断できるということである。

　「働く権利」と「働く義務」ではその意味が相当異なってくるが、労働契約においては「働くことは義務」であると認識しながら読み進めていくことで、随分と理解がしやすくなるのではないだろうか。

特別扱いが悪しき前例に

　さて、本題に戻る。使用者に不完全労務提供を受領する義務はないが、もちろん受領してもかまわない。しかし受領した場合にどのような問題が発生するのかについて、十分に検討しておく必要がある。一つは不完全労務提供を受領することによる「安全配慮義務の拡大」とそれに伴う法的責任の拡張、

もう一つは、「悪しき前例となる可能性」である。前者については、第5章Part2にて詳しく触れる。後者については単純で、ある従業員に対して特別扱いをしていると、（例えば特に貢献度の低い）別の従業員が後に同様の対応を求めてきたときに、人事担当者が対応に苦慮することが容易に想像できるであろう。

不完全労務提供を受領しない

　不完全労務提供を受領しないことを徹底することで、裏を返せば、就業している状態にある従業員は、業務上必要な指示・命令を行っても、容易にその健康状態を損なうことはないと「保証」されていることを意味する。したがって、上司は部下のメンタルヘルスには特別に配慮しなくても、本章Part4で述べるように、「業務遂行レベル」のモニタリングとこれに基づく通常の労務管理を行えば、何ら問題はないわけである。

　極論すれば、これまで職場で行われてきていたメンタルヘルス不調者への対応は、「不完全労務提供の受領」を前提としてきたために、「特別な配慮」が必要となり、職場における通常の労務管理の範囲から逸脱したものにならざるをえなかったのである。したがって、職場のメンタルヘルス対応を会社や上司でも管理できるようにするために、正すべき大きなキーポイントは、まさに「職場は働く場所である」という大原則にほかならない。

（2）環境調整の是非

　メンタルヘルス対応の一手法として「環境調整」が取り上げられることがある。これをどう考えるべきかあらためて検討してみたい。最初に私たちの結論を示すと、「（メンタルヘルス不調の）当該従業員のためだけの環境調整はすべきではないし、する必要もない」ということになる。一方で職場や部署のすべての従業員にあまねく有用と考えられる環境調整は強く推奨する。換言すると、環境調整はメンタルヘルス対応としてのスポット対策ではなく、あくまでも快適職場構築や生産性向上のための日常業務の一環として行うことが望ましい。

当該従業員のためだけのメンタルヘルス対応型環境調整

　確かに本人の主張する（場合によっては主治医の支持（指示？）する）環境調整を行うことは、短期的には効果を上げる可能性もある。したがって人事担当者にとっても、「当面の間、問題を先送りにできる」という利点がある。しかしそこには大きな見落としがある。これはある意味で「医療の特徴」かもしれないが、成功した場合のことしか念頭においていない。言いすぎの感はあるが、失敗した場合のことを考慮したうえでの対応ではないことがほとんどである。

　ぜひ真面目に考えてみてほしいことは、①絶対にうまくいく環境調整というものがあるかどうか、②うまくいかなかった場合に「次に」どうすればよいのか、③同僚の不利益はないのか、の3点である。

　まずは①から考えてみよう。「絶対に」うまくいくものなどこの世の中には存在しないので、「できる限り」と言い換えるべきだろう。この場合のうまくいく可能性を最大化するための方法は、「個人（部分）最適化」であろう。つまり、当該従業員にとって有用かもしれないものは何でも試すことで、可能性を最大化するのである。しかし、ここでいつもの議論が重要になってくるが、そもそも会社において個人最適化は実施すべき事項なのであろうか。もちろん、もしこれが治療上必要であるということであれば、会社としてこれを止める理由も権限もない。ただし治療上必要なことは療養して行うべきものであって、就業しながら行うべきものではないため、そのような配慮が必要な状態であるならば、会社の判断は「要休業」となるにすぎない。つまり「できる限りうまくいく環境調整」を求める当該従業員に必要なのは、環境調整ではなくさらなる療養だと整理できる。

　当該従業員にとって有用と信じて環境調整を行っても、うまくいかなかったという場合も当然想定すべきである。ここで②について考えるが、うまくいかなかった「次の」策とはいったい何が考えられるのであろうか。これまでであれば、本人や主治医からさらなる「提案」がなされていたであろうから、会社として考えてみたことはないかもしれない。しかし繰り返しになるが、本人や主治医からの提案はあくまでも「部分最適化」を目的としており、これを継続的に受け入れることは、本人のために周囲は負担に耐え続けることを意味する。当然、会社の本来の目的、すなわち全体として生産性を上げることとは合致しない。さらに言えば、この過程が普通の従業員を対処困難

事例に変貌させてしまう一要因ではないかと危惧している（第1章Part2参照）。

　③については、①・②でもすでに言及した部分もあるが、あえて取り上げる。「当該従業員にとって有用」な対応であったとしても、同僚に不利益を被らせてまで実施する合理性は会社にはない。この点はこれまでのメンタルヘルス対応の問題点を考えた場合に、きわめて重要な視点であるにもかかわらず、看過されてきた。

全従業員にとっての快適職場指向型環境調整

　一方で、同じ部署の全員にとって平均的に有用と考えられる環境調整について考えてみよう。①については、全員にとって平均的にうまくいく可能性を最大化できるかどうかが問題となる。ケースごとに個別の対応をする個人最適化とは異なり、全員にとって有用なものは普遍的で常識的なものとなる。本人にとってベストではないかもしれないが、ベターなものであることは間違いないだろう。そして②については、うまくいかなかったとしても、それは「仕方がない」ものとして受け入れるしかない。仕方がないで済ませるとは何事だと怒られそうであるが、全員にとって平均的に有用なやり方で、うまくいかないのであればそれ以上の良い方法はなかったのであり、人事担当者として良心の呵責に責められずに済むという良い面もあると言える。③については、たとえ職場環境改善であったとしても、およそどのような会社の制度にも、得をする従業員と損をする従業員の両方が存在することになる。大事なことは、この両者が固定化することなく、制度ごとに入れ替わることで、この範囲においてはやはりやむをえないのである。

同僚から見て

　主治医から見た場合の、「同じ部署の同僚」の位置づけは何であろうか。おそらく、「無関係の第三者」もしくは「当該従業員を支えるための要員」のいずれかとしか考えていないのではないだろうか。少なくとも、「当該従業員の不足分を負担させられる理不尽に遭う従業員」との見方はない。結果として、主治医意見には、主治医が家族や公的制度に求めるような「支援」の意味合いが同僚にも期待されている側面は否定できない。一方で同僚の立

場からはどうであろうか。昨今の厳しくなる経済環境の中、あえて言わない
ものの、たとえ理由がメンタルヘルス不調であれ、療養なりあるいは中途半
端な勤務であれ、当該従業員の不足分は「すでに」補っている状況にある。
しかも誰しも決して余裕があるわけではないことも、ひとたび視点を変えれ
ばまったく同意できることであろう。

　もちろん「お互いさま」と考えることはできる。しかしそのように許容で
きるための大事な条件は、「一時的」ということである。すでに指摘したよ
うに、これまでにしばしば行われてきている個人に特化した「スポット的環
境調整」には、明確な終わりはなく効果が出るまで続けられる、それどころ
か配慮が追加されることになりやすい。個人間の人間関係に基づいて、善意
で支援を提供することを止めるものではもちろんない。しかし少なくともこ
れを会社が同僚に「命ずる」ことができるかという点は真剣に考えるべきで
あろう。会社が業務として命令するのであれば、「いつまで続くかわからな
いけれど、とりあえず」という形式はありえないだろう。

　同僚の視点からしても、できる支援はしてあげたい気持はまだ十分残っ
ている（こう見えても私たち自身ももちろんそうである）。職場におけるメ
ンタルヘルス対応の「しかけ」として考えるならば、この「気持ち」を持続
可能な形で活かすことを考えるべきだろう。その意味において一つの単純な
回答は、上司に対しても「通常の労務管理」を求めるのが、私たちの考え方
の根本であるが、これは同僚に対しても同じである。つまり、一時的（療養
期間中や復帰後の配慮期間中）に自らの業務を「少し多めに」遂行すること、
そして当該従業員に「普通に」接すること、このことが最大の支援であって、
かつ「できること」である。

まとめ

　メンタルヘルス対応については極言すれば、「普通にやること」が最も重
要である。なぜかはわからないが、職場のメンタルヘルス対応は、かなりの
部分が「特殊な」対応になってしまっている感が否めない。

　少し見方を変えると、労働衛生の三管理、つまり、作業環境管理・作業管
理・健康管理といった「標準的な方法」からの逸脱がメンタルヘルス対応に
関しては著しく、それが対応をより複雑なものにしてしまっている面がある
だろう。もちろん多くの会社にとって「職場のメンタルヘルス対策」が対処

すべき大きな問題となったのは2000年代に入ってからのことであり、その中で様々な試行錯誤が行われ、一定の成果を上げてきたことには十分に評価をすべきである。しかしそろそろメンタルヘルス対応についても、標準的な方法に基づく、よりシンプルで有効な方法論が求められるようになってきたのではないだろうか。

（3）日本型雇用システムと復帰基準の整合性

　第1章Part4で紹介した復帰基準に対して、「職位相当10割の労務提供ができないことを理由として復職を認めなかった場合、訴訟になると負けるのではないか」という質問がある。

端的な結論

　確かに労使対立後のそのようなシーンだけを切り取れば、万が一訴訟を起こされた場合、現状の労働裁判の傾向を見る限り、会社側は不利な状況であると言わざるをえない。

　しかし、そもそも本書で示す手法は「ルールに基づく方法」なので、本人が「きちんと働きます」と主張・立証する限りにおいて、合理的な理由もなく復職を認めないということは行わない方法論である。つまり原則として復職は認めることになるのだ（第1章Part4参照）。

　本人が真に復職を希望しているならば、「10割の労務提供はできない」と主張することが根本的におかしいことにも早晩気づくものであるし、加えて本メソッドによる運用を継続したにもかかわらず就業しづらくなる状況を自ら生み出してまで訴訟に及ぶことは想定しがたく、通常の事例ではそもそも訴訟にならない、というのが結論である。

　私たちの意見を率直に言えば、この質問をする人事担当者は復帰基準の背景にある論理を誤解しているのであって、これまでは上記の回答をもって一蹴してしまっていた。しかしある視点で考えたとき、なるほどわが国独特の陥りやすいワナでもあることに気づき、丁寧に説明を加えてみることにした。

ジョブ（職務）型とメンバーシップ型

　ジョブ型という用語は、労働政策研究・研修機構労働政策研究所の濱口桂一郎氏が初めて使ったものとのことであり、説明も「日本の雇用と中高年」[15]の序章（p.11）から、そのまま引用させていただく（「若者と労働」[16]や「ジョブ型雇用社会とは何か—正社員体制の矛盾と転機」[8]もあわせて参照されたい）。

　「欧米の「ジョブ型社会」では、ある「職」がまずあり、それにふさわしいスキルを有する人を欠員補充で採用する「就職」が行われるのに対し、日本の「メンバーシップ型社会」では、まず会社にふさわしい人を新卒一括採用で「入社」させた上で、適当な「職」をあてがい、実際に作業をさせながらスキルを習得させる（後略）」

　またメンバーシップ型正社員の特徴として、職務・勤務地・労働時間が「無限定」であることが挙げられる。この点は非常に重要なのでここでもあらためて確認しておくが、要するに職務内容については異動命令、勤務地については転勤命令、労働時間については上限規制があるものの時間外労働命令という形で、業務の都合がある場合、会社が命令できる。正当な理由があればこれを拒むことはできるが、本人の意思が入る余地はほとんどない（少なくとも、私傷病という労働者の責めに帰すべき私的な事情は、正当な理由にはあたらない）。この点はジョブ型雇用と比べるとわかりやすいが、ジョブ型雇用の場合、職務・勤務地・労働時間は、すべて労働契約で限定的に定められる。これらの変更は、すなわち労働契約の変更であり、双方の合意がなければ変更できず、会社が一方的に命令することなどはありえない。

　なお日本の労働法制（特に民法上の雇用契約にかかる部分や労働基準法などの基本的な法律）は、必ずしもこうした日本型雇用システムにあわせて規定されたわけではない。むしろ欧米の先行する法律をお手本にジョブ型に準じて構成されている[17]といってもよいだろう。一方で、裁判所はこの実態と法制度の矛盾を融和させる形で判断してきた。

　具体的に言えば、解雇規制に対するわが国の裁判所の判断の特徴は、

　「欧米で解雇の正当な理由と認められているジョブの喪失や不足を理由とする整理解雇や、ジョブを適切に遂行できないことを理由とする解雇に対してはきわめて厳格に制約する一方で、残業や転勤の拒否のように企業メンバーとしての忠誠心に欠ける行動を理由とする解雇に対してはかなり容認する姿勢を示してきた（p.231）」[6]。

　また、そもそも二者間の契約において債務が履行されなければ、契約を解除（会社側から言えば解雇）すれば済む問題である。しかし裁判所の判断において、いきなり解雇をすることは社会通念上相当とは見なされず、懲戒という私的制裁を用いて本人の態度を正すことをまずは求められる。会社が解雇に踏み切るほどの状況は、注意指導では改善の余地がないことを感じ取っていることが多く、このようなある種の手続きが求められることはまどろっこしく感じてしまうが、何とかメンバーとしての不適格理由による解雇を回避しようという意思を感じる（第5章Part 1 参照）。

大原則・三原則

　言うまでもなく、本メソッドにおける大原則・三原則のルーツは、「労働契約」にあり、その本旨は労働者側の労務提供義務と使用者側の賃金支払い義務である（序章Part 3 参照）。

　そのため、ジョブ型に近い雇用形態を採用する外資系企業や有期雇用の派遣社員等においては比較的すんなりと本メソッドの適用ができた反面、いわゆる日本的な企業においては受け入れが進みにくかった。単純に言えば、本メソッドにはメンバーシップ型の雇用形態をとる日本企業にはなじみにくい側面があることは否定しがたい。

　しかし、裁判所の判断プロセスと類似していると説明するのは少々おこがましいかもしれないが、本メソッドも、当初はメンバーシップ型の現状を前提としつつ、一定の結論に至るための「（かなり）複雑な」ロジックをもとにしていた。そこからメンバーシップ型の現場で、既存の問題解決システムでは、うまく解決できず複雑・困難化していた問題を解きほぐしていく中で構築されてきた問題解決のための方法論である。そして、結果的にシンプルなジョブ型のルールに知らず知らずのうちに行き着いたという、現場の問題とルールの融和という意味において似たような経緯から生まれたのである。

　言われてみれば当然のことかもしれないが、メンバーシップ型を前提とするメンバーを許容するかどうかの判断は、きわめて個別性が高い、個別具体的な二者間の関係において、相当に幅のあるものにならざるをえない。そこには例えば、日頃の頑張りだとか、家庭の状況、他メンバーからの信頼・評価などの要素も考慮されるだろう。

　一方で「職務を遂行できているかどうか」の判断は、メンバーとして許容

するかどうかの判断に比べれば機械的であり、個別性は低く、判断のブレも小さくなる。したがってメンタルヘルス対応に「標準型」を求めるならば、一定程度ジョブ型を前提として構築するほかないのである。

もう一つの質問「職位相当10割の判断」

冒頭の質問以前に、そもそも「職位相当10割という判断そのものが困難」という指摘もあった。要するに職務無限定のメンバーシップ型の場合、一体何をもって当該労働者の10割の労務提供と判断するかに困難が伴うことは、日本型雇用システムの曖昧さがそのまま露呈してしまったというわけである。

一方で「メンバーとして許容するかどうか」という、本質的にはもっと曖昧な判断であっても、メンバーシップ型の会社においては、むしろこちらの判断のほうが感覚的ではあれ容易にできるのではないだろうか。ただし最終的な復職判断において「復職時期尚早」とする場合、正面を切って「メンバーとしてふさわしくない」ことを理由として明示すれば、それこそトラブルのもとになるので、オブラートに包んだような言い方をせざるをえない。つまり実際には「メンバーとしてふさわしいかどうか」に主眼をおいて評価して結論を出しつつ、当該労働者および家族への直接の説明にあっては、「職位相当10割の労務提供が困難である」（または、「職位相当10割の労務提供を前提とした場合、原疾患の増悪の可能性を否定し得ない」）ことを別の視点から曖昧であれ表現することになる。少々ややこしいが、このように整理することにより、少なくとも「判断そのもの」が難しいという問題は解決できるだろう。

より具体的に言えば、要するに「メンバーとしてふさわしいかどうか」の評価は、「復職当初はともかく、ごく短期間のうちに、職務・勤務地・労働時間無限定のメンバーとして再びきちんと働きます」という「意欲」（会社への忠誠心）を労働者本人が示すかどうかに尽きる。あえてこのような言い方をするが、例えば第1章Part6で紹介した様式に対して、文句など言わずに誠実に丁寧に回答するかどうかという点で判断すればよいだけなのである。

精神科主治医の「ただし書き」のついた診断書を盾にしつつ復職を申し出るということは、当初の労働契約とは異なり、「自分都合限定付き」無期雇

用従業員(平たく言えば、やりたい仕事だけやります)として復職したい、もっと言えば、かかる限定は主治医との相談によって、今後従業員側がいかようにも拡大操作しうるという含み付き、と主張することと同義である。しかし、特に報酬面を含む待遇としては無限定の他の同僚と同じままを要求するものであるから、こんな虫の良い話はないだろうし、まったくもって「メンバーとして相応しくない」ことは明らかである。

訴訟に負けるのか？

ここで再び、「職位相当10割の労務提供ができないとして、復職を認めなかった場合、訴訟では負けるのか」という質問に戻る。

この質問に正面から回答する前に繰り返し確認しておくと、そもそも本メソッドは「ルール（および様式）に基づく方法」なので、本人が「職位相当10割の労務提供ができる」と適切に主張・立証する限りにおいて、合理的な理由もなしに復職を認めないということは行わない（行えない）方法論である。つまり「本当に復職して安定継続的に業務遂行できるか」どうかは神のみぞ知る将来の問題であり、最終的には「誰か」が「できる」ことにして前に進む他ない。堅い言い方をすれば、復職できる状態であることを主張・立証する責任は労働者にあることを勘案すれば、その誰かが会社でないことは明らかであろう（つまり本人である）。結論を言えば、書類に不備さえなければ、原則として復職を認めることになるので、そもそも訴訟にならないのである。

とはいえ、「戦う」という結論を決めている相手方に対し、いくら手順に基づくプロセスで対応しても、時すでに遅しということもあるし、訴訟そのものは回避し得ない場合はある。はたして、「職位相当10割の労務提供ができないとして、復職を認めなかったのは不当である」という訴訟の中で、（復職を認めなかったのは妥当であるとの）会社の主張が認められるかどうかについては、現状の労働裁判例の傾向を見る限り、会社側が不利な状況であると言わざるを得ない。加えて言えば、全社的に業務評価が曖昧であるがために、例えば当該従業員よりも仕事ができないにもかかわらず就業している「実例」があったりすることなどにより、会社側があっさり自滅してしまうこともあるかもしれない。

しかしどうであろう。残念な言い方ではあるが、結論そのものは負けるに

せよ、①「会社として、事前の十分な検討結果に基づき、他の従業員に対するのと同じ手順・様式等をしっかりと用意しており、手続き的には逸脱なく公明正大に対応したが、残念ながら司法の判断は、弊社の認識と異なるものであった」というコメントと、②「本人や主治医の希望をかなえるべく、（ルールに沿ってというよりは）いきあたりばったりな対応を一生懸命やったけれど、ダメでした」というコメントの間には、法人の態度としては大きな隔たりがあると考える。

やや突っ込んで言えば、逆に復帰基準を満たさない復帰を認めたところで、問題を先送りしているだけで、結局は紛争化する可能性は低くない。こうした場合も結局は、訴訟には負けるのではないか。つまり、メソッドに沿った結果として負けるのではなく、紛争化すればいずれにせよ負けるのである。

最後に

あわせて確認しておきたい点がある。基準として付帯的に提示している「復職後2カ月間は最低8割の労務提供が行えること」という条件がどうしても前面に出がちであり、結果として「8割できれば復職しましょう」という言い方が一人歩きしてしまっている場面をよく見かける。しかし、あくまでも復帰できるという本人の「主張」としては「10割」が前提である。「当初2カ月間につき最低8割」という条件は、結果論として事後的にどこまで許容する（とがめない）かという意味での目安であり、最初から「8割ならば働けます」と労働者が言えば、事業者判断が「それならば復職OKです」となるわけではないことは、都度、関係者の共通認識として確認をするようにしたい（第1章Part 4参照）。

第2章 メンタルヘルス対策 各論

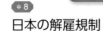

* 8

日本の解雇規制

　諸外国と比べて、日本は解雇が難しいとよく言われる。労働契約はあくまでも二者間の契約である以上、他の契約などと同じく「一定の予告期間を経た上であれば、使用者からの解雇ができる」と民法や労働基準法では定められている。ところがこれまでの判例の積み重ねにより、現在は労働契約法に明文化される形で、「解雇は、客観的に合理的な理由を欠き、社会通念上相当であると認められない場合は、その権利を濫用したものとして、無効とする」（第16条）と定められており、要するに解雇が無効にされないためには、客観的に合理的な理由と社会通念上相当であることが求められる。

　客観的に合理的な理由というのは、例えば普通解雇の事由として定められているような心身の故障や能力不足、あるいは懲戒解雇の事由に定められているような非違行為が存在しており、かつそれが客観的にわかるような記録が示されることが求められる。一方の社会通念上相当というのは、それらが解雇するほど重大な問題か、という点から判断され、特にこの点こそが、解雇が難しいと言われる理由であると思われる。

　ただし中小企業においては様相が異なる。社長の一存で解雇となり（しかもその理由が「有給休暇を取得したから」など、明らかに労働者の権利を侵害している）、わずかな解決金で和解しているケースも多いのが、実情である。

part 2 原職復帰の原則

第1章Part 4でも説明したように、私たちは「元職場・元職務・元職位」を「原職」と定義し、復帰の際は「原職復帰を原則」としている。

（1）原職復帰の「原則」

復職時の異動に関する本人の希望・主治医意見

まず本人希望に基づく配置転換を認めない理由を述べる。復職時に判断すべき大切な視点であるボトムラインは、「当該業務により健康を損ねない」ことであって、「健康増進」ではない。一方で本人や家族は、復職判定時点においてもなお「不完全労務提供」状態を前提としているために、健康に「より良い」選択肢として配置転換を希望していることが多い。つまり完全労務提供を検討できる状態であれば、労働契約の範囲でどの業務にでも就くことが可能なはずであり、原職であっても何ら差し支えないということだ。

次に主治医意見に基づく配置転換を認めない理由を述べる。復職時に配置転換を積極的に勧める医師もいるが、これを「治療の一環」と捉えるならば異論はない。しかし見方を変えれば、いまだ「治療途上」ということは、配置転換の問題ではなく、復職時期尚早ということにすぎない。また現実的な「自然経過」からは、例えば人間関係を主たる理由として配置転換した場合、当初は順調に経過することも否定しない。しかし中長期では、「ウマの合わない」上司との組み合わせは確率的に必ず生じる。もしこれを未来永劫回避する前提ならば、これもまた「不完全労務提供」であるし、たとえ今回限りの措置としても、類似の状況で再び健康を損なうリスクを予見可能と言わざるをえず、産業医としては勧められない。なおパワハラの場合の対応については、本Partの後半で詳しく検討するが、原職復帰の原則は変わらない（パワハラは原職復帰の例外にならない）。

例外を明確にする

じつはほとんどの企業にも、「復職の際は、原職復帰を原則とする」という規程等がある。それにもかかわらず、現実には「例外」である復職時の異動を行っているケースが多く、これこそが難渋事例の原因の一つだと考えている。

原職復帰の原則としているが、私たちが想定する例外は「事業上の都合により、原職が消失したとき」のみである。具体的には、事業統合などにより元職場がなくなったとき、職位が高くポストを空席にできなかったとき、あるいは元職務がアウトソーシングされたときなどである。

一方多くの会社では、「原則」と表現しつつも、かなり柔軟な例外設定により、事実上原則のない運用と差がない状況になってしまっている。つまり「例外」として、主治医・産業医の意見や本人・家族の「特別な事情（希望）」、さらには上司や人事の都合までを考慮の対象として、復帰時の異動を認めてしまっているのではないだろうか。これだけ多様な例外が存在すれば、もはや原則などないも同然であり、「適当（いい加減）な運用」でしかなく、かつ事業者側の「恣意性」を否定しえない。加えて、本来は事業者の裁量で決めるべき労働条件に関して主治医意見に左右される面があり、制度設計としては問題があると言わざるをえない。例外をきちんと定めておかない限り、原則の運用が現実的にはできないことを理解したい。

具体的には、「ただし、元の職務に復帰させることが困難又は不適当な場合には、他の職務に就かせることがある。」との表現に、「業務上の都合により」を加え、「ただし、元の職務に復帰させることが業務上の都合により困難な場合には、他の職務に就かせることがある。」と規定することで整合できると考えている。

復帰時の異動が復帰を難しくする

そもそも異動は、通常勤務をしている従業員にとっても、負荷が高いと考えることが常識である。新しい業務や新しい人間関係に対処しなければならないからだ。休職から復帰する従業員にとっても同様に、原職以外への復帰は原職復帰よりも負荷が高いと考えるべきである。そのため原職以外に復帰させた場合、基本的にその後の業務成果と医学的成果（再発等）のいずれも

よくないことが必然である（たしかに自分が望んでいた異動であれば、「ごく短期的には」喜々として業務に勤しむ姿が観察される場合もある。しかしこうした効果は長続きせず、短ければ2〜3カ月、あるいは次の異動で元の木阿弥となってしまう）。

加えて、異動により復帰後の業務評価が難しくなるという点も、復帰時の異動を推奨しない理由である。すなわち異なる部署（業務）で復職させて仕事ができない場合に、そもそも療養期間不十分で休職事由であった疾患が十分に回復していないからなのか、それとも新しい業務に習熟していないからなのか、という区別が困難になる。結果として、復帰支援期に業務遂行レベルがいま一つと感じていたとしても、具体的に指摘することが難しく、そのまま低調なレベルが固定化し、難渋事例となるのである。

異動の制約は日本の雇用システムへの脅威

なぜ私たちが、ここまで「原職復帰」にこだわるのか。それは日本の雇用システムの良い面を守るためにも、異動に不要な制約がつくことを抑止したいからである。

「人事の成り立ち」[18]によれば、日本とフランスの「期間の定めのない一般的な雇用労働者（大卒新入社員を想定してほしい）」の生涯賃金カーブを比較すると、日本では入社時と比較してピーク時には賃金が2倍以上（中小企業でも1.5倍）になる。一方のフランスではせいぜい2割程度しか増えない。フランスでは各人の職務が明確に定義されており、なおかつ同一労働同一賃金が徹底されているので、より上位の職務に就かない限りは、賃金はほとんど上昇しないためである。なおフランスでも日本と同様に賃金が2倍になる労働者もいるが、これはごく一部の超エリート層（カードル層）のみに限られ、彼らの業務や責任は、日本の総合職正社員のそれをはるかに上回る。

また日本では、職務・勤務地無限定の労働契約により、社内の異動や転勤が容易に行いうる。そのため、例えば定年退職で年配の上位職に空席が生じた場合、玉突き人事の連続で対応し、不足はエントリー層に集約できるため、結果的に新卒正社員の一括採用での対応が可能となる。別の面では、不況期に工場を閉鎖するという決定がなされた場合に、職種転換や勤務地変更により、その工場で働いていた従業員の雇用を維持することができる。一方でフランスやアメリカなどでは、異動や転勤は労働契約の変更であり、本人の同

意がなければ昇進すらも不可能である。そのため上位職の空席は、社内公募や他社からのヘッドハンティングで埋めることが一般的であり、きわめて高い人材補充コストがかかる。日本はこの「職務無限定性」という雇用システムの特殊性により、圧倒的なボリュームの「正社員」を保持し続けてきた（非正規化が進んだといっても、いまだ3,500万人あまりが正社員である）。彼ら／彼女らは異動や転勤などを甘んじて受け入れる一方で、定年までに賃金が倍増しかつ雇用が維持されるメリットを享受しているのである。

　要するに、原職復帰の原則という一側面だけを切り取れば、弱者たる労働者が強者たる企業に虐げられているように見えるかもしれないが、そのほかの部分ではその恩恵を労働者自身が受けている部分もあるのだ。そして私たちが危惧しているのは、いったん「職務無限定性」に制約を設けてしまうと、人事異動を根幹とした日本の雇用システムが立ち行かなくなるのではないか、という問題である（諸外国の若年労働者の失業率の高さを見れば自明であるように、日本の雇用システムに不具合が生じた場合にその悪影響を最も被るのは、若年層だろう）。

　また異動に対する本人の希望という意味では、復職のタイミングだけの問題ではない。そもそも無限定正社員は、「いつでも」「どこでも」「どのような業務であっても」誠実に業務を遂行しなければならない。このように考えると、復帰直後であっても従業員として求められることは変わりないはずである。復職に際して「原職」を会社から（合理的理由に基づき）指示された従業員が、それを拒否するならば、命令拒否ともみなしうるゆゆしき事態であり、懲戒処分さえ検討すべき場面ではないだろうか（従業員の配転拒否に対する懲戒解雇処分は、裁判所すらも、これを是としてきた）。それにもかかわらず、復職時の本人希望を特段の根拠もなく許容することは、当該従業員に対して、今後の就労においても欠くべからざる無限定性への誤解を与えかねない（平たく言えば、復職時に回避した原職には、その後従事しなくてよいというお墨付きを会社が与えてくれたと期待する）。さらに誤解を恐れずに言えば、「会社に指示されたとおりに働く意思、意欲のない従業員」を安易に復職させることと同義とも言える。会社のやっかいな問題を現場の上司に安易に押し付けてよいものか。

現実的な落とし所

　メソッドがこだわっているのは、健康上の問題を理由とした復職時の異動を避けるべきということにすぎない。すなわち同じ従業員に対する異動であっても、純粋な人事の裁量権の行使としての異動は、まったく問題ないと考えている。

　メソッドにおける配慮期間は、基本的に復職後１カ月間である（第１章Part 4 参照）。したがって１カ月間待てば、他の従業員と同様に通常の労務管理下に移行するのだから、異動に際して医師の意見を尋ねる必要はなくなり、純粋に事業上の効率性等の観点から異動させることができるのだ。

　付け加えるならば、一般的な異動では業務の必要性を重視しつつ、それに加えて過去の貢献度から、本人の希望をどれほど踏まえるかといったことや、いわゆる栄転をさせるといったことを考える。そうすると、私傷病とはいえ直近の期間において勤務を欠いており、会社への貢献度という意味において評価が高いはずのない従業員については、相応の異動先であって致し方ない。もちろん休職したことへの嫌がらせと捉えられかねない、懲罰的な人事は許容されるはずもないが、逆に公平性の観点から考えると、当該従業員の希望どおりの異動や、間違っても誰もが憧れる花形部署への異動があってはならないことはおわかりいただけるだろう。周囲から見てそれなりに納得のいくバランス感覚が、人事には求められるのである（勤務地に関しても、メンタル不調からの復職に際して、本社勤務を希望する従業員は実際にいる）。

（２）片山組事件とメソッド

　原職復帰の原則に対して、人事担当者からは片山組事件[19]を引き合いに、「他の業務ができるなら異動させて復職を認めないといけないのでは」との質問が出ることが多い。ここでは重要判例である片山組事件について、詳細に検討する。

事件の経緯

　原告は平成２年夏にバセドウ病と診断され、治療を開始した。その際会社

へ申告はせず、以降も特に問題なく現場作業に従事していた。その後業務都合で、平成3年2月から8月まで、「臨時的、一時的な事務作業」に従事した。

　平成3年8月20日からの現場作業を命じたところ、病気を理由に現場作業に従事することはできないと申し出た。8月20日当日には、現場責任者である工事課長に対して、①現場作業には従事できない、②残業は午後5時から6時の1時間のみ、③日祝は休日とする、と三条件を提示した。加えて、原告が執行委員長である労働組合からも同様の内容を会社宛に要求し、回答を求めた。

　これを受けて会社が「診断書」を求めたところ、原告は9月9日付で「現在治療中であり、今後厳重な経過観察を要する」との主治医診断書を提出した。さらに会社が原告に対して「補足説明」を求めたところ、「疲労が激しく、心臓動悸、発汗、不眠、下痢等を伴い、抑制剤の副作用による貧血等も症状として発生しています。未だ暫く治療を要すると思われます」と、上記の三条件が不可欠であると9月20日に書面で回答した。そこで会社は「原告が現場監督業務に従事することは不可能であり、健康面・安全面でも問題を生ずる」と判断して、10月1日から自宅療養を命じ、以降賃金を支払わなかった。一方で、原告は10月12日付で「重労働は控え、デスクワーク程度の労働が適切と考える」という診断書を提出したが、現場監督業務に従事しうるとの記載がないことから、会社は自宅療養指示を継続した。

　そこで、原告は裁判所に対して賃金仮払いを求める申し立てを行った。その中で平成4年1月に主治医意見聴取が行われ、「原告の症状は仕事に支障がなく、スポーツも正常人と同様に行いうる状態である」とした。結果として、会社は平成4年2月5日から自宅療養指示を解除して現場作業を命じ、本人も命令に従い現場作業に従事した。

　ところが10月1日から翌2月5日までの間、自宅療養により賃金が支払われていなかったため、その間の賃金はどうなるかという点が、この事件では争われた。

会社の対応における今後の教訓とすべき点

　まず平成3年9月9日に主治医診断書の提出を求めているが、これは完全にノープラン受診（第1章Part1参照）である。今回のように、主治医が本人主張を支持すれば、結局会社としての対応が決められず、袋小路になって

しまう。ここでは、単に「診断書を持ってくるように」と指示するのではなく、現場作業（＝債務の本旨に沿った労務提供）が可能かどうかを、二択で尋ねるメソッド準拠の「様式」で、主治医意見を聴取すればよかった。

　続いて、10月1日からの自宅療養命令については、一方的に命じたという意味で、やや軽率な対応であると言わざるをえない。原告にとってみれば、疾病を理由に現場業務に難渋を示したことに対する報復措置をとられたとの印象をぬぐえない。原告が加入していた労働組合からしても、無給での一方的な自宅待機命令は容認できないだろう。事務作業と現場業務の身体的負荷の程度が異なることは確かである。その一方でバセドウ病に限らず、そもそも（8時間は働けるのに）時間外労働が1時間しかできないというような主張に医学的根拠を見出すことは、ほぼ不可能である。つまり本件は、「許容される負荷はどの程度か」という議論をしないまま、特段の根拠なく休ませてしまった。ここでは会社側が一方的な対応をせず、本人の主張に合理性がないことを丁寧に指摘したうえで、「会社の命令に従って現場監督業務に従事するか」、あるいは「私傷病を理由に労務提供が困難だから、療養に専念するのか」、この二択で本人に選択させれば、違った道も拓けたかもしれない。

　三つ目の教訓として、多くの事例と同じく、家族を巻き込んだ対応をしていない点も指摘できる。会社としては、労働契約の債務の本旨に沿った労務提供ができないのであれば、最終的には休んでもらうしかない。この立場を家族にも説明しつつ、あくまでも「本人の意思」または「家族による」療養導入を目指すべきだ。

つまり大事な点は

　「労働者が職種や業務内容を特定せずに労働契約を締結した場合においては、現に就業を命じられた特定の業務について労務の提供が十全にはできないとしても、その能力、経験、地位、当該企業の規模、業種、当該企業における労働者の配置・異動の実情及び難易等に照らして当該労働者が配置される現実的可能性があると認められる他の業務について労務の提供をすることができ、かつ、その提供を申し出ているならば、なお債務の本旨に従った履行の提供があると解する」

　片山組事件について、上記判決部分から、「正社員（職務無限定）の場合、元業務の遂行が困難であっても、異動させて復職させなければならない」と

過度に一般化された理解（誤解）を見受ける。しかしこの事件は未払い賃金に関する訴訟であり、「債務の本旨に従った履行の提供がある」とは、賃金請求権を失わないという意味にすぎない。つまり異動をさせろという裁判ではないし、裁判所が直接的に異動を命じた内容でもない。一般に配転命令がなされたことに対し、配転命令の無効確認ないし配転先の就労義務不存在の確認を求める訴訟はありうるが、だからといって異動先を裁判所が独自に確定してしまってよいとは言えない。「片山組事件は異動させてでも復職させるべきことを命じた事件だ」というような解説に対しては、論理に飛躍がないか注意して聞くべきである。

裁判を見据えた対応をするならば…

　通常対応においては、裁判になることを過度に恐れて、特別な対応をすることはお勧めできない。この特別な対応を後から振り返ると、結局ただの場当たり的な対応になっており、一貫性や合理性を見出すことが困難になるからだ。そのため、私たちは「原職復帰の原則」は、（休職期間が残った）通常の復職時にも、休職期間満了時にも共通して適用すると考える。
　しかしその一方で、「本人を配置し得る現実可能性のある業務が他にあったか『検討すべき』である」とした点は判決文においても明白である。本人が主張するように、同社の過去の実績において、私傷病を理由とした配置転換が行われたこともあったのだろう。しかしこの事件では、会社は特に検討することなく（少なくとも記録には残っていない）、自宅療養命令を出している。つまり片山組事件を参考にするならば、「配置可能性の検討」を適切に行う必要があると理解すべきである。
　一部には、片山組事件のように休職期間中からすでに紛争化が予想できる（している）事例もある。そのようなごく限られた例外的な事例においては、後の裁判を見据えて、一度だけ原則を曲げることもやむなしと考える。理屈としては、「会社としては、原職復帰の原則を適用すべきだと考えるが、結果的に雇用喪失となることを回避するために、本人の能力（中略）照らして、配置可能な部署での復職を認めることとした」というものである。

まとめ

　一般的に言えば、一裁判の結果を一般化しすぎてはいけない。あくまで判決は、その裁判における被告・原告等の諸事情を勘案した個別判断であるからだ。特に労働裁判では、「労働者側の態度が悪い」とか「組合活動をしていたこと」などに対する会社からの制裁的対応のような捉え方をされた場合には、会社側に厳しい判断がされがちであることはよく知られている。しかしながら本件は最高裁判決であり、判決はその後発生した事案に対する先例的価値を有する（だから、皆「判例の射程はどこまで及ぶか」を議論するの

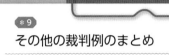

> *9
> ### その他の裁判例のまとめ
>
> Column
>
> 　昭和60年前後には、昭和電工事件[20]において「当初の雇用契約と異なる労働者側の労務の提供を受領しなければならない法律上の義務があるとは解されない」と原職復帰が支持された一方、エール・フランス事件[21]では、「治癒の程度が不完全なために労務の提供が不完全であり、かつ、その程度が、今後の完治の見込みや、復職が予定される職場の諸般の事情等を考慮して、解雇を正当視し得るほどのものであることまでを主張立証することを要する」と逆の立場をとっている。
>
> 　平成14年のカントラ事件[22]においては、「職種を限定されて雇用されたものの場合」、「他に配置可能な部署ないし担当できる業務が存在しない時は、労働者は労働契約に基づく債務の本旨に従って、履行の提供ができない」とした。ただし、「しかし、復職直後において従前の業務に復帰できないとしても、比較的短期で復帰することが可能である場合は、休職に至る事情、使用者の業務内容、労働者の配置等の実情から、短期間の復帰準備期間を提供したり、教育的措置をとること等が信義則上求められる」とされている。

である）。さらに、片山組事件の判決は繰り返し引用されてきたことで「一般的な考え方」としてすでに確立しつつあることは間違いない。

　その一方で、「片山組」と唱えさえすれば、「異動は不可避」というような単純なものではないことは、ご理解いただけたと思う。つまり裁判を気にしすぎるあまり、目の前の問題の根底にある労働契約という、会社と労働者の二者間の法的関係性を疎かにしてはいけない。まずは労働契約に基づいて完全な労務提供を求める、具体的には療養開始時に原職復帰の原則を説明すべきであることに変わりはない。

（3）原職復帰に対して懐疑的な方への７つの質問

　ここまでの説明で、原職復帰の原則がいかに重要であることを、ある程度はご納得いただけるようになったとは思う。しかしそれでもなお、原職以外に復帰させたほうがよいケースがあるのではないか、と疑問を感じている方がいるかもしれない。そこでこうした考えをお持ちの、特に産業医をはじめとする医療職向けに７つの質問を準備した。ぜひ一つずつ考えてみていただきたい。なお私たちが考える「答え」に関しては、本書内に散りばめられているため、やや省略している点はご了承いただきたい。

※異動させたほうがよいケースとそうでないケース

　この「区別」を、精神医学・心理学的な専門的知識や経験に基づき、病態やパーソナリティーに応じて行うことは、一定程度できるのかもしれない。しかしながら、職場において治療の延長線上の行為を指向するようなものであり、医療的健康管理として、本Partでは検討の対象とはしない。

１．異動をさせた場合の復帰後の経過は？

　例えば、仕事の内容や人間関係を理由に復帰時に異動をさせた場合、復帰後の経過はどうだろうか。私たちの経験では、異動後すぐは問題が解消したかのように見えるものの、結局数カ月も経てば問題が再燃するケースがほとんどである。結果的に療養と復帰を繰り返す発端となっていたと言える場合

も少なくない。それでも異動直後の数カ月間が良好であれば、あるいはいつか適切な異動先が見つかるかもしれないのであればそれでよい、と考えてよいのだろうか。

2．異動先の選択肢がなくなったら？

療養からの復帰のたびに異動を行った結果、最終的に異動先の選択肢がもう残っていない、というケースもある。そのようなケースでは、もはや退職してもらうしかない、と考えている人事担当者が多い（もちろん、こうした状態で退職させることはまったく適切ではないし、このような悲惨な結末にならないように、原職復帰の原則を説いている）。

復帰時の異動を繰り返せば、遅かれ早かれそのような結末が生じうるが、その場合はどのように対応することを想定しているのだろうか。会社から退職を促すことも一つの選択肢であり、労働者側もいろいろな部署を試したもののそもそも会社があっていなかったのだと、割り切るべきなのだろうか。

3．人事・上司意見はどう考えるか？

原職以外への復帰を希望するのは、本人に限らない。トップ人事などの社内政治の一環で人事が要請することもあるし、同僚の負担が大きく、これ以上面倒を見られないと上司が希望することもある。

もし復帰時の産業医意見を述べる際に、人事や上司の意見に忖度するように強く求められたら、うまく対応できるだろうか。そうした希望に沿った意見を述べることは、会社の恣意的な人事に加担してしまうことにならないか。逆にそうした意見に断固反対するという場合、従業員本人の味方をしているだけにならないか。「産業医の独立性・中立性」に整合しないだけでなく、場合によっては、産業医自身の職の安定性について、必要な程度を超えた懸念事項とならないか。

4．異動先の適否はどのように判断するか？

医療職として、再発させないためにどの部署に復職させればよいか、と意見を求められたらどのように回答できるだろうか。

　また、もし最適だと考えていた部署に異動させたにもかかわらず、短期の
うちに再度療養することになった場合、この判断をどのように考えればよい
だろうか。こうした失敗も仕方ないものとして、次の最適な部署を探す（探
し続ける）のだろうか。これは「診断的治療」のような視点に基づく医療的
健康管理なのではないか。

　なおこの結果として往々にして生じるのは、メンタルヘルス不調から復帰
する従業員ばかりが集められる、比較的負荷の低い部署である。ところがそ
の部署に所属する、メンタルヘルス不調を経験していない従業員は、復職し
た職員への支援を「常に」求められ続ける。時として過度の負担になっても、
上司も会社も支援してくれず、モチベーションが下がることは避けられない。

5．原職復帰の原則の“例外”は何か？

　本Partの前半でも述べたように、原職復帰の原則の例外は「原職が消失し
たときのみ」と定めている。きわめてシンプルであり、だからこそ論理的な
整合性も維持しやすい。

　では、例外はこの限りではないとするならば、いったいどのような基準に
基づいて判断するのだろうか。あるいは、明確に例外の場面を列挙できるだ
ろうか。この点において重要なのは、明文化できるかどうかである。明文化
できない感覚的なものであれば、ほかのケースにも同じように適用すること
が難しいうえに、恣意性も排除できないことから、会社の対応として適切と
は言えない。一方で明文化できたとしても、それは周囲の負担を前提とした、
ただの特別扱いになっていないだろうか。

6．マイナス人事考課の対象と考えてよいか？

　メンタルヘルス不調に関係なく、仕事の内容や人間関係を理由とした異動
を本人から希望され、それに対応することもあるかもしれない。その場合は、
本来すべきことや甘受すべきことができなかったものとして“マイナス人事
考課”に基づいた異動をすることになる。同様に、メンタルヘルス不調から
の復帰時に異動をさせるとしたら、マイナス人事考課に基づく異動として
行ってよいだろうか。もしそれは許容されないというならば、上記の異動と
の整合性はどのように考えるのだろうか。患者に不利益を与えてはいけない

という医療的な考え方は、周囲の同僚の理解を得る根拠になりうるのか。メンタルヘルス不調者を優遇する形で、職場における逆差別になっていないだろうか。

7．復帰後1カ月間の我慢もできないか？

原職復帰の原則とは言いつつも、復帰後1カ月間の（産業医学的）配慮期間解除後に、通常の労務管理の一環としての異動は妨げないとしている。究極的には、復帰前に異動先まで決めておいてもよいし、発令上は原職であっても、例えば異動先の業務に必要な研修を受けさせるなど、必ずしも原職の「業務」にも「人間関係」にも触れさせるわけではないことも許容できる。形式的とはいえ、いったん原職に辞令上復帰させているのだから、原職復帰の原則も正社員としての職務無限定性も維持できる（将来に原職へ再度異動する可能性を残している）。そもそも仕事の内容や人間関係に相性があることは疑いようのない事実であり、生産性の向上に資する事業者都合の異動に制約を設ける必要はまったくないと考えているからだ。つまり、復帰後1カ月間だけ原職で"我慢"すれば異動はかなうという現実的な運用が組み込まれているわけだが、その我慢を求める余地もないのだろうか。この点だけでもご納得いただければ、原職復帰の原則は維持しつつ、その例外と考える状況への対応もできうると考えるが、いかがであろうか。

まとめ

原職復帰の原則は、メンタルヘルス対応における非常に重要な原則である一方、私たちの対応が批判される際には、この点を指摘されることが非常に多い。ただ私たちも、何の理由もなくこの原則を示しているのではなく、さまざまなケースに対応した経験に基づき、いくつかの失敗も糧に熟慮に熟慮を重ねたうえで説いている。特に、「復帰時の異動を認めた結果、その他にも複数の事例で認めざるを得なくなった。結果的にその後の定期異動の組み合わせが非常に難しくなり、毎年困っている」という人事担当者の苦悩は、見過ごせないものだと思う。

また入社した当初は、部署や勤務地の限定がないことを労働条件として、お互いに合意していたはずである。その点に立ち返って考えるならば、会社

が原職復帰の原則を説明したうえで、復職時の異動を希望してくる状況は、言い換えれば「私は当初労働条件で働くつもりはありません」と一方的に宣言しているとも言えないだろうか。まずは労働契約どおりの職務無限定性を求める、その一環として原職での勤務を求めるということは、それほど不思議なことではないだろう。

（4）パワハラグレー対応

「『上司からのパワハラ』が原因でメンタルヘルス不調になった」という事例の相談を受けることは多い。また「パワハラが原因のメンタルヘルス不調は、原職復帰の例外では」と言われることもある（例外にならないことは、後述する）。ただここで立ち止まって考えていただきたいのは、パワハラ問題は、純粋に労務管理に関する問題であるということだ。健康管理の問題とは区別して考える必要がある。

原因を安易に論じるな

本項では、詳細な因果推論にまで立ち返った議論は避けるが、「何が原因か」ということに対しては、科学的にはきわめて根深い問題であり、謙虚な態度で臨むべきだ。18世紀のイギリスの哲学者デビット・ヒュームに言わせれば、因果関係は人間が「原因」を過去の出来事に探し求めることであって、観察者の心の中で「因果」が成立しているにすぎない。一方で、質問のように安易に職場の一要因を「原因」と認めてしまい、原因除去対策に手を染めてしまうと、収拾がつかなくなってしまう。詳細は、学会発表[23]を参照していただきたいが、一言で言えば、このロジックに従えば、後からいくらでも「原因」を追加指摘し、会社に対応を求め続けることが可能になるという点が致命的である。

パワハラの有無は正式な手順で決まる

メンタルヘルス不調を訴える従業員からの健康相談の中で、本人側が「上司からのパワハラが原因だ」と考えていることは少なくない。しかしその際

に、産業保健スタッフとして、本人に共感的に相談にのり、一対一の対応として「環境調整が有用」と考えてしまうと問題の始まりである。さらに、本人のためにと人事部門にそれを伝え、いつの間にか「パワハラがあった」ことを前提として、別の部署への異動などの検討につながっているケースも非常に多い。というのも、事例の相談があったときに、「パワハラは正式に認定されたのか」と確認しても、大概の場合曖昧な回答しかないのだ。

　本来パワハラは、①しかるべき会社の窓口（パワハラ相談窓口等）が正式な相談を受けたうえで、②相談者・加害者とされる人・第三者のヒアリングを行ってまず事実確認をして、③確認した事実に対して、パワハラかどうか正式な認定がなされる。こうしたプロセスを経ることなく、パワハラがあったかもしれないという曖昧な状態のまま、対応を進めてはいけない。

刑事裁判に見る有罪確定のプロセス

　パワハラは、労務管理の分野でも対応が難しい問題だろう。なぜなら、業務上の必要性の存在を前提にしたとしても、①厳しくとも適切な範囲での業務指導、②適切とは言えないがパワハラに該当するとまでは言えない業務指導、そして③パワハラに該当する度を越えた指導との境界はいずれも曖昧だからである。さらに、時代とともにその境界線が変動することも考慮しなければならない。また、上司とのこじれた人間関係という別次元の問題も加わることが多く、さらに複雑になる。

　では、パワハラの有無はどう判断すればよいのか。この点を考える際に、刑事裁判における有罪／無罪の考え方が参考になる。刑事裁判では、犯罪を行ったと疑われて捜査の対象となり、検察から起訴された被告人に対して、「推定無罪の原則」が適用される。これは「刑事裁判で有罪が確定するまでは『罪を犯していない人』として扱わなければならない」[24]という原則だ。そして、検察官から提出された証拠と、被告人から提出された証拠を精査し、「合理的な疑問を残さない程度」にまで有罪であることが証明された場合に、はじめて有罪であると判断される。平たく言えば、刑事裁判では、「有罪」か「無罪」かのどちらかを決めているのではない。「有罪（としか言いようがない）」か「有罪とまでは言えない」かを決めているのだ。

　パワハラが認定された場合、加害者に対して制裁罰である懲戒処分が科されることになるのだから、刑事手続きと同じように判断すべきだ。すなわち、

まずパワハラ認定は、ヒアリングを通して得た双方の主張や客観的な証拠などの、確認された事実に基づいて判断しなければならない。また「パワハラがあった」と正式に認定されるまでは、「パワハラがあったとはまだ認められていない」のだから、「パワハラはない」ことを前提にした対応しか会社としてとってはいけない。パワハラの認定についても、「パワハラがあった」のか「パワハラがあったとまでは言えない」の二択で判断しなければならない。要するに、③パワハラに該当する度を越えた指導と、②パワハラに該当するとまでは言えない指導との間に、境界線を引いて考えるということである（コラム10、11参照）。

健康管理部門はパワハラ認定に立ち入らない

　被害者感情に変に触れないよう、パワハラがなかったとは言えないかもしれないと、何となく曖昧な相談対応を健康管理部門が続けていくことは、大きな問題に発展する可能性を残す。会社としては、公式にはパワハラだとは認めていないにもかかわらず、本人からすれば健康相談の中で「言い分を認めてもらった」と感じ、認識の相違が発生する。具体的な例としては、「健康相談記録を開示してもらえば、パワハラだと保健師さんが記録している」ということにさえなりうる。また「苦手な上司」がいた場合に、パワハラの相談をすれば異動を検討してくれる、という悪い学習をさせてしまうケースを生じさせるかもしれない。繰り返すが、パワハラ問題は労務管理に関する問題である。そのため健康管理部門としては、できないことの線引きをしたうえで、そもそも立ち入らないか、立ち入ってしまいそうならば可及的速やかに手を引くことをお勧めする。

　具体的には、健康管理部門が対応していた従業員からの健康相談の中でパワハラについての言及があれば、正式な相談についてはパワハラ相談窓口（一般的には、人事労務部門）にあらためて行うことを説明する。また健康管理部門としては、パワハラの相談を受けたとしても、構造的に本人の話を聞く以上の対応（例えば、加害者とされる人からのヒアリングなど）をとることは難しい。つまり、原因がパワハラで結果が健康不調という構図の中で、健康管理は結果にしか関与しえないことを明確に伝える。したがって、健康管理の範疇では、体調に関する相談対応はできるが、一方で原因としてのパワハラがあったかどうかに関与する内容には対応ができないことをはっきり説

明してもらいたい。

原職復帰の原則は変わらない

　休職している従業員からパワハラの相談があった場合は、原職復帰の原則の例外であるとして、異動を前提に復帰を考える健康管理スタッフがいる。しかしながら、仮にパワハラがあったと認定された場合であっても、原職復帰の原則は変わらない。

　正式な相談があった場合には、先ほども説明したとおり、まずは相談者や加害者とされる人、そして周囲の第三者などからヒアリングを迅速に行って、事実確認をする必要がある。しかし私たちは、本人がメンタルヘルス不調で休んでいる場合、本人へのヒアリングは注意して行う必要があると考えている。病状が安定していないかもしれない療養中の従業員に対して、パワハラの状況を詳しく（長時間にわたって）ヒアリングすることは、本人の負担になり、病状が悪化する可能性を否定できないからだ。本人側には、休職期間中にシロクロはっきりさせたいという希望があるかもしれないが、万が一病状が悪化した場合に、事後的に会社の責任を追及される可能性は残る。そのため、本人へのヒアリングは復帰後ただちに行うことを約束したうえで、まずは療養に専念してもらうことを勧める。一方で本人へのヒアリング以外の手続きについては迅速に完了させておき、復帰後に本人のヒアリングを行って、すぐにパワハラの有無を判断できるよう予定しておく。

　このように整理すると、パワハラの有無は復帰後に判断することになり、復帰前までは「パワハラはない」という前提で対応するほかないこととなる。つまり正式な相談があった場合であっても、復帰までの対応は通常と変わらず、原職復帰の原則を当てはめることが可能となる。

　また仮に休職中にパワハラの認定を進めて、パワハラはなかったと判断した場合を検討してみる。本人が会社の判断に納得しない場合、会社は「パワハラはなかったから、原職復帰せよ」と指示する。一方で「パワハラはあった（会社の判断は間違っている）のだから、異動ができるまで復職しない」と主張し、真っ向から対立してしまう。結果的に本人の病状の回復とは関係なく、原職復帰を受け入れない限り復職できない、おかしな膠着状態となることが避けられない。こうした観点からも、本人へのヒアリングは復帰後にするとして、休職期間中はパワハラの有無は判断せず、復職に向けた対応の

中ではパワハラは別問題として整理することをお勧めする。

　なお復帰後のヒアリングの結果、パワハラが認められた場合は、基本的には加害者と認められた人を懲戒処分して、かつ加害者を被害者とは別の部署へ異動（左遷）させることとなる。そのためパワハラが認められた場合であっても、原職復帰の原則は変わらず適用できる。つまり、パワハラは原職復帰の例外とはならないのだ。

グレーであっても復職時の異動が望ましい？

　パワハラ疑いがあった事例に関する原職復帰について、「再発のおそれが高い」と勝手に決めつける人事担当者が少なくないが、ここにも何ら医学的根拠はない。強いて言えば、ある主治医の診断書の記述内容が非常に参考になる。具体的には、「本人の納得しない業務や部署での就業は、再発リスク

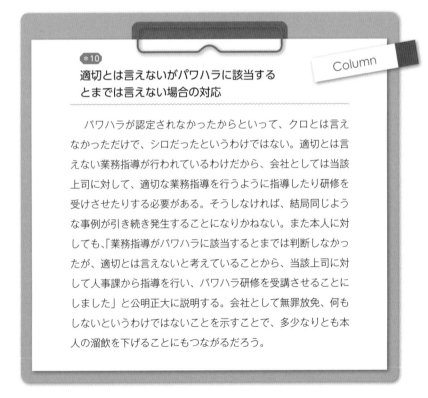

*10
適切とは言えないがパワハラに該当する
とまでは言えない場合の対応

Column

　パワハラが認定されなかったからといって、クロとは言えなかっただけで、シロだったというわけではない。適切とは言えない業務指導が行われているわけだから、会社としては当該上司に対して、適切な業務指導を行うように指導したり研修を受けさせたりする必要がある。そうしなければ、結局同じような事例が引き続き発生することになりかねない。また本人に対しても、「業務指導がパワハラに該当するとまでは判断しなかったが、適切とは言えないと考えていることから、当該上司に対して人事課から指導を行い、パワハラ研修を受講させることにしました」と公明正大に説明する。会社として無罪放免、何もしないというわけではないことを示すことで、多少なりとも本人の溜飲を下げることにもつながるだろう。

を高める」というものである。しかし原職復帰に伴い仮にリスクが高くなったとしても、それが当初の労働契約に基づく通常勤務の範囲であれば「仕方ない」。それを甘んじて享受するか、それとも再発リスクを重視するなら、原職復帰であっても再発しないと本人が思える程度まで療養し、自身の体調面を改善してもらうしかない。

また逆に言えば、「異動」がリスクであると主張することが（特に事後的に）簡単であることを考えれば、復帰時に異動させるべきではないことがわかる。

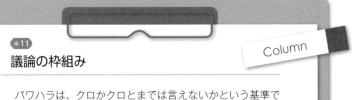

第2章 メンタルヘルス対策 各論

*11
議論の枠組み

Column

　パワハラは、クロかクロとまでは言えないかという基準で判断することを説明した。このような議論・判断の枠組みについて、関係者全員の共通認識がないと、まったく議論にもならない可能性があることに注意したい。例えば会社は「パワハラがあったとまでは言えない」と判断したとする。ところが本人は、「パワハラがなかったとは言えないのだから対応しろ」と要求してくる、といった場面が想定される。これは、会社側は「クロかクロでないか」という枠組みで議論しているのに対して、本人側は「シロかシロでないか」という枠組みで考えているということだ。このような認識の相違を生まないためにも、あらかじめ、パワハラについては「パワハラがあったか、あったとまでは言えないかで判断する」ということを本人にも伝えておく必要がある。

　復帰可否判断についても同様に、「復帰基準を満たしていると言えるか、満たしているとまでは言えないか」で判断する必要がある。これを逆に「復帰基準を満たしていないか、満たしていないとまでは言えないか」で考えてしまうと、復帰基準を満たしていないような、復帰準備不十分な状況であっても、時期尚早な復職を認めてしまう結果につながりかねない。

したがって、ルールとしては復帰時には原職復帰とせざるをえないのである。復帰後の配慮期間が終了し、通常勤務下に移行した後に、通常の人事異動の一環として、異動をさせるのが王道であろう。この場合も、結果が悪かったとしても「仕方がない」ことになる。

　何が再発リスクを上昇させる、あるいは低下させる、こうした難解なことを人事担当者が検討したとしても、事後的に結果が悪ければ、すべて批判の対象となることを念頭におくべきであろう。したがって、こうした「科学的に検証できないこと」を判断ロジックに含めずに、人事としてどのように対応できるかを労務管理の中でつきつめて考えるべきなのである。

part 3 試験出社と軽減勤務

　Part 1 で説明した不完全労務提供の受領について、試験出社制度や復帰時の軽減勤務制度との整合を心配した方がいるかもしれないが、私たちの対応の中では、試験出社も復帰時の軽減勤務もお勧めしていない。復帰基準で示したように、復帰時には職位相当10割の労務提供ができることを求めており、自信を持ってできるようになるまで復帰準備をしてもらえばよい。

　しかしながら諸般の事情により試験出社や軽減勤務を実施しなければならないのであれば、ケース対応ではなく制度化して対応すること（特に適用期間を明確にする）、および制度化に際しては本Partで論じる問題点への解決法を十分に検討することを強くお勧めする。ただしそれでも、試験出社と軽減勤務の両方の制度を同時に導入すべきではない。あえてどちらかを選択するなら、消極的ながら軽減勤務をお勧めする。

　なお初めに用語の定義をする必要があるが、本書では復職発令前に休職状態を維持したまま行うものを「試験出社」と呼び、これを二つに分けて、治療や復帰準備の一環として本人のために行う「治療上出社」と、復帰基準を満たせるかどうか判断するために行う「判定出社」と区別する。一方で復職発令後に勤務内容を軽減するものを「軽減勤務」と呼ぶこととする。

（1）試験出社：治療上出社と判定出社

大いなる同床異夢

　多くの企業や自治体には、試験出社制度が導入されている。なぜこれほどまでに好まれるのだろうか。あらためて考えてみると、関係者がそれぞれ異なる一定の期待を持っているためではないかと推察される。本人が試験出社を希望する場合、背景には職場に戻ることに対する不安がある。また主治医が試験出社に言及する場合、心臓リハビリにおける身体負荷のように「負荷をかけていなかった人に、徐々に負荷をかけていくのは当然」という考えがあるのだろう。ここで想定されている試験出社は、いずれも復帰準備期であ

ることを想定させる治療上出社に近い。一方で人事や上司などの会社側のいう試験出社は、復帰検討期における判定出社であることが多い。これまで再発を繰り返しているケースに対して、安定継続的に就業できるか懸念があるということだろう。このように、関係者それぞれの考え方の中に、すでに治療上出社と判定出社の別々の思惑が入り混じっている。目的もそれぞれが想定する前提も違うのだから、同時に議論できるはずがない。

　加えて、業務的健康管理に基づき次のように適切に対応していれば、治療上出社も判定出社も必要ないといえる。まず本人の不安が実務に対する不安であれば、復帰準備を継続してしっかりと働ける自信を持ってから復職してもらえばよい。一方で漠然とした内面の不安であれば、治療上出社を試みたところでそれほど簡単に解消されるものではない。いったん療養専念期に戻ることも視野に入れるとよいだろう。続いて主治医の負荷に関する考えは、身体的負荷においては一定のエビデンスが存在するが、精神的負荷は別である。医学的にエビデンスと呼べるほどの「試験出社が治療上有効である」という研究結果はまだない。そのため乱暴な言い方をすれば、専門家といえども医学的な根拠なく少々無責任に提案をしているにすぎない。会社側の懸念については、漠然とした懸念を理由とした復職拒否は論外で、試験出社でお茶を濁すのではなく、具体的に指摘しうる懸念点を予備面接等で本人に説明してもらうことで解消すべきである。

二つの裁判例

　治療上出社と判定出社を検討するうえで、二つの裁判例を紹介したい。

　一つは綜企画設計事件[25]である。この事件では、メンタルヘルス不調で休職していた建設設計技師に、試験出社をさせた。その期間中に、最低限の図面の修正どころか、本棚の整理やコピーのような日常的な事務作業も満足に行うことができなかったとして、会社側は通常業務の遂行は到底できないだろうと判断し、復職をさせなかった。

　しかし休職期間満了退職は無効と裁判所には判断された。「抑うつ状態ではあるが通常勤務が可能で残業制限が解除できる状態である」との主治医診断書の記述内容を基礎とし、日常的な事務作業は設計技術者の業務全体から見て比重が軽いことを判決では指摘している。つまり事務作業ができなかったからといって、本業の業務遂行ができないとは判断できない、ということ

である。私たちの日常感覚としては、高難易度のスキルは低難易度のスキルの上に成り立つと考える。しかし裁判では、両業務の関連性や重要性の観点から、「本業ができないこと」を正面から十分に説明したとは認められなかったということであろう。

続いて、NHK名古屋放送局事件[26)] を紹介する。メンタルヘルス不調で休職していた番組制作部門の職員が、テスト出局としてニュース制作業務を行っていた。テスト出局中という、復職がかかった重要な段階であったにもかかわらず、やりとりの中で衝動的で攻撃的な言動が繰り返し認められたことから、会社側は復職を認めなかった。

判決では、復職不可の判断そのものは支持された。しかしテスト出局において命ぜられた作業は拒否することが困難であり、ニュース制作業務として当該職員が作成した原稿が実際に放送でも使用されていたことなど、作業の成果を会社が享受していたことなどから、テスト出局は「労働に該当する」と判断され、最低賃金の支払いを命ぜられた。

二つの裁判例の整理

試験出社として行う作業の難易度を簡単、職位に近い難度、職位相当の三つに分けて整理する。まず簡単な作業を行う場合を考える。これは治療上出社のイメージに近い。簡単な作業であっても、会社の指揮命令のもとで会社の業務に何らかの形で貢献していれば、最低賃金の支払いが認められる可能性がある。一方で会社の業務にまったく関係のない作業であれば、賃金請求権が発生する可能性は低くなるが、もはやそれを職場で行う積極的意義を見出すことはできず、リワーク等を活用すればよいと考える。また簡単な作業を十分に遂行できなくても、本来業務より重要性が低く、関連性も乏しければ、復職不可の判断を強化する根拠にならない可能性も念頭におく必要もある。

続いて、職位に近い難易度の作業を行う場合を考える。これが判定出社のイメージにもっとも近い。簡単な練習的作業と比して「労働」に近くなることは避けられず、賃金支払いを求められる可能性が高まる。一方で職位に近い難易度の作業を十分に遂行できない場合、感覚的には復職不可の判断がいくらかでも認められやすいように思うかもしれない。しかし現実的には、簡単な作業との重要性の違いや本来業務との関連性を十分に説明できなけれ

ば、結局「本業の遂行ができないとまでは言えない」と判断されてしまう可能性が残る。

　最後に職位相当の作業を行う場合を考える。この難易度の作業であれば、間違いなく賃金支払い義務が発生する。一方で会社側から見て復職判定に有用になるかもしれないが、これではそもそも復職させるのと同じであり、本人にとってのメリットが何もない。それなら、素直に復職させたほうが会社としては潔いと言えるだろう。

まとめ

　運用面でも、治療上出社はメリットとデメリットを比較するとデメリットが大きく上回る。賃金支払い義務が発生する可能性を回避するために、業務と関係ない練習的作業をさせる場合、部署としては出社するかどうかもわからない本人のために、わざわざ作業を用意する多大な負担が生じる。一方で本人側の視点を見落としがちであるが、部署に迷惑をかけてまで生産性のない作業をすることに引け目を感じ、結局退職を選択するケースは実際にある。本人の円滑な復職を後押ししたいなら、職場で行わせるのではなく、復帰準備の中で職場以外の場所で自分なりに相応の作業に取り組ませることを検討すべきであろう。

　一方の判定出社は条件等を精緻に考えねばならず、複雑になりすぎるためかなりの準備が求められる。さらにいくら精緻にしたところで、実際に復職不可の条件に該当したと明確に判断できる場合以外の「復職不可が相当なものの明らかとまでは言えないケース」は、結局復職させることになる。また復帰判定の根拠にする場合、その作業が本業と密接に結びついていることを明確かつ具体的に示さねばならない。突き詰めていくと、最終的には業務そのものをさせることと何ら変わらなくなり、本末転倒となってしまう。それぐらいなら、ストップ要件をしっかりと設定したうえで、復職を認めるほうがシンプルかつ実用的である。

　そのため結論としては、治療上出社も判定出社もいずれもお勧めしない。

（2）軽減勤務の是非

安全配慮義務の拡大につながる

　一般的に復職時の軽減勤務は、「完全には働けないかもしれないから適用する」という関係者の共通認識で行われていないだろうか。しかしながら、「完全に働けないかもしれない」ということを認識しつつ、たとえ軽減された勤務からとはいえ復帰を認めることは、安全配慮義務を拡大させかねない。また、そもそも軽減勤務という不完全労務提供を受領する義務は会社にはない。

　裏を返せばリスクマネジメントの観点からも、「実際には『完全な労務提供が可能』であるが、念には念を入れて軽減した勤務から開始する」と認識を変えて、軽減勤務をすることを止めはしない。第1章Part 4で説明した、復帰後の配慮として行う時間外労働の制限も、見方によっては軽減勤務を認めているとも言える。

第三原則に沿った精緻な条件設定

　ただしこの認識の変更に伴い、就業上の配慮の取り扱い方は大きく影響を受ける。絶対に外してはいけないポイントとして、完全な労務提供が可能であることを前提にする以上、復帰に至るまでの手順や復帰判定は、通常と同じように行わなければならない。間違っても「軽減勤務からであれば開始できる」という状態で、復帰を認めてはいけない。

　続いて軽減勤務を実施する条件についても、第三原則「配慮付き通常勤務は慎重に限定的に行う」に基づいて、精緻に設定する必要がある。具体的には、①配慮の予定解除を含めた復職可能かどうかの判断と、②想定シナリオを下回った場合の再療養要件（ストップ要件）の設定と確実な執行が条件となる。

　例えば復帰後の経過が思わしくない場合、通常は配慮の延長が行われる。つまりいったん復職させてしまうと、期待するような業務遂行レベルに至らなくても、再度療養させることは容易ではない。しかし「念には念を入れて、軽減勤務から開始する」場合、本人からすれば「余裕を持ってできるはずの勤務水準」であるから、配慮の延長が必要な状況は起こりえない。そのため基本的には軽減勤務は予定解除されるものとすべきである。もし復帰後の経過が思わしくなければ、すなわちそれは「完全な労務提供が可能」という前

提条件の読み誤りであり、安全配慮義務を履行するためには直ちに再療養させることが必要である（とも言える）。復帰時に設定するストップ要件についても同様に、「任意の1カ月間で3回以上」というような悠長な設定にはせず、軽減勤務期間中に1回でもストップ要件に該当する事象があった場合は再療養とする、という設定をする。

　軽減勤務を行う期間についても、あらかじめ設定しておく必要がある。ごく短期間であれば、賃金が労務提供を上回る状況を周囲が許容できたとしても、月単位を超えてこうした状況が続くことは本人にも周囲にも望ましくない。そのため、長くとも10日〜2週間程度で十分だろう。

　なお賃金については、ノーワークノーペイの原則に基づいて、軽減勤務期間中の実働に応じた減額をしたほうがよいように思われるが、減額がなされると、十分とは言えない勤務状況であっても、特に管理職などがそれでよいと考えてしまう可能性がある。そのため、あえてこの期間は給与の減額はしないことをお勧めする。逆に、満額の賃金を払って軽減勤務をすることになるため、短期的でかつ予定解除としなければならない、という適切な制約を生むことにもなる。

　なお、どちらかと言えば軽減勤務を勧める現実的な理由を一つ述べておく。単純に考えて、当該従業員の業務遂行レベルは、軽減勤務のほうが試験出社より当然高くなる。一方で業務上の指揮命令や、必要に応じて指摘・注意指導を行うなど、何らかの形で「関わり」を持たねばならない上司の対応スキルの観点からは、本人側の業務遂行レベルが高いほうが、まだうまく対応できる可能性が高いからである。

（3）すでに制度化されている企業・自治体のための助言

担当者としてお勧めしない

　試験出社も軽減勤務も、すでに制度として存在している場合、制度どおりの運用が求められる。ただ多くの場合、これらの制度は従業員側の希望があって初めて行う制度となっている。そのため復職に向けた手順の中で、「休職者を多数扱ってきた経験がある担当者として（あるいは専門家として）、試験出社や軽減勤務は制度としては存在しているものの、その利用はお勧めし

ません」と説明して、制度の利用を希望しないよう促すことで、一定程度適用数を減らすことができる。実際に多くの自治体では、試験出社制度が存在しているものの、この一言を伝えてもらうだけで、最初から通常勤務で復帰するケースが増えている。

自治体向け試し出勤制度

　試験出社の中でも判定出社については、自治体においては実施の余地はある。判定出社の問題点は、復帰判定において有用足りうる、通常勤務相当の内容の試験を無給で休職期間中に行うことが困難である点にあった。しかしながら、復帰後は全体の奉仕者として働くこととなる自治体職員が、早期のうちに再療養に至ってしまっては、住民サービスの提供や広く行政運営上の支障になりかねない。そのためには、業務相当の試し出勤（"出社"ではないので、試験出勤でもかまわないが、ゴロが悪いので「試し出勤」と呼ぶことが多い）を行い、復帰後早期のうちに再療養に至ることがないか判断する、という行為が正当化されうると考えている（繰り返すが、試験出社をする必要はないと考えており、どうしても実施するならば、という前提の下で検討した結果である）。

　具体的な内容としては、試し出勤制度は名称から誤解を生じやすいが「復帰基準は満たせないが、とりあえず出勤くらいはできるので、ぽちぽちやってみよう」という制度ではない。基本的には復帰基準は満たせているが、念のために行う制度であり、前述の軽減勤務と同様に、復帰判定予備面接までは通常の復職時と同じように終えたうえで、復帰検討期において行うことをお勧めしている。期間は１カ月もあれば十分であり、かつ復帰判定のための試験を行うためには、早期のうちに業務相当の作業に従事させなければならない。そのため、最初の３日間で半日勤務からフルタイム勤務へと時間を延ばし、続く１週間は業務の質や量を上げていき、その後の２週間でフルタイムかつ職位相当の作業に従事させ、通常勤務に支障がない状態にあるかを判断する。試し出勤を中断する条件についても、１回でも勤怠の乱れや想定された試し出勤を実施できない状況になった場合は、再度療養専念期あるいは復帰準備期からやり直す、という条件を設定する。また判定出社と同じ趣旨の制度である以上は、毎週何を試験するのか何を確認するのかはっきりと定め、それがクリアできない場合にも試し出勤は中断する。

　なお、こうした条件を精緻に設定してかつ本人にもあらかじめ説明し、職場と連携しながら試し出勤の内容や評価の方法などの詳細を詰めていくのは、かなりの作業量になることは覚悟していただきたい。これくらいしないと、判定出社制度はうまく機能しないものであり、それが難しければ実施はお勧めしない。

サンプル規程

　十分な議論を尽くせば、いくつかのポイントを健康管理規程の条文にまとめることができる。以下は、私たちが重要と考えるポイントをもとに構成したサンプル規程である。規程化する際には、参考にしてほしい。

> （試験出社）
> 第〇条　休職中の従業員が希望し、復職判定の一環として会社が必要と判断した場合、試験出社を認めることがある。ただし、3回（3日）を限度とする。
> 2　前項の試験出社とは、原則として休職前に所属していた部署へ始業時刻前に出社し、業務に従事することなく始業時刻まで在社することをいう。
> 3　試験出社は休職期間中の行為として業務に従事しないため、賃金を支給しない。また、往復の移動に要する費用は従業員負担とする。
> ＊ここでは、「試験する内容」を「出社できるかどうか」に設定しているので、3回（3日）で十分であるとの前提である。

> （軽減勤務）
> 第〇条　復職時に従業員が希望し、会社が必要と判断した場合、復職後の一定期間について、所定労働時間または所定労働日数の軽減（以下「軽減勤務」という）を設定することがある。ただし、2週間を限度とする。
> 2　軽減勤務は、軽減勤務期間終了後の所定労働時間労働への円滑な移行を促す場合に限り、他の従業員の業務遂行上の支障にならない範囲で認める。

3　軽減勤務期間中に一度でも勤怠の乱れを認めた場合は、復職を取り消し、直ちに再休職を命ずる。なお、この場合の休職期間は復職前の休職期間に通算する。

4　前項の勤怠の乱れとは、遅刻、早退、欠勤等（当日連絡による有給休暇申請を含む）の不就労が休職事由に起因することが否定できないものと会社が判断した場合をいう。

5　軽減勤務期間は、所定労働時間労働したときに支払われる通常の賃金を支払う。

雑感

　本テーマについてじっくり検討してみたいと思ったきっかけは、当時安西法律事務所勤務であった岡村光男弁護士と一緒に実施した研修会における参加者からの質問であった。いわゆるリハビリ出社についての質問に対して、私は「軽減勤務」を勧めたが、岡村弁護士の意見は「試験出社」であった。

　本Partの元原稿をもとに再度意見交換を行ったものの、岡村弁護士の意見は「どちらかと言えば試験出社」で変わらなかった。その理由は、試験出社のほうが会社として利用しやすい面があるのではないかと考えたからであった。確かに、復職が困難な事例を目前にしたとき、時間的順序からは当然試験出社が先に来ることから、復職発令にはいまだ道半ばといった状況でも、状況的に適用したくなる気持ちは理解できる。ただ、このような状況において「適用しやすい」点には同感であるが、その後の経緯については意見が分かれる。岡村弁護士の意見では、「試験出社の結果、まだ復職が難しいとの判断であれば、休職を継続させれば足りる」。一方で私の意見は、「何となくグレーなまま、とりあえず試験出社をさせてみるという日本人的発想」の結末は、「本人の強い希望をなかなか断ることができず、結局復職させることになる」。自らの事業場がどちらの状況に近いか、冷静に見極める必要があろう。

part 4 関係者の役割

　大原則・三原則に基づけば、通常勤務ができているか否かで就業（継続）可否を判断すればよいので、結論は非常にシンプルである。しかし、「どうやって」結論に至るかは、やはり簡単ではない。これを容易にするためにはいくつかポイントがあり、その一つのシカケが「関係者の役割遂行」である。

（1）関係者の立ち位置

関係者の確認と契約関係の整理

　メンタルヘルス対応における関係者を確認すると、①本人、②家族、③上司、④人事、⑤産業医、⑥主治医である。あまり単純な「労使」といった整理は、必ずしも望ましくないが、少なくとも本人の立場を強く支持する関係者は、本人自身・家族・主治医である。上司と人事は会社の立場を代表するものとなる。産業医は、産業保健専門職の倫理指針[27]に基づけば、「中立の立場」とされる（どちら側でもない）。

　それぞれの関係者の契約関係を見直すことで、そのつながりは明快になる。従業員と会社の間は「労働契約（雇用契約）」がある。そして、従業員と主治医が「（暗黙の）医療契約」で結ばれ、会社と（嘱託）産業医は「嘱託契約（等）」で結ばれている。じつは契約関係はこれだけである。

　逆に契約関係がないところを見てみると、会社と主治医、従業員と産業医、主治医と産業医のそれぞれの間に、直接の契約関係は存在しない。また家族については、本人と一体的に考える場面もあるかもしれないが、基本的には各関係者と契約関係はない。

　ここから、職場におけるいくつかの問題を整理できる。

産業医から主治医への問い合わせ

　会社から産業医に対する期待の一つに、「主治医へ（直接）問い合わせし

てほしい」というものがある。もちろん法律で禁止されているものではないが、上述のように主治医と会社、主治医と産業医の間には契約関係はないため、主治医は会社からのお願いに応じる義務はない。仮に産業医が代わりに問い合わせをしたとしても、お願いであることに変わりはなく、主治医が応じなかったとしても、それ以上いかんともしがたいことになる。

　この誤解の一端は、臨床医療における「診療情報提供書（いわゆる紹介状）」にあるのかもしれない。紹介状は、主治医と本人、紹介先の病院医師と本人との間にそれぞれ暗黙の医療契約があり、かつ情報のやりとりによって患者本人の不利益は発生させない（患者本人のために行う）ことを前提としている。また原理的には、患者を介して情報を伝える、つまり主治医が本人に説明をして、本人が紹介先に説明をする、という方法も考えられるが、やりとりされる情報に医学的な内容が含まれることから、患者本人が内容を正確に理解することは難しい。こうしたこともあって、情報を直接医師間で提供することについても、患者本人に暗黙の同意があることは明らかである。

　さて、冒頭に挙げた思い込みに戻る。医療の素人である人事担当者にとって、紹介状のやりとりと同様に、ややこしい医学的なやりとりは産業医と主治医の間（医者同士）でやってくれればという気持ちは理解できる。しかし復職の場面を想定した場合、少なくとも二点注意しなければならないポイントがある。一つはそもそも「休職事由の消滅」の証明責任は従業員本人側にあり、つまり会社が復職できるかどうかを確認する直接の相手は、当然本人である。そして本人も医学の素人であるから、病状に関する部分は主治医から意見を書面でもらってきて（口頭ではうまく説明できないし、説明の仕方で誤解も生じうる）、会社に提出するのである。つまり本来、診断書は会社が必要としているのではなく、従業員が必要としているのだ。もし従業員が適切な内容の診断書を提出しなければ、会社は休職を継続させればよいだけである。

　もう一つが本題であるが、人事担当者が産業医に依頼すべきことは、主治医との直接のやりとりではなくて、「どのように」休職事由の消滅を判断したらよいかについての助言である。結果として、円滑な手続き処理のために、助言に基づく内容を「どのように」証明したらよいかという形で人事担当者が具体化・文書化し、これを本人に提示する。それを本人が主治医に見せて、本人が意見をもらってくるのである（これを具体化したものが、第1章Part6で示した、主治医意見書である）。ややこしく思えるかもしれないが、この

ような関係を整理することはきわめて重要である。なぜならば、専属産業医のように産業医を会社と一体と見なせば、現状で行われているような産業医から主治医への問い合わせを正当化することもできる。しかし繰り返しになるが、最も大きな問題はそもそも会社と主治医の間にも直接の契約はなく、主治医が応じてくれるかはわからないという、不確実性にあろう。

診断書が出ないという問題

　関係を整理することで、もう一つの問題の「答え」が見えてくる。時々職場で、「従業員が診断書を出さない」または「主治医が書いてくれないと従業員が言っている」というケースがある。

　関係を整理すると、この状況では二つの関係が介在している。つまり①会社－従業員、②従業員＝患者－主治医があり、一方で会社－主治医は何の契約関係もない。①において会社が従業員に要求していることは、「診断書そのもの」の提出ではなく、労働契約で定められる働く義務を免除してほしいのであれば、必要な手続きを行うことである。結果的に療養に関することであるから、医学の素人である従業員の主張を鵜呑みにして判断することは会社もできないので、診断書が「添付書類」として必要になる。②において、患者が医師に、診察の結果としての診断書の交付を求めることは、ごく当たり前の流れである。医師法第19条には応召義務として、「正当な事由がなければ」これを拒んではならないと規定されており、従業員が正式に求める限り、主治医が医師法に違反してまで診断書の作成を拒むということは事実上ありえないことになる。つまり診断書が出ないという状況は、①において従業員が会社の命令に従っていない、もしくは②において従業員が主治医に対して正式に求めていない、のいずれかである。いずれにせよ、所定の手続きがなされないとして、会社は当該従業員を「（正当な事由のない）欠勤」として取り扱えば足りるのである。診断書が出ないことで会社が困る必要は何一つない。

　なおここでは詳しくは触れないが、診断書は出ても手続き上「ふさわしい内容」ではないという場合がある。この場合は、正当な事由のない欠勤（または療養継続）としての取扱いを前提として、あらためて妥当な「証明」を行うよう、従業員によく手順を理解させることが重要になる。この場面でも、産業医は直接主治医に「問う」よりは、むしろ産業医からも従業員に「よく

説明する」ことが、主治医にとって情報源が通常、本人しかいない点を考慮すれば、重要であることがわかるだろう。

（2）各関係者の役割

本人と家族の役割

　本人と家族にとっては、健康を損なうことなく就業継続できることが、共通の大事な目標だろう。そのためひとたび療養しなければならない状況になった場合には、再び療養が必要な状態にならないように、本人はしっかりと療養に専念して復帰準備に取り組み、家族はそのサポートをする役割が求められる。

　しかし、本人は家族のためだといって「健康は損なっても」働かなければならないという立場をとり、両者の意見が一致しないこともある。また、特に家族の立場からは、本人への配慮のために同僚や上司の負担が増えること

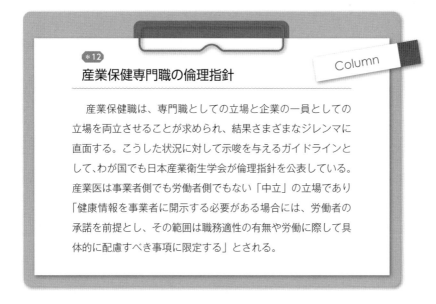

＊12

産業保健専門職の倫理指針

Column

　産業保健職は、専門職としての立場と企業の一員としての立場を両立させることが求められ、結果さまざまなジレンマに直面する。こうした状況に対して示唆を与えるガイドラインとして、わが国でも日本産業衛生学会が倫理指針を公表している。産業医は事業者側でも労働者側でもない「中立」の立場であり「健康情報を事業者に開示する必要がある場合には、労働者の承諾を前提とし、その範囲は職務適性の有無や労働に際して具体的に配慮すべき事項に限定する」とされる。

は意識されにくいことも本人と異なる。要するに、周囲の配慮を前提として、就業継続を希望するという方向に家族は陥りやすい。なお近年、本人が家族とは独立した存在となる傾向があり、家族としては本人に不利益が生じることがあっても、本人の希望を尊重するという選択を支持することも増えてきた（ここでいう「不利益」とは、療養導入が遅れて療養期間が長期化することや復帰が難しくなること、あるいは就業継続に伴って生じる職場での諸問題に対して懲戒処分が科されることなどを指す）。

主治医の役割

　前述のとおり、主治医は従業員と暗黙の医療契約で結ばれる。そのため、特に治療に関する部分を担う役割がある。一方で主治医は、時期尚早な復職であっても「治療の延長線上」と捉える傾向もあり、周囲の負担（協力）はむしろ当然と考えてしまう場合もある。臨床医学の場面では、医師を含む医療職は一丸となって治療にあたり、時として自らの生活や家庭さえ犠牲にしていることもある。このことを考慮すれば、ある意味やむをえない面もあるかもしれないし、従業員との契約関係を考えれば、100％従業員の味方をすることは、何ら差し支えない。主治医が治療上のゴールを達成するために「利用可能」なものを検討することは、自らの立場に誠実であるとも言える。

　しかし、当然会社において受け入れられることとできないことがある。これまた契約関係から考えれば、職場における配慮も含めた労働条件は、会社と従業員が結んだ労働契約で二者間において定められる内容だ。そのため、もちろん配慮に関する"意見を述べる"ことはかまわないが、契約関係においては主治医はあくまで第三者にすぎない点は、対応する会社側としても意識しなければならない。ある担当者の「主治医の先生って、なんであんな越権行為をしてくるんですかね」という言葉は、この一線を踏み越えた状況を、端的に表現していると言えよう。

産業医の役割

　メンタルヘルス対応において、主治医と産業医という医師が二名も存在するのは、本来それぞれの異なる役割があるからである。そのため産業医には主治医とは独立した意見として、職場における状況も勘案した判断をするこ

とが求められる。

　職場における医療職の役割について考えるとき、ボクシングのリングサイド・ドクターの例をよく使う。リングサイド・ドクターの権限は「タオルを投げ込み、試合を終了させる」ことだけである。じつは、職場のメンタルヘルスにおける医療職の役割も本質的には同じではないだろうか。さすがに、職場が「殴り合いの場」であるとまでは言わないが、従業員にとっては「真剣勝負の場」であることに違いはない。

　決してやってはならないことは、言ってみれば、リングサイド・ドクターがゴングが鳴った後のリングに土足で上がりこみ、相手方のボクサーに対して、「当該ボクサーは左腕を怪我しているから、右フック禁止」と書面を突きつけることである（結果的に、当該ボクサー自身が処分されるという代償を負う）。これをメンタルヘルス対応に置き換えると、医療職が職場において、上司や同僚に対して、「適応障害だから負荷のかかる業務はさせないように」と意見書をつきつけることと同様の行為にほかならない。

　会社であっても、始業ベルが鳴った後は就業規則に従って適正に業務を行うか、業務ができないのであれば業務免除の手続きに基づき療養し、ルールのもとで再び業務ができるように努力するほかないはずである。それにもかかわらず、医療職が介在することで、これ以外の選択肢、換言すれば本来求められる業務を遂行せずに、良い待遇だけはそのまま受けることができる状況を、決して作り出してはならないのである。

上司の役割

　序章の二つの健康管理を思い出しながら考えてみてほしい。上司の最も重要な役割は、極論すれば業務遂行レベルの評価にほかならない。たとえ疾患が背景にあろうと、あるいは既往症があろうと、現在きちんと業務遂行できていれば、部署内で何の問題も発生はしない。また上司は本人への配慮だけに捉われてしまうのではなく、同僚に過度の負担がかかっていないかを管理する義務もある。つまり業務遂行レベル不十分な状態で復職した当該従業員の業務が他の従業員へのしかかり、ドミノ倒しのごとく次の休職者を生み出してしまった場合の責任は、早期に再療養すべき状況を検知できなかった点において、少なくともその一部は上司にあるということができるのである。

　なお、すでにルール・業務遂行レベルに基づく対応、あるいは業務的健康

管理を理解している読者にとっては蛇足であろう。しかしあえて付け加えておきたいのは、「職場は働く場所」である以上、上司の仕事は部下の業務遂行状況を管理することであって、親代わりのように健康面の「お世話」をすることではない。ましてや、医師やカウンセラーのような医療まがいのことを、会社が上司に業務として命ずることなどありえないだろう。

人事の役割

　人事の大きな役割の一つは、「現象」に目を向け、就業規則等に基づき冷静に判断することである。そして、最終的には必要があればはっきりと命令することだ。いかに原則を理解したとしても、やはり目の前で対応をする上司が情に流され、判断を誤りやすいことは避けられない面がある。その意味で、第一原則「業務遂行ができているか否かで判断」において、上司の判断に迷いが生じていると客観的な立場から想定できる場合には、きちんと指摘しなくてはならない。

　また例えば、業務が遂行できていないことは上司・人事の一致した意見であり、第二原則に基づき療養させようとしても、本人が頑として病気ではないと主張して受診を拒む状況を考える。もちろん、専門家である産業保健職が医学的な見地から説得を試みることも有用ではあるが、依然として本人の理解が得られないケースは必ずある。次のステップは、家族を呼んで同じ説明を行い、家族の理解に基づき受診をさせてもらうという流れになるが、家族を呼ぶことにも本人が抵抗を示すことも予想できる。人事としては、「本人の同意なしでも家族を呼ぶことを強行すること」と「受診命令に従わないことを理由に（家族には伝えず）懲戒処分すること」との、いずれを選択するか判断しなくてはならない。ここでは、本人の不利益を勘案して前者を試みることを勧める。

　もう一つ付け加えておく必要がある。ここまでの対応はあくまでも上司の評価が正しいという前提に立っているが、世の中、完璧な上司ばかりではない。したがって、上司の評価と本人の主張が食い違う場合には、双方にヒアリングを行い、会社としての認識を明確にする必要がある。これも人事の重要な役割である。

本人がやるべきことを肩代わりしない

　よくある場面から入ろう。最近、新入社員Aさんの元気がないことに健康管理スタッフが気づく。配属された部署の上司であるB課長とは、いかにも相性が悪いだろうということは、経験からすぐに想像がつく。一方でB課長とは、当人のメタボの件でコミュニケーションをとる機会がある。こうした場合、健康管理スタッフは健康管理室に相談にも来ていないAさんに対して、昼食時に食堂で捕まえるなどして、「私がB課長に話しておいてあげる」というお節介をしてしまうことがある。これが決してやってはならないことの一つである。なぜだかわかるだろうか。

　やるべきことは、B課長の性格をもとに、「このように対処してはどうか」ということをAさんに助言することであって、本人がやるべき「相性がいま一つの上司との面倒な折衝（という業務または業務に付随する必要な作業）」を直接的に肩代わりすべきではないのである。

　また相談を受ける事例の中には、本来は本人が困るべきことなのに、周囲が困っているだけで、本人はほとんど困っていない、という事例もよくある。

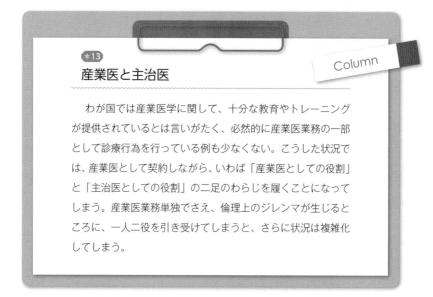

*13
産業医と主治医

Column

　わが国では産業医学に関して、十分な教育やトレーニングが提供されているとは言いがたく、必然的に産業医業務の一部として診療行為を行っている例も少なくない。こうした状況では、産業医として契約しながら、いわば「産業医としての役割」と「主治医としての役割」の二足のわらじを履くことになってしまう。産業医業務単独でさえ、倫理上のジレンマが生じるところに、一人二役を引き受けてしまうと、さらに状況は複雑化してしまう。

例えば療養導入がなかなかできていない事例において、そのサポートをする周囲の同僚が疲弊したり、いくら説得しても療養に応じないことで人事担当者や産業保健スタッフが苦慮したりするケースがある。しかし業務的健康管理に基づいて整理をすれば、本来は周囲の同僚や人事・産業保健スタッフが困る話ではない。なぜならば、療養が必要だということが周囲からも明らかな状況は、懲戒処分事由に該当しているといって間違いない。つまり療養に専念しなければ、懲戒処分をされて困るのは、本人であるはずだからだ。職場側からすれば、本人が療養に専念しようが、このまま問題を生じ続けて懲戒処分されようが、どちらでもかまわないはずである（なお、仮に療養に専念したとしても、処分が保留になるだけで、水に流すことになるわけではない）。こうしたほどよい距離感を持つことが、人事担当者には求められる。

（3）家族の関与の重要性

療養開始時点における家族の関与のメリット

私たちの提案するメンタルヘルス対応では、すべての事例に対して、大なり小なりはあっても家族に関与してもらうことをお勧めしている。家族の関与が、本人の療養にとっても問題解決にとっても、良い方向に働くからだ。

難渋事例の中には、本人の主観と周囲の客観が乖離しているケースや、本人が明らかに誤った選択に固執するケースがある。メンタルヘルス不調により思考力が低下している影響や、自分のことだから客観的になれないということもあるだろう。このような状況において、本人に客観的な状況をうまく伝えたり本人の代わりに判断したりできるのは、冷静な第三者でもあり、かつ本人の味方になれる家族しかいない。一見すると、会社にとってのメリットに重点が置かれているように思われるかもしれないが、一方で関与する家族側にもメリットがある。最大のメリットは、会社の休職者対応の詳細や当該従業員がどのような状況にあるのかを、当事者として知ることができる点だ。事例対応支援をしていると、本人が家族に情報をほとんど伝えていないケースが多いことに驚く。そして実際に家族に関与してもらうと、本人が思っている以上に家族が心配していたケースもまた多いことがわかる。逆に会社と家族との情報共有が不十分だとどうなるか。例えば本人が休職しているこ

とをたまたま知った家族は、本人に聞きづらいせいか（あるいは本人に連絡がつかない）、職場に何度も電話をしてきたりする。しかし職場側は、本人から「家族には言わないでほしい」と言われており、曖昧な回答しかできない。こうなると家族は会社に対して徐々に不信感を募らせ、問題解決から遠ざかってしまう。

また家族の協力は、本人の療養環境確保の面でも重要であることは言うまでもない（休職していることを家族に伝えず、公園出勤する例は少なくない）。協力を得るためには、家族に状況を理解してもらう必要もある。つまり結局は本人にとっても、家族が関与するきっかけがあることは、メリットになると言えよう。

復帰判定面接への同席の意義

一方で復職時においては、当然メンタル状態は相応に改善しているし、一社会人として取り扱うという視点から見れば、なぜあえて家族の同席が必要なのかという議論は、むしろ当の家族との間よりも、これまでのところ私たちと人事との間でのほうが多いとさえ言える。

家族同席の意義は、以下の３つにまとめられる。①本人・家族の考える配慮内容と実際に会社が「できる」配慮内容には、かなりギャップがあるということを直接確認し、共通認識を持つ。②復職時の面接において明確にされた各関係者の役割について、本人にも果たすべき役割があることを確認する。また復職経過が思わしくない場合、かつ服薬中断など本人の不十分な役割遂行によるところが大きい場合に、指摘しやすい状況を構築しておく。③本人経由で家族に伝えられている、少々「偏った」上司評や会社評を是正しておく。

３つの意義に共通していることは、「うまくいかなかったとき」に機能することである。一般的な復職時の面談では、うまくいかなかった、つまり出社するものの仕事ができていないという状況が、不幸にも発生してしまった場合の「約束事」まで言及できていないことが少なくない。しかし実際にその状況が発生すれば、上司や会社だけではなく本人も困るし、中長期的に見れば家族にとっても重大事である。したがって家族が同席している面接で、うまくいかなかったときにどうするのかという「仮定（たられば）」の話であっても、きちんと課題として取り上げることで、どうして発生してしまったのかなど、事後的には認識の相違が起こりやすい点（平たく言えば、後で「体

調悪化の原因だ」と主張される可能性のある点）について、事前に明確にしておくのである。

①配慮内容の明確化と共通認識の構築

コロナ禍における日本と諸外国の対応の違いを見ても、日本は国民全体がゼロリスクを要求する傾向が強いと言える。そのためのコストや犠牲はおかまいなしだ。コストとベネフィットを冷静に比較して政策を決定している諸外国の状況とは対照的である（少なくとも外からはそのように見える）。

同じように職場のメンタルヘルス対応でも、家族はゼロリスクを求める傾向がある。復職後にうまくいかなかったときに、家族から「会社ができうる限り最大の配慮をしなかったからだ」と糾弾されないためにも、あらかじめ「会社にはできることとできないことがあり、その制約条件を前提として復帰を判断している」ということを説明しておくことが有用だろう。

②本人・家族の役割の明確化

本Partでも指摘したように、関係者がきちんと役割遂行できていない場合、たいていは本人の役割も明確にされていない。しかし復職する以上、短期で健康を損なうことなく、通常の労務管理下において最低限求められる成果を挙げることは、当然本人の役割である。わが国では当たり前のことには言及しない傾向があるが、復職前の面接において家族の面前で、このことをはっきり確認することはきわめて重要である。

もちろん家族の役割といっても、会社と家族には何らの契約関係はないため、あくまで協力をお願いするしかできない。しかしながら会社が真摯に対応している限り、多くのケースで家族も協力してくれるものである。家族の役割の一つ目は、文字どおり療養の支援である。特に療養初期においては、日常生活を送ることさえ本人の負担になることがある。場合によっては安否確認が必要なこともあるだろう。しかし会社はこれらの支援はできないし、すべきでもない。そのため、この点については、家族に協力してもらうことが不可欠であると言える。

二つ目の役割は、本人が合理的とは言えない判断をしそうな場合に、代わりに判断してもらう、というものである。就業上の問題に対して、①背景に

健康上の問題があるなら療養に専念する、②健康上の問題がなければ改善を求め、改善しなければ懲戒処分する、という二択で整理して、療養導入を進めることがある。当然こちらとしては前者を想定しているのだが、本人が頑なに療養を拒み受診を拒否するなど、前者に向かわないことがある。であるならば、会社として懲戒処分をしてしまってもかまわないということになるが、これでは問題は解決しない。このような状況で、本人の代わりに家族に判断してもらう、具体的には家族が本人を引っ張ってでも受診をさせ、主治医に療養が必要な旨の診断書の発行を依頼することで、スムーズな療養導入につながる。

　三つ目は、復帰後の家庭における役割である。復職後早期の再増悪予防に関して言えば、家族も出社前にその様子をきちんと観察し、本人の性格も考慮して、本当はシンドイのに我慢していたりする場合に、きちんと受診させるなどの役割がある。家族の役割（責任）を明確にしておくことも、家族を事後的に単なるクレーマーにしないための、「関係者化」といってもよいかもしれない。

③客観的状況認識の是正

　家族は、本人という「フィルター」を経由してしか、会社での出来事を知りえない。したがって、家庭で本人の疲弊しきった状況を目の当たりにし、本人からは「上司の管理能力の問題で部署のほとんどの仕事をやらざるをえない」とか、「会社が目先の利益にばかり走っていて、長期的な会社の成長とのジレンマにある」といった事情を聞かされていたとする。復職後すぐに再療養に至ってしまった場合に、家族はどのように感じるだろう。上司や会社が悪いと感じるのが普通ではないだろうか。

　しかしきちんと上司や会社の言い分も聞くと、客観的状況は一変することも少なくない。当該従業員の業務量は多いが、会社や部署の標準的なやり方と異なり、本人の強いこだわりに起因する部分があり、上司の指導にも従っていない。また会社そのものは大手企業の完全子会社であり、方針が180°変わることも頻繁に起こる。こういった現実のやむを得ない事情を、家族に「（客観的に）正しく」理解してもらうことは、会社と家族との良好な関係のためにも不可欠だ。

自殺既遂事例の検討から

　じつは私たちのメンタルヘルス対応の中で一番受け入れられていない点が家族の同席かもしれない。以上のような説明は常に用いているが、なかなかこれだけでは運用に至らないようである。

　そこで、別の角度からの検討を紹介したい。ときおり、自殺既遂事例について事後的に「どこが抑止ポイント」だったかについて相談を受けることがある。この場合、もちろん医療的健康管理としてあくまでも本人の意思を尊重してしまった対応であることも問題ではあるのだが、当然問題はそれ以外にも広汎に存在することになる。一方で、家族の関与はまさにこの「抑止ポイント」として非常に重要になりえる。なぜならばたとえ適切に休業を命じるなど業務的健康管理を徹底できていたとしても、社外での対応まではできないからである。つまり、「何としてでも自殺は抑止したかった」と後で後悔するとの確信があるならば、家族は巻き込んでおくほかないのである。

　なお重要なことは、「同席」という物理的な現象ではなく、「関与」して情報を共有することである。したがって電話でも文書でもよいので、とにかく療養開始時から家族とはコンタクトをとっておくというのが現状での落とし所と考えている。特に私たちが推奨するような手順に従った復職支援を行う場合、事前に適切な説明をしておくことが欠かせない。しかし、そもそも療養開始時の本人に複雑な説明をしたとしても理解できない可能性も十分にあるし、こうした説明が病状をさらに悪化させかねない。一方で家族の側からすれば、療養期間中の身分保障や経済的保障については、やはりはっきりと確認しておきたいものである。それゆえ、療養開始時に「療養上の注意および復職支援の概要」を家族に伝えておくことが重要と言い換えるならば異論はあるまい。

なぜ会社が消極的になるのか

　家族の関与がいかに大切か説明しても、会社の担当者からは、「できない理由」をたくさん挙げられる。よくある消極的なケースにおける理由と回答を列挙してみる。

①個人情報の保護を理由とするケース

　確かに疾病に関する情報は重要なプライバシーに属するので、私たちも本人を無視して家族に連絡することをお勧めしているわけではない。原則的には、まずは本人に対して、「家族に連絡して、面接への同席依頼をするように」と指示する。合理的な理由なく指示に従わない場合は、繰り返して同じ指示をする。

　しかし、場合によっては本人の同意を得ずに家族に連絡をとることもある。最たる例は、上記でも触れた、本人の生命・健康に危機が及んでいるケースだ。そこまで深刻でない場合であっても、家族に連絡することの必要性や相当性という観点から整理すれば、多くの場合は許容されるはずだと考えている。

②関係者が増え、迷走することを恐れるケース

　業務的に対応せず本人の希望を聞いて個別対応をしている場合、家族の関与によって追加的に家族の希望も聞くことになり、余計に収拾がつかなくなることがある。話し合いの関係者が増えると話がこじれる、と懸念しているのかもしれない。しかしあらかじめ面接の趣旨を理解し、復帰基準や復帰に向けたプロセスをしっかりと定めて対応すれば、家族の関与によって話がこじれることはまずない。休む・働くということ自体においては、家族は第三者であるからだ。

　また、特にこの理由から「全例」における関与に消極的な場合が多いようだが、逆に言えば、全例の家族の関与を当然のこととしておくことで、この理由が理由にならないことを体感できるはずである。平たく言えば、家族の関与による迷走は、（全体を知っていれば）きわめてレアケースだと断言できる。

　ちなみに、家族のほうから積極的に介入してきて意見を賜る（そしてメソッドの手順で収拾を図る）というケースはあるが、そもそもそういったケースは、会社が関与を求めたことが理由で発生するわけではない。このような積極的な家族は、いずれにせよ介入してくるものであり、むしろ事態がこじれた後から介入されるほうが、対応に労力を要することになる。その意味でも、会社から家族の関与を求めたことによって話がややこしくなったというケー

スは、現実には遭遇していない。

③本人の同意が得られないケース

　本人が家族の関与を拒む場合、じつは「特定の誰か」を想定して、拒絶していることが多い。例えば父親には知られたくないが母親ならよいとか、両親は嫌だが叔父ならかまわない、といった具合である。このような場合、「では、誰ならよいですか」と尋ねることで、状況は比較的容易に打開できる。

　ただし血縁関係が遠い親族を選んだ場合（例えば両親が健在にもかかわらず、叔父を呼んできたりした場合）、重要な立場として関わる覚悟があるかについて確認が必要だ。具体的には、場合によっては本人に代わって判断を求めるときがあること、そして他の親族からその判断や会社側の対応の是非を問われた場合には、前面に出て説明する役割を担ってもらうことになる点を、その親族が認識したうえで了承しているか、先に確認する。もし「そんな覚悟はない」ということであれば、簡単に諦めて他の家族を会社が探そうとするのではなく、本人とその親族で話し合ってもらい、別の家族・親族を呼んでもらうことがコツである。

④家族が遠方にいる、身寄りがいないケース

　遠方であっても、家族の関与の重要性は何ら変わりない。面接はたかだか数回のことなので、担当者が出張として家族のもとへ行ってもよいし、逆に会社が旅費を負担して家族に来社してもらってもよい。近年はリモート会議も普及したので、リモートで面接に参加してもらうことも検討できる。

　一方で身寄りがまったくないという場合、友人・同僚など、本人の味方になってくれる第三者に関与してもらうことが一案である（労働組合の委員長に担ってもらったこともある）。さすがに、家族同様の療養の支援までは求められないが、冷静な第三者としての役割は十分に果たしてもらえる。なお家族以外に関与してもらう場合、先ほどのケースと同様に、重要な立場として関わる覚悟については、確認しておく必要がある。

まとめ

　何か新しいことを始めようとした場合に、できない理由はいくらでも見つかる。一方、「やる」ことを前提で考えれば、どうにかこうにか、方法は思いつくものである。まずは一部の事例からでかまわないので、家族に関与してもらえば、その有用性と重要性に気づくはずだ。そして全例運用へ広げていくことで、本人や家族から「なぜ？」と問われた場合に、「皆さんに要請しているので」と、さらに説明が容易になるだろう。

（4）サポート窓口による対応

　本Partの最後に、関係者の関わり方を次なる次元へと導く「サポート窓口」方式による対応を提案したい。

よくある難渋事例の構造

　療養している従業員に対して、上司に月1回程度の頻度で連絡をとらせ、「病状把握」をしようとしている会社は多い。この対応の問題は、いつも指摘している医学の素人に病状を把握させようとする点だけでなく、労務管理的な逸脱も発生することにもある。例えば本人が「以前従事していた●●業務はストレスになるから、別の部署へ異動したい。主治医も賛成している」という希望を口にする（場合によっては、上司から「復職後はどんな働き方をしたい？」とわざわざ確認をしている場合さえある）。これに対して、上司自身も当該従業員を「追い払いたい」と考えている場合には、「自分には直接の裁量はないが、気持はよくわかった。私からも人事に伝えておく」といったことになる。

　このように、本人と上司との間で（望ましくない）共通認識が構築された一方で、人事が原職復帰の原則を堅持しようとすると、会社側の対応に齟齬が生じる。そして、療養している本人は自分に都合のよいほうの意見に執心する傾向が強く、軌道修正には相当の労力を要し、場合によっては難渋事例へと発展する。上記の対応の問題点は、関係者それぞれの発言内容や考えていることがバラバラで、かつ全体方針と整合しない対応も含んでいる点にあ

ると言えよう。

面接シナリオによる役割分担

　これに対して第1章Part7で紹介した面接シナリオによる対応では、あえて役割分担を行い、本人側に寄り添った発言をする役と、厳格な発言をする役を別々に設けつつも、全体方針の下で一貫したメッセージを伝えるように工夫している。

　さらに踏み込んで、産業医や保健師がこうした本人の気持ちをくみ取って言及するというパターンについて、提示したことがある。つまり原職復帰の原則とは何かを正面から説明するのではなく、産業医や保健師から「元の部署での復職は本人にとってストレスになるかもしれないので、異動を検討できないでしょうか」と本人の希望を代言してもらい、それに対して人事が原職復帰の原則に基づいて、前言を明確に否定するという説明の方法だ。双方ともシナリオに沿った発言で、言ってみれば茶番劇であるものの、本人から出された希望を人事が否定するという対応とは異なり、本人対会社という対立構図になりにくい。一方で一人二役、つまり一人の人事担当者がルールに沿った厳格な発言と、寄り添うような発言を同時にすることは避けるように推奨してきた。なぜなら一人の人格に対して二つの役割を持たせると、その人格からのメッセージ全体を理解することが難しくなるからだ。結局、従業員本人にとって都合のよい意見のほうを、当該人格とセットにして記憶してしまいやすい。そして自分のことを理解してくれると信頼していた人から、厳しいことを言われると、突然裏切られたように感じ、難渋事例へとつながるのだ。

面接シナリオによる対応で残された課題

　面接シナリオにより対面の場での一貫した対応は可能となったが、非対面での対応には課題が残っている。

　通常、療養中の従業員対応の中で書類を送付する場合、発信元として総務なりの部署名に加えて担当者名も記載しているものであろう。その場合、その書類に記載しているメッセージは、発信者からのメッセージとして認識される。そのためこの方法では一人格分のメッセージしか伝えることができな

い制約が生じる。一方で週1報告と受領書による指摘といったやや濃密なやりとりになると、どうしても二人格以上の「北風と太陽」の両方を含む指摘が必要になってくる。これを実現するために、例えば「上司からの伝言として……」と伝えるなどの方法もあるが、ややまどろっこしい。

また上司が勝手に療養中の従業員と別に連絡をとり、端的に言えば前述のような異動の密約を交わしていた場合、結局軌道修正に苦慮することには変わりない（会社のメッセージが明確に伝わっている分、比較的容易ではあるが）。こうした事態を避けるため、療養中の従業員と上司が、チャットツールなどで非公式に連絡をとることは避けるよう伝えてきたが、対症療法的な助言にすぎない面は否めなかった。

非対面の対応を集約するサポート窓口

前置きが長くなったが、今回提案するサポート窓口は、非対面の対応を一本化して対応する窓口兼グループである。このサポート窓口には会社側の関係者である人事・上司・健康管理部門の全員が参画し、場合によっては社外の弁護士や社労士などの専門家も加わり、書類のやりとりなどの対面以外の対応を総括して行う。

書類のやりとりにおいても、属人性を廃した「サポート窓口」を発信者とし（担当者名を明記しない）、最初から人事・上司・健康管理のすべての役割を有するものとして前面に出しておくことで、二人格以上を同時に登場させることが可能となる。さらには受け手側からすれば、全体として法人が対応をしているという印象を持つことにつながる。面接時の対応と相まって、より一層メッセージをはっきりと伝えることができるのだ。

サポート窓口による対応のメリット

サポート窓口には、従来型の対応とは異なりすべての関係者が関与することになる。それにより、それぞれに当事者意識を持たせることに加え、非公式な連絡を抑制することが可能となる。また多数の目で「この表現は厳しすぎる」とか「こうしたほうが、メッセージが伝わるだろう」と推敲することができる点もわかりやすいメリットだろう。

また療養開始前は各関係者が各自の考え方でややバラバラの対応をしてい

たとしても、サポート窓口の対応を肌で感じることで、徐々に対応が会社の全体方針に沿ってくる。例えば面接シナリオでの対応でも同様に、上司を指導するために、復職判定面接の場で上司から「復帰後に数分の遅刻があった場合は、どうすればよいでしょうか」と人事に質問してもらい、「数分とはいえ、遅刻は遅刻です」と回答するやりとりをあえて加えていた。これに対して、サポート窓口の一員として上司にも関与してもらえれば、実際の復職後もしっかりとした労務管理を期待できる。

　加えて難渋事例の中には、前述のような上司と人事のちょっとした齟齬や、場合によっては自分の意に沿わない対応に対して強く反発し、担当者個人を集中的に攻撃してくる従業員がいる（ごく一部ではあるが）。サポート窓口で対応することで、特定の一個人への攻撃を避けることができる点は、非常に大きなメリットである。

　一方で関係者の関与が増えることは、すなわち手間がかかるとも言える。しかし難渋事例になってしまってから軌道修正を図ろうとした場合には、もっと多くの労力を要することを踏まえると、手間を前倒ししているにすぎない。

まとめ—対面と対面のつなぎの役割

　通常、就業中は各関係者との対面でのやりとりが個別にある（在宅勤務のような一時的な状況は別にして）。療養開始後は、各関係者は「サポート窓口」として一括され、またあえてどの関係者の発言や指摘であるかは明らかにはしない形で、非対面でのやりとりが進んでいく。療養中はこの一本化された窓口での対応のみとして、復職後はまた各関係者との個別対応が支障なくできるという形に戻る。

　面接シナリオによる対応で、療養期間中の対面でのやりとりへの支援が可能となったが、対面の機会は（特に就業中と比べれば）一時点の対応の繰り返しであるし、何より頻度の点からも少ないものといってよい。サポート窓口による対応は、療養期間中の対応の大部分を占める非対面のやりとりを補完する、言わば点と点をつなぐ線の対応として、役割を大いに期待できる。

第3章

健康診断・事後措置

part 1　健康診断・事後措置の目的

　職場の健康管理と聞いてまず思い起こされるのは、定期健康診断および事後措置であろう。ここまではメンタルヘルス対応を中心に進めてきたが、ここで一度基本に立ち返りたい。

　そもそも私（高尾）も、活動当初からリスクマネジメント的な産業医活動のみを行ってきたわけではない。産業医キャリアの初期においては保健指導主体の事後措置を福利厚生的に実施しており、短期はともかく中期では改善を維持できない限界に直面していた。それを解決するためにリスクマネジメント的な視点で健診事後措置を再構築したところ、効果を感じることができた。これに気を良くして、過重労働対策およびメンタルヘルス対策にも応用してみたところ、従業員にとっても会社にとっても意外なほどうまくいくことに気づくことができたのである。つまり、スタートは健診だったのだ。

健康診断・事後措置の目的

　健康診断と事後措置の目的が明確か、まず自問していただきたい。会社が行っている健診・事後措置は「何のために」実施しているのだろうか。もちろん労働安全衛生法に規定されているから、というコンプライアンス面での理由は当然思い浮かべるべきものである。しかしそれとは別の目的についてあらためて考えてみると、思った以上に漠然としか捉えていなかったことに気づくのではないだろうか。この点は一度じっくりと考えてみるべき問題である。

　そこで本Partでは、安衛法に基づく実施義務以外の根源的な目的として、以下の３点について検討してみたい。①疾病の早期発見・早期治療、②就業の可否判断、③疾病発生（または健康状態）のモニタリング、である。

①早期発見・早期治療

　健診・事後措置の目的の一つが、いわゆる二次予防であることに異論はないだろうし、特に受け手である従業員自身の認識は、ほぼこの点に留まるも

のと思われる。もう少し詳細に検討するためには、ここで対象とする疾患は何なのか明確にする必要がある。

　もともと結核を対象としている胸部X線検査のような特定の疾患を想定したいくつかの検査を除けば、定期健康診断は複数の検査項目の組み合わせによって、大雑把に「健康状態」を評価しようと試みていると考えてよいだろう。また、その「健康状態」に生活習慣病予備群的なカテゴリを想定した場合には、二次予防に加えて一次予防も目的とされている。効果のほどはさておき、疾病発症の予防を目指した保健指導も事後措置として頻繁に行われている。

②就業可否、または配慮の要否

　近年は、疾病の早期発見・早期治療よりも、健診結果に対して従業員に「配慮」を行うことが求められる傾向が強くなり、この目的もクローズアップされてきている。具体的には、健診において血圧が非常に高いことが判明した従業員に対して、他の従業員と同等の時間外労働を命じてよいかどうかといった判断を事業者は迫られることとなる。またこうした従業員自身に対する健康障害の予防のための配慮のみならず、操作を誤れば他の従業員や一般人を巻き込んだ重大な事故につながる可能性のある自動車や機械等の業務上の運転に際しては、当然その作業を命じてよいかどうか、より慎重な判断が求められる。

③疾病発生のモニタリング

　定期健康診断結果は、労働基準監督署への報告を経て集計され、全体および項目ごとの有所見割合が「労働衛生のしおり」などで毎年公表されている。しかし聴力検査を除いては、何を有所見とするかの統一した基準がなく、この有所見割合の解釈には注意したい。

　また個別の項目の中では、胸部X線検査で特別な扱いが必要となる。というのも、労働安全衛生規則（安衛則）44条に定められた項目にも含まれているが、同時に感染症予防法53条の7においても定められているからである。このため、事業者は受診者数や有所見者数について、保健所経由で都道府県知事に報告しなければならない。これは感染症サーベイランスに近いモニタリングとも言えるが、この規定を知らない人事担当者は少なくない（な

お本規程については改正があり、現在では、施行令第11条に定められた学校、病院、社会福祉施設等の特定の業種のみの義務となっている）。

　事業者の義務ではなく保険者の義務ではあるが、メタボリックシンドロームに関連したデータも、いわば「肥満のモニタリング」と言えるかもしれない。

事業者の視点から

　これら３つの目的に関して、事業者としての義務という観点から見直してみる。まず一つ目の早期発見・早期治療に対しては、事業者としては「就業に支障のない健康状態」以上を求める理由はないし、逆に言えば従業員としても、私傷病である限り、求めもしないのに介入されるいわれもない。さらにはすでに繰り返し言及してきたように、従業員という集団を対象に評価をした場合に、健診およびこれに引き続く保健指導を中心とした事後措置のエビデンスは十分とは言えない（序章参照）。一方で業務が関連した疾病であれば、当然のことながら事業者の責務が大きくなるが、こういった疾患に対しては、すでに特殊健康診断の枠組みがあることを考えれば、定期健康診断において必ずしも最優先に考えるべき目的ではないと考えてよいであろう。

　続いて先に三つ目のモニタリングに関して検討すると、一つ目と同様の議論が成り立つ。つまり業務に関連した疾病のモニタリングに対しては、事業者は相応の責任を負う必要がある。しかし、私傷病のモニタリングに際して事業者がどのような役割を果たすべきかについては、十分な議論が尽くされているとは言いがたい。またモニタリングの意義を考えれば、会社単位で行うというよりは、より大きな単位で行われて当然であろう。そういった意味でも、会社の義務はせいぜい「報告」すれば足りることになる。

　これらに対して、二つ目の就業の可否判断については、事業者の責務が大きいにもかかわらず、これまで十分には重視されてこなかった面があるように感じられる。一つには、この種の事後措置の内容が医療職の裁量の範囲を明らかに超えているために、取り扱いづらかったという事情も推察される。別の観点から見れば、健康診断・事後措置に関わる業務について、人事担当者が医療職と十分な連携を取っていなかったという背景もあるだろう。とはいえ、こうして目的まで立ち戻って問題点に気づいた以上は、企業としての危機管理体制の面からも社会的責任の面からも、適切に対応していかなければならない重要な視点であることは認識していただけたのではないだろうか。

まとめ

　複数の目的を一つの手段でまとめあげてしまう手法は、池上ら[28]が日本の医療制度を「アート」と称したのと同様に、これまでわが国が円滑に機能させてきた要素かもしれない。健康診断においても、保険者の実施する特定健診と事業者の実施する一般健診との境界が曖昧であり、それぞれの意図が完全に一致するはずもないことを考えれば、必然的に目的も曖昧になっている。特に、単独の企業から構成される健康保険組合（単一健保）の場合では、健診を合同で実施し、会社と健保の費用負担割合はそれぞれの財政状況から決められているといった実情もあり、さらに事態を複雑にしている。

　リスクマネジメントの視点からは、義務を負う主体が費用を負担し、健康診断およびその事後措置を実施するということが、ごく当たり前の流れのはずである。このような「ごちゃまぜ」の背景が、本Partで整理してきた目的の達成における手枷足枷となっているだけでなく、各関係者の持つリスクも見えにくくしてしまっているのではないかと危惧する。健康診断・事後措置の領域で複雑に絡み合った糸を本来あるべき姿に解きほぐしていくためには、これら3つの目的から、詳細に検討することは有用であると考えている。

第3章 健康診断・事後措置

part 2　健康診断・事後措置の問題点とパラダイムシフト

健診・事後措置の問題点

　このPartからは、健診と事後措置の問題に「一定の」解決を与えていきたい。問題を列挙していくと、以下の３点に集約されるのではないだろうか。

①健診・事後措置の未受診者をどうするか
②健診の判断をどうするか
③そもそも従業員全体の健康状態の改善が得られない（特定健診・特定保健指導も同じ問題を抱える）

従業員は患者ではない

　これらの個別の問題点の検討に入る前に、どのように考えればよいかについて述べていこう。
　産業保健職が対応する従業員は「患者」なのか「労働者」なのかを考えれば、後述するパラダイムシフトの意図を理解しやすいだろう。第２章Part１で説明した、「勤労は権利か義務か」、という問題も同様の構造である。勤労が義務であるならば、一定の合理性がある限り、従業員に具体的内容を明示して健康管理を行うよう命じることに、問題はない（やり過ぎると、裁量権の濫用ということになるとしても）。
　職場において業務を遂行するとき、上司と打ち合わせをして決めた内容・納期等は守るのが当たり前である。従業員自身の健康管理も同様に考えればよい。自身の健康管理が従業員の義務であるならば、「受診したくない」という個人のわがままが通用する余地はないし、決めたことを遂行できないのなら、しかるべき処遇をすべきである。
　なぜ私たちが後述する手法を開発し、実践するようになったのかについても、先に触れておく。それは決して従業員を義務でガチガチに拘束し、事業者による管理を容易にすることが目的ではない。職場という場にあって、従業員の（中長期的）健康を達成するために用いる方法論として、医学的なも

のにこだわらないというだけである。当然、効果があって一定の妥当性があれば、人事の裁量権でも何でも使えるものは使えばよい（使ってもらえばよい）。（特定の）従業員に嫌われてでも、当該従業員および会社全体の健康を達成するという目的に忠実なだけである。

（1）パラダイムシフト１：主語の転換

　最も重要なのは、「産業保健職による従業員個人の健康管理」から、「従業員自身による自己健康管理＆全従業員に対する健康管理状況のマネジメント」に転換することである。

　職場の健康管理の最大の問題点は、産業保健職が従業員の健康管理をするという構造になっていたことである。これを、従業員自身が自己健康管理を行い、産業保健職は（個人に対して）それを支援し、（集団に対して）それらをマネジメントする方式に転換する必要がある。当たり前のことと笑われるかもしれないが、いったいどれだけの産業保健職が、このことを「実践」できているのか、真剣に振り返ってみてほしい。

医療職の性

　病院などの医療機関と異なり、職場ではたとえ医療職であっても、「直接的に」対象者に実施できる行為は大幅に制約されることには異論の余地はないだろう。また第２章Part 4で確認したとおり、通常は医療職と従業員との間には直接の契約関係は存在しない。

　にもかかわらず従業員側の認識としては、せいぜい上司に行くように指示されたからとか、健康管理室に呼ばれたからという程度の認識であって、「自らの意思」が明白とは言いがたい。一方で医療職は、（従業員食堂などで）時々従業員の姿が目に入るせいか、自らの職務を全うしようとかなり執拗に「追いかけ回す」傾向が目立つ。結果として健康管理の遂行は、医療職の仕事となってしまい、従業員の仕事になっていないのではないか（主語の逆転現象）。

産業医のカスタマー

　もう一つ重要な視点は、産業医の「カスタマー」は誰か、という問いである。病院における医療をモデルとすれば、より医療的に対応を要する（個別の、そして個々の一部の）従業員と考えがちであるが、産業医の契約の相手方は事業者であり、事業者が義務として行う健康管理の対象は、やはり全従業員と捉えるべきではないだろうか。

　このように考えると、ここで挙げる主語の逆転現象は、きわめて致命的な問題である。まず嘱託産業医を想定するならば、「リソース制約」の問題がある。月1回3時間の訪問を前提とすると、年間計36時間しかない。もし産業医が直接従業員の健康管理を行うならば、従業員数72名で一人当たり年間30分、従業員数720名なら年間でたった3分しか費やすことができない。さらに、衛生委員会や職場巡視などの業務にあてる時間も必要であることを考慮すれば、どうも産業医が主語であることには無理がある（専属産業医の場合は、時間的にはこうした直接対人サービスも提供可能であろう。また産業看護職の場合は、もし事業者が直接対人サービスを遂行させるために雇用したのなら、それはそれでかまわないので、ここでは扱わない）。

　産業保健業務の効率性も踏まえると、「従業員が行う自己健康管理状況をマネジメントする」ことは、やるかやらないかの問題ではなく、どうやってやるかの問題であるとも言える（個別の従業員の自己健康管理状況のマネジメントは上司が業務的健康管理の視点で行い、産業医は集団全体に対するマネジメントを担当することは前述したとおりである）。

インセンティブ構造の検討

　これまでの健診事後措置のあり方を見てみると、むしろ自己健康管理を行わない従業員には事後措置等が手厚く行われ、就業上も配慮はされても不利益を被ることはあまりないという、逆インセンティブ構造にあったのではないだろうか。これを支える前提は、健康状態の良くない人には保護が必要であるとの見方であろう。繰り返しになるが、労働契約に基づいて通常の指揮命令下で職務遂行できる状態を保つことは、本来は労働者の"義務"なのである。

　しかしそもそも、これまで「自己健康管理を遂行しているかどうか」評価

すらしていない（健診結果はある意味で自己健康管理の「結果」であり、その遂行状況の直接的評価とは異なる）。そこでまずは、きちんと自己健康管理を行う従業員にはより良い処遇を、逆に自己健康管理を行わない従業員にはしかるべき措置を、という正しいインセンティブ構造に転換することが求められる。

ただしあまり露骨に個人を対象としたインセンティブで、特にネガティブなものについては、いわゆるペナルティと同じであるから、法律的にも許容されない場合があることも念頭に置かねばならない。そのため部署のような集団に対するインセンティブがよいだろう（例として健康経営の概念などを活用し、部署内喫煙者割合に応じて部署間で予算調整するなど）。

（2）パラダイムシフト2：事前に何をやるかは決めておく

健康診断の報告書のことを、「健診結果」という。次のポイントは、健診結果をあくまでも「結果」として（業務的に）活用する、ということである。例えば、営業職の売上目標に対する報奨金の支給を考えてほしい。目標にあとわずかであれ到達できなかった従業員に対して、「事後措置」を行って報奨金がもらえるように配慮するだろうか。結果に対する「措置」（この例では目標達成に対する報奨金）は、自動的にそして事前に決めたとおりに行えばこと足りるはずである（そうしないとかえって混乱が生じる）。

「事後」との名称に惑わされやすいが、事後措置においても、健診結果（とその従業員）を見てからオーダーメイドの措置を考えるのではなく、事前に決めた基準に基づいて一定の（可能な限り一律の）措置を行うだけなのである。

事後措置が必要な基準を業務的に決める

健診事後措置を産業医目線で見ると、健診が終わってしばらく（かなり）経ってから、紙（最近は電子データも多いが）の健診結果をどっさり渡され、担当者から「判定してください」と依頼（丸投げ）されるというイメージであろうか。健診結果を見た後に、措置の要否を判断するということを、かつて数え切れないほど経験した。このときのアタマの中をのぞいてみれば、当

151

然一定のロジックがある。

　次の段階は抽出条件を先に決めて、保健師などに対象者をリストアップしてもらうようになる。しかし、複数項目の組み合わせ条件等により完全に排他的になりえず、産業医自身による最終チェックが残ってしまう。

　そこで単に割り切るとか妥協するのではなく、まさに「パラダイムシフト」として、健康に支障なく業務遂行できる水準を、会社として決定することを考えてみてはどうだろうか。要するに、就業に支障はない程度の不健康状態の改善については、従業員に委ねる。この前提で「就業に支障を来す可能性があるから、会社として改善を求める」という水準を検討する。

　ある程度は医学的根拠という面から医療職からの提案も必要だが、基本的には、安全衛生委員会等で労使が合議で決められる程度にシンプルにすればよいと考えている。労働契約を締結した時点で、従業員は「就業に支障がない健康状態の維持」しなければならない（自己保健義務の履行）が、これまで履行しているか否かを数値で簡単に判定・評価する方法はなかった。そこで健診結果のうち、合理的に構成できる項目について、自己保健義務の履行水準として事前に決めるということである。

措置の内容

　労働安全衛生法第66条の5には、その必要があると認めるときは、「就業場所の変更、作業の転換、労働時間の短縮、深夜業の回数の減少等」の措置を講じなければならないと規定されている。もちろん「等」の中に休業も含まれている。一般的によく行われているものは、時間外労働の制限だと思われる（労働時間の短縮、すなわち定時内の勤務からさらに短縮する必要がある健康水準は、第2章Part1の不完全労務提供で説明したように要休業と判断して差し支えない）。

　第二関門は前述の抽出基準と同じで、抽出した対象従業員に対する措置内容も、事前に決めておくことである。もちろん同項にも「当該労働者の実情を考慮して」との記述があり、これを医学的との名の下に個別に考慮してきたのがこれまでのやり方であろうが、それにより事前に措置内容を決めることができなくなっていた。そこで転勤等の判断と同様に、業務的側面からの実情を踏まえて判断することで、一定の幅の中であれ事前に決めることが可能になる。

　ただしこうした業務的判断については、まだ十分にコンセンサスを得ているとは言いがたい。そこでまずは「要休業」（もしくは就業禁止）レベルからの運用で実績を上げながら、一つずつ「ルール化」していくのが現実的だろう。例えばAST・ALTが1,000 IU/Lを超えていれば臨床場面でも入院を勧められるので、これを要休業水準と業務的に決めても（医学的ではなく）、労使ともに納得ができるであろう。あるいは血圧であれば、180/110 mmHgくらいであろうか。次に該当する従業員が少なくなってきたら、この水準そのものを下げることを検討し、徐々に従業員集団を健康にいざなっていく。

　同じように、時間外労働制限、運転業務可否等に対する基準を決めていくといったプロセスの中で、「事後措置」については、あくまでも事前に決定した基準に従い、決めたとおりに人事主導で粛々と行うという形に移行していくことが望ましい。

タイムシフトのすすめ

　しかし医療職としては、何とももどかしい感じがするだろう。そこで、人事担当者は、事前に決めたルールに基づき、事後措置を健診後速やかに完遂する。一方で医療職が医療的な事後指導を行える余地を残す。健診は毎年実施され、そもそも多くの企業の医療職は、健診事務的処理に追われることもあり、事後指導を速やかにできているわけでもない。さらに「医療的」優先順位づけと従業員側の非協力的態度により、なかなか思ったように進まないのが現状だろう。ここも一つのパラダイムシフトであるが、次の健診の半年前くらいであっても、見方によって健診の事後と考えても差し支えない（安衛法第66条の7に努力規定としての保健指導が定められているが、時期に対する言及はない）。つまり、翌年の健診の前に保健指導を実施することで、上記で業務的に定めた基準に該当しそうな（あるいは、前年該当してしまった）従業員に対して、効率よく基準をクリアするための指導・支援を行うものである。

（3）パラダイムシフト3：点を線にする

　これまでの健診と事後措置は、健診実施・結果返却・受診勧奨・保健指導

といったそれぞれ別々のタイミングで行われる「点」にすぎなかった。しかしそもそも、事業者が負う安全配慮義務に対する従業員の自己保健義務は、点で履行するものなのだろうか（健診の前だけ節制すればそれでいいことなのだろうか？）。これらの点が線になるような健康管理を求めることが重要である。

　従業員に対して、線での自己保健義務（年間を通じての継続的・恒常的な自己健康管理）を要求する代わりに、当然事業者としての安全配慮義務も「線」で履行する。例えば、同じ程度の血圧高値のＡさんとＢさんがいたとして、Ａさんは素直だから文書での一回の通知のみ、Ｂさんは頑固だから複数回にわたる面談で説得、というやり方は、Ｂさんのほうが対応回数は多くても所詮は点での対応である。これを、一定の基準を超えた従業員に対しては、線での自己健康管理およびその定期的報告を求めることを事前に決めておく。Ａさんにもさんにも等しく、定期的報告に対して「折り返す」形での措置を行うことで事実上、線での対応が完成する。

産業医の役割の変化

　事前に定めた基準に基づき、自動的に措置を実施することで、産業医の役割は一変する。具体的には、これまでは就業措置を「かける役割」であったが、これからは「解除する役割」に転換することができる。このことの意義は、自己健康管理という点で従業員と利害が一致することにある。

　これまでの就業措置は、見方によっては一概に本人の責めに帰すべきとは言いにくい健康上の理由により、本人が不利益を被るような措置を行うことに対して、産業医側でもためらいもあっただろう。そのため、まずはできるだけ就業措置を回避するよう努力していた。しかしどちらかと言えば、医療職ばかりが一生懸命になり、本人は受け身（自己保健義務は履行されない）というのが実情であった。また、措置をいざ行う場合でも、その内容は配慮と呼ばれることが多く、当該従業員の不利益を極力軽減する形で行われていた。

　結果として、自己健康管理をしないほうが利益を得られるという逆インセンティブ構造となり、やはり当該従業員の自己健康管理の履行を妨げることになっていた面がある。さらには産業医を上手に活用し、「不利益ゼロ」の就業配慮（疾病利得）を引き出すような従業員がいたことも否定できない。

当然、このような従業員が自己健康管理を適切に行うことは期待できない。

　つまり事後措置を従業員側から見た場合、これまではメリット（配慮）とデメリット（制限）の両面があったことになる。しかし本来的には私傷病によって就業条件に制約を来す状況は、（故意・過失に基づくかは別としても）明らかに従業員側の都合によるものであり、会社側の都合によるものではない。これによって損害が発生し得る点を勘案すれば、就業措置は本人にとってもその損害を享受するもの、つまり単にデメリットでなくてはならないはずである（経済的側面では単純にデメリットであるべきだが、健康的側面では自己健康管理を行うための「猶予的機会」になる必要はある）。

　こうした状況に対して、産業医がデメリットである就業制限の解除を担うことで、どのように利害が一致するのか。当該従業員は主体的に適切な自己健康管理を行い、その記録などを会社に提出する。産業医は正常範囲に収まっている記録に基づき就業制限を解除する。こうすることで、正直者が報いられ、自己健康管理を促進するシステムに転換できる。

　またもう一つ重要な意義がある。これまでの方法では、どんなに良いシステムであっても、健診結果を知り得てから、措置が実際に行われるまでのタイムラグがあり、これを短縮はできてもゼロにすることはできなかった。これは安全配慮義務の履行を速やかにできていなかったことを意味する。しかしこのパラダイムシフトにより、タイムラグは事実上ゼロにすることができ、この間の「安全配慮義務不履行問題」が完全に解決できる。

第3章

健康診断・事後措置

part 3 健康診断・事後措置の問題解決

　前Partまでで、健診・事後措置を考え直すうえで重要な視点についてまとめた。以降では、最初に提示した現在の健診・事後措置の問題点について、あらためてこの考え方を適用し、どのようにして解決できるのかを説明していきたい。

（1）問題解決1：未受診者問題

最もありふれているが根深い問題

　未受診者の例として、少ないとはいえ健康診断そのものを受診しない従業員や、健診結果が再検・精検判定などにもかかわらず医療機関を受診しない従業員、事後措置面談に来ない従業員などが実際にいる。これらを健診・再検等を受診しない従業員と社内の就業措置面談に来ない従業員に分けると、後者については、すでに述べたように健診結果をもとに就業措置を自動的に実施するように転換してしまえば、特別な対応は不要となる。そのためここでは、特に前者について考えてみる。

健診・再検等未受診者への対応

　一番大切なことは、これまで述べてきたように健康管理として特別な対応は行わず、通常の業務管理の中で対応することである。例えば、人事考課のための面接に際して「忙しい」といってそれきり受けない従業員や、年末調整の書類を期限が過ぎても一向に提出しない従業員を放置するだろうか（年末調整については、自身の税金の話であり、しかも還付される場合が多いにもかかわらず、書類の書き方を手取り足取り説明したり提出を催促したり、手がかかることは間違いない。ただ期限を過ぎたものについては「年調未済」のまま源泉徴収票を発行し、あとは従業員自身の自己責任に委ねているという点で、とことんまで付き合う医療的健康管理とは関与の方法が異なると言

える）。とはいえ、これまで「健診や再検等は本人のため」というニュアンスで実施してきた企業が少なくないため、意識を変えていくまでの移行期間は必要であろう。

次に、健診受診は労働安全衛生法で定められた従業員の義務であること、そして健診結果に基づく再検等の受診は、会社からの「合理的」指示であることを上司と従業員の双方に周知徹底する。場合によっては、人事担当者への教育も改めて必要かもしれない。「業務」としての実施指示である以上、会社側としても命じたり命じなかったりという曖昧・ちぐはぐな対応は許されない。

これらを踏まえて、人事として事務的に締切を設定し、締切までに受診が確認できない場合に、まずは本人に受診を促し、それでもなお未受診であれば上司に本人の受診状況を確認させる。その際、上司には複雑なことは指示せず、本人と面接を行わせ、①本人の受診日を確認し書面で報告する、②本人に書面で受診報告をするよう伝える、程度にシンプル化するとよい。受診日が設定できれば、この締切までの間に本人からの受診報告を確認する。そのうえで締切を過ぎても受診が確認できない場合や、本人が受診をすると約束しないためにそもそも受診日が決まらない場合には、対応をエスカレーションさせていき、上司には面接内容についての報告書を、本人には受診しない理由書の提出を人事として求める。こうした運用プロセスは、人事としては慣れ親しんできたもののはずである。またこのように業務的な指示を行うことで、これまで「血液検査は痛いから嫌だ」といった言い訳を持ち出す従業員も管理可能となる。さらにその先については人事が主体となり、①本人・上司、②本人・上司・部門長、③本人・上司・部門長・家族といった順番で、功を奏すまで関係者を一人ずつ増やす形で面接を行う。

なお産業医は人事からの要請に基づき、「従」として同席するとよい。本人が「主治医が受診しなくてよいと言った」などと医学的事項を持ち出しても、医学的な観点からそれをキャンセルアウトし、事前に決めたとおりの結論に適切に至ることができるからである。

ゴールはどうするか（未受診者ゼロがゴール？）

健診・再検等未受診者については、かなり厳格に受診を完了させる必要がある。なぜならば健診等を受診しないことで、判定保留（＝事後措置の不利

益回避）にできるといった「抜け道」を塞ぐ必要があるからである。

　もちろん、これまで論じてきたような健診事後措置の仕組みが定着してくれば、健診を受診しない場合に「就業禁止」といった重い判定を割り当てることで、中期的には解消する問題であるが、当面の間は健診未受診者の存在も念頭におく必要がある。

　上記のように関係者を増やしながら面接をしていく中で、受診が必要であることを、今までのように本人にだけではなく、本人以外の関係者(特に家族)にも伝えていくことで、かなりのところまでゼロに近づけていくことは可能であろう。しかし、目標としての未受診者ゼロはやはり理想論であり、現実的なゴールは業務的に事前に決めた手順をすべて完了するところまでにしておくべきである。

　繰り返しになるが、逃げ得になってしまわないように、再三の注意と警告にもかかわらず、最後の段階まで進んでしまう悪質な事例では、半日程度の自宅待機など具体的な処分を人事としても行う覚悟をしておく必要はある。

まとめ

　健診・再検等の未受診者に対しては、まずは事前に決めたとおりに業務的に運用できるようにし、事後措置面談に来ない従業員に対しては、健診結果から自動的に制限をかけ、面談に来ない限りは制限解除しないという、正しいインセンティブに基づく制度に転換していくことが解決法であろう。

　なお公衆衛生教育に携わる教員向けのテキストに、健康診断および事後措置についてもまとめている[29]ので、参考にしてほしい。

*14

意識障害を伴う疾患群と業務適性

Column

　運転中に意識消失を起こせば、第三者を巻添えとした事故が発生し得る。多くの疾患では、仮に意識障害が生じても、ある程度の危険回避行動は取り得るものと期待されるが、糖尿病に伴う低血糖やてんかん等では期待しにくいと考えられている。それゆえ、こうした疾患を持つ労働者に、車両運転等を伴う業務を命じてよいかどうかについては、慎重に判断する必要がある。また糖尿病は定期健康診断で把握可能であるから、「知らなかった」という言い訳が通用する余地はなく、健診結果に対する事後措置の視点として今後ますます重要になってくることが予想される。てんかんについては、いくつかの悲惨な事故等の影響もあり、より厳密な対応を求める向きもあるが、事業者としては強制的にこうした疾患群に対する検診を実施するか、既往歴を聴取するかなどについては、睡眠時無呼吸症候群の際の議論も参考にしつつ、検討していく必要がある。なお、この議論については、自動ブレーキや自動運転が社会的に許容される水準となれば、消えゆく課題となるかもしれない。

（2）問題解決2：判定基準問題

　健康診断関連業務を標準化したいと考える場合、その判定基準をいかに統一するかは避けられない問題である。まず判定にも、いわゆる医療判定と就業判定の二つがあることを確認しておきたい。定期健診個人票の様式上では、「医師の診断」欄と「医師の意見」欄にそれぞれ該当する。

　結論から言えば、両者の目的と責任主体を明確化することが最も重要であ

る。具体的には、医療判定は複数検査項目の組み合わせスクリーニングによる疾病予防が目的であり、責任主体は企業ではなく健診実施医療機関にあると考える。就業判定は健康を損ねることなく就業させる、つまり安全配慮義務の履行が目的であり、当然責任主体は企業である。

「医師の診断」は医療的に判定

　健康診断は間違いなく医療行為である。しかし、契約関係者は誰と誰なのか考えてみたことはあるだろうか。費用の支払いを会社がしているとしても、これは医療機関と従業員との暗黙の医療契約に基づくものである。したがって少々乱暴に言えば、健診にかかる「医療的」責任は本来すべて医療機関にあるのであり、会社にはない（現在の方法では個人票に医師の診断を転記することで「知り得る」ことから派生する一定の責任はあると言わざるをえないが）。

　また医療であることを前提とすれば、判定基準の統一は諦めるしかないと考えている。なぜなら、統一基準を設けるためには、医療機関に統一した基準による判定を要請することが考えられるが、現実的に複数の医療機関の結果を統一することは事実上不可能であることは、産業保健スタッフは痛感していることであろう。しかるに、産業医などが医学的に医療判定を補助的・追加的に行うほかなく、結果的に医療機関の責任を会社が「肩代わり」してしまうことになるからである。さらには、医療機関は読み落としによる医療的責任をおそれて、偽陽性をいとわず大量の有所見者を発生させ、逆に産業医など社内の産業保健スタッフが、個人の経年変化や他の健診項目との総合判定により何とか有所見者を減らそうと努力するといった、逆インセンティブ構造を増長することにもつながる。

　したがって、このきわめて医療色の強い判定に会社（少なくとも人事労務）が適正に介入し得ないのであれば、そのことを従業員に対して適切に通知することで、良い意味で距離をおくことを勧めている。つまり医療判定は統一しないが、その判定に対する責任も一義的には医療機関と当該従業員との間にあるということを確認するのである。

　しかし、会社として本当に何もしないというわけにはいかない。安衛法で定められたようにきちんと通知し、当該従業員が適切に自己健康管理できるようにすることは言うまでもないが、それに加えて、従業員が求めるならば

支援できる「福利厚生」としての体制を整えておくことが望ましい。具体的には、これまでよく行われてきた産業保健スタッフによる医療機関紹介や保健指導などがこれにあたる。これまでとの違いは、あくまでも希望に基づいて提供することとし、たとえ親切心からであっても希望がなければ提供しない。

一方で「意見」は業務的に判定

まず、業務的判定基準の意味から考えてみよう。そもそも業務の視点では、会社がなぜ従業員に一定の「制約」を課すのかという合理性が求められる（単純に本人の健康のためではないことは明らかである）。わかりやすい理由は、「第三者の健康・生命に害をなす可能性」であろう。これまでも、糖尿病コントロール不良による運転中の低血糖発作による事故などは、この視点で検討してきた。さらに言えば、会社の存在目的が利益をあげることであるとするならば、会社に経済的損失を与える可能性を管理することにも合理性はある。あまり拡大解釈すると、すべての健康状態にまで口出しすることが可能になりかねないが、脳・心疾患による就業不能状態に対して、定期健康診断項目により、フラミンガム研究[30]（コラム15参照）やNIPPON DATA[31]（コラム16参照）を用いた同年代（の他の同僚）とのリスクの比較からは、こうした就業不能状態が周囲にもたらす損失リスクを回避する自己健康管理の努力を、ある程度評価できることになる。

まとめれば、第三者の健康・生命および経済的損失を引き起こすリスク状態に対しては、会社として介入しなくてはならない理由になりうる。そこで、最終的には衛生委員会等を通じて労働者側・事業者側の意見をすり合わせ、言ってみればまさに労働契約において本来約束しているはずの「安定的・継続的就業に支障のない健康状態」に対して、共通認識を持つことが重要である。さらには、これまでのように漠然とではなく、具体的に健康診断結果の各項目に対する数値を決定することもあわせて勧めている。

こうして定めた就業判定基準は、そもそも本人の健康障害を防止するためのものではないので、本人が健康を損ねたからといって、「基準の是非」に対する事後的な議論には応じないことを前提としている。それゆえ判定基準以下において疾患が発生したとしても、その原因を企業に求めるような議論は成立し得ない。従業員個人の健康管理は、医療判定に基づき医療機関と行

161

うべきであり、根源的責任はこの関係において論じる。会社は企業規模や経営状態に合わせ、複数の健康増進のための福利厚生プランを用意することでこれを支援する。

　一方で、仮に当該従業員の健康問題が原因で第三者に種々の損害を与えた場合にも、会社としては「合理的」に定めた基準に対して、例外なく対処していれば、基本的にはその責任は相当程度免れることになるだろう。むしろこれまではあまりクローズアップされてこなかった本人の自己健康管理が不十分であることが明らかであれば、場合によっては本人の責任も問わざるを得ないのかもしれない。

まとめ

　最後にもう一つきわめて重要なポイントを確認する。すでに医療判定と就業判定を独立して実施しようとしている点にお気づきかもしれない。これまでは、様式上たまたま診断が上、意見が下に配置されていたためか、診断結果を踏まえて意見を述べていたのではないだろうか。つまり、健診結果の生データ→診断→意見という構図である。私たちが提案するのは、生データ→診断(医療判定)、生データ→意見(就業判定)ということである。なぜならば、診断と意見を独立したものとして取り扱わない限り、前者を統一しなければ、後者も統一できないという従属関係が発生してしまうからである。確かに業務的に基準を定めるといっても、当然その根拠に医学的側面は必要である。ここでも、これまで言及してきたように、医者や医学が職場という場で「でしゃばり過ぎない」ことが大切である。つまり産業医は意見を述べるだけであり、労働者と事業者が提案に基づいて決定をするという役割分担を間違えないことが重要である。労使合意に基づいて業務的に決めた判定基準であれば、相当の合理性がなければ、いかに専門医といえども少なくとも一従業員の利益のためにこれを変えることはできない(従業員全体に対する不利益が予想されるならば、基準そのものを見直すことはやぶさかではないが、変更の結果としてきっかけとなった当該従業員の利益を保証するものでもない)。またこうした考え方の根本には、職場における一次予防・二次予防の限界を踏まえ、従業員本人の主体性に基づく自己健康管理を引き出すことで、従業員個人の疾病予防や健康と就業とのバランスを達成することもある。

*15
フラミンガム研究

Column

　1948年、当時米国において死因のトップに急浮上してきた心血管疾患の原因究明と予防法探索のため、ボストン郊外のフラミンガムの町で始まった前向きコホート研究（長期追跡研究）である。本研究により、現在では当たり前のように認識されている、血圧・脂質・喫煙などのいわゆるリスクファクターが明らかにされた。なおコホートという用語は馴染みがないかもしれないが、もともとは古代ローマ軍における重装歩兵隊の単位を指していた。

*16
NIPPON DATA

Column

　国が実施した全国調査である循環器疾患基礎調査対象者の長期追跡研究（コホート研究）のこと。1980年調査の追跡研究がNIPPON DATA 80 、1990年の追跡調査がNIPPON DATA 90である。フラミンガム研究の調査対象は白人主体であり、当該研究結果を日本人にそのまま適用できるかどうかという問題点を克服できる。血圧、脂質、喫煙などの情報から、10年以内の循環器疾患死亡リスクを計算し、同年代の平均的な人と比較したりすることができる簡便なツールも提供されている。

（3）問題解決３：効果なし問題

　まずは復習になるが、エビデンスの面から検討すると、労働安全衛生規則で定める検査項目による健康診断では、疾病罹患の減少や生命予後の改善は期待しにくい。さらに、結果に対する保健指導などの「医療的」な事後措置も、一年以上の長期効果の維持や生命予後の改善は期待しにくい（序章参照）。

　一方で効果のある健康対策が可能なのであれば、企業として従業員の健康維持のために支援を行うことは、やぶさかではないだろう。単純に「医療的に」実施するだけの予防活動を、どのように転換すれば効果を上げることができるだろうか。

効果を上げるためのシカケ

　結論から言えば、病院における医療とは異なり、職場ならではの特性を活かすこと、具体的に言えば、会社や従業員の義務とうまくリンクさせることである。この解決法については、すでにある程度は述べてきたので、ここではむしろ、なぜこうした方法を採用しなくてはならないのかについて、エビデンス（コラム17参照）に基づく議論ではなく、（議論の緻密さを多少は犠牲にしても）実感的な説明を試みようと思う。

健康診断の効果

　まず健康診断・事後措置ともに、評価の視点について確認をする。ここでは「集団レベル」での効果、つまり集計したデータとして、会社単位や部署単位で効果が期待できるかどうかについて考える。生命予後の改善（死亡の減少）は定年退職により観察期間が打ち切られることを考えると評価が容易ではない。次に考えるとすれば、新規の疾患発生（incidence）と慢性疾患の有病割合（prevalence）になるだろうが、職場では前者は馴染みが薄いことから、後者にフォーカスしてみる。以下では血糖値（糖尿病）を例にとって検討しよう。

　ここで考慮したい問いは、定期健康診断によって高血糖が発見されることで、あるいはすでに血糖高値であることがわかっている従業員が健診であらためて指摘されることで、（保健指導等の事後措置はしなくても）翌年に「対

象集団全体における高血糖者の割合が減るかどうか」である。これと同時に、「対象集団・前年有所見者の血糖値の平均値が低下するかどうか」も重要である。繰り返しになるが、ここでは、「まじめなＡさんは改善したけど、無頓着なＢさんは改善しない」という個別の議論をしているのではない。

確かにＡさんのように、自ら生活習慣を改善し、翌年には正常範囲となる従業員もいるだろうが、ここで考えるべき点は２点ある。一つ目は、Ａさんのような従業員の割合である。単純に考えれば、半分以上の従業員が改善するならば、平均値の改善もある程度は期待できる。しかし一般的な企業において、健康管理についてＡさんのような従業員が半分もいるだろうか（いわんや有所見者群においてはなおさらである）。二つ目は、一度正常範囲となっても、また数年後に有所見に戻ってしまうことも想定すべきであり、２回目、３回目の指摘でも同様に改善する従業員はどの程度いるか、という点である。一般的には繰り返すうちに慣れっこになってしまい、特段の不利益や不快な症状があるわけではないので、そのまま放置するようになる従業員が増加していくだろう。少々しつこく述べてきたが、実感としても、健診受診だけで高血糖者の有病割合を下げることは難しい、というところまでは納得いただけるものと思う。

健診事後措置の効果

さてここからが本題であろう。これまでよく行われている保健指導の効果について、同様に「実感」に基づいて検討してみたい。事後措置についても、議論のうえでの重要な視点が３つある。一点目は途中で指導から脱落（ドロップアウト）した従業員も評価に含めること、二点目は指導実施した従業員だけではなく、有所見であった従業員全体を対象とすること、最後は効果を評価する期間を短期と長期と分けて考えること、である。

まず一点目は、脱落した従業員の扱いについてである。個人レベルでの効果の視点から考慮すると、保健指導者として指導を行った（実施予定内容をすべて完了できた）対象者の中には、もちろん血糖値が改善する従業員もいるに違いない。しかし指導したが改善しなかった従業員もいるだろう。ここで見落としがちだが、指導を始めたが完了できなかった対象者もいることに目を向けてほしい。通常、自らの「評価」の対象には含めていないことが多いと想像するが、本当に効果があったということを客観的に認めてもらうた

めには、これらの対象者も含めた集団として評価する必要があることは重要な点である。なぜならば、結果を求めて厳しい指導を行えば行うほど、脱落する人が増えるからだ。このような途中脱落した対象者も含めた、集団としての平均値での評価となると、たいていの方は良好な結果をあげることは難しいと感じるのではないだろうか。

　二点目に移る。職場では、医療現場のように患者が自らやってきて、それらの「患者」だけに指導を実施する、というわけにはいかない。定期健康診断は、労働安全衛生法に基づく事業者・従業員双方にとっての義務であるから、基本的には全従業員が受診し、必然的に相当数の有所見者が発生する。したがって、例えば100人の有所見者のうち、10人だけ指導して10人改善したと主張しても、「残りの90人はどうなったのか」という指摘は免れ得ない。つまり、本来は100人の有所見者全員に対して指導を実施する必要があることは言うまでもない。これは一つの「ジレンマ」であろう。対象者を自らのリソース制約に合わせて絞り込めば、カバー割合を上げることができるし、一人当たりの指導時間も確保できるので指導した従業員への結果は期待が高い。しかし対象外から翌年に増悪する人を残すわけだから、仕事は終わらない。一方で対象者を多めに設定すれば、カバー割合も低下するだろうし、一人当たりの指導が希薄になり、指導した従業員の結果さえも期待しにくくなる。もちろん企業規模によって状況が異なりうるとはいえ、指導者一人当たりの指導人数に限界があることは認めざるを得ず、さらには経済的常識から見てその限界が低すぎれば、こうした指導の「費用」がきわめて高額になってしまい、企業は不要と判断するかもしれない。

　三点目として、期間の問題である。比較的濃厚な指導期間中およびその数カ月後までは、一定の対象者は血糖値を維持するであろう。しかし、1年後、2年後はどうであろうか。いや、私ならできるという方もおられるかもしれないが、臨床医学領域において血糖降下薬のような強力な武器を用いて治療をしている場合ですら、その経過は良くなったり悪くなったりするものである。指導だけで効果を維持し続けることは、相当困難であると言ってよいだろう。だからといって、濃厚な指導を継続しようとすれば、結局は二番目に提示した問題につきあたる。

　つまるところ、個人ではなく企業における従業員という集団を対象として、血糖値に対する保健指導を合理的な反論に耐えうる形で効果のあるものにすることは、至難の技と言えるのではないだろうか。

まとめ

　エビデンスからも、そして実感からも、本人の意向を尊重する形での健診・事後措置実施では、効果が期待しにくいことに納得いただけたであろうか。最終的に「効果を出す」ところまでの道のりにはいくつかの選択肢があり、実際の効果の大小は各事業所の状況で異なるだろう。本書はその基軸として、事業者および従業員の義務から構成した「業務としての」健康管理を、事業者と従業員の双方が実践することにより、より大きな効果を指向することを提言しているのである。

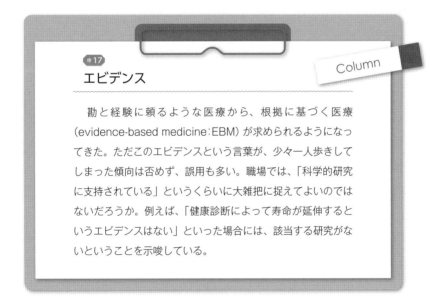

Column

*17 エビデンス

　勘と経験に頼るような医療から、根拠に基づく医療（evidence-based medicine：EBM）が求められるようになってきた。ただこのエビデンスという言葉が、少々一人歩きしてしまった傾向は否めず、誤用も多い。職場では、「科学的研究に支持されている」というくらいに大雑把に捉えてよいのではないだろうか。例えば、「健康診断によって寿命が延伸するというエビデンスはない」といった場合には、該当する研究がないということを示唆している。

第3章 健康診断・事後措置

part 4 健康診断・事後措置のまとめ

　これまで解説してきたような健康診断や事後措置の方法を導入すること
は、確かに一朝一夕にできることではない。実際の導入に際しては、まずは
人事担当者が十分に理解する必要があるし、その次には人事担当役員や社長
への説明も必要となるだろう。ここまでについては、特に健診の有効性とリ
スクマネジメントを主体とした説明で比較的うまく進めることができる場合
が少なくない。

　しかし意外に大変なのが、従業員への説明と従業員からの受容・理解であ
る。これまでいわば学校の保健室的な健康管理を享受してきた会社の従業員
の場合、こうしたドラスティックな考え方の変化に対して寛容でないことが
多い。とはいえこうした反応は、サービスの切り捨てと義務の増加に対する
当然の反応とも言えるもので、あくまでも希望制としつつも、これまでの健
康管理サービスは何ら変わらず提供され続けること、そして新たな義務に関
して影響を被るのは、これまで自己健康管理を怠ってきた不誠実な一部の従
業員であって、大半の従業員には特段のマイナス影響はないことを説明すれ
ば理解は得られるものと思う。さらに必要があれば、事業者への説明と重複
する部分はあるが、現状の健康診断・事後措置が、従業員個人に対してでは
なく従業員という集団の健康の維持については、有効に機能していない面が
あることも付け加えるとよいだろう。

　このような説明を従業員に個別に行っていくことは容易ではないので、上
記のような議論は通常は労働組合なり、従業員代表との話し合いのための想
定問答として活用することになるだろう。そのうえで、最終的には社内報等
によって周知することになるのであろうから、どのような説明が自らの会社
の従業員にとって受け入れやすいものとなるかについて、少しずつイメージ
を膨らませておくとよいだろう。

一気に導入するか、少しずつ導入するか

　このようにして、「業務的健康管理」に基づく健診・事後措置手法を導入
する下地ができあがった後に考えることは、法定項目すべてについて仕組み

を一度にすべて実施するか、それとも例えばこれまでも例に挙げてきたような、糖尿病のコントロール不良例に対する運転制限など、わかりやすいところから項目ごとに導入を進めるかである。

　答えはいずれでもよい。どちらの進め方も一長一短であり、それぞれの会社に合うほうでよいと思われる。ただし欠点は、前者の場合はすぐに全面的に撤回することになるリスクがあることであり、後者の場合は途中で止まってしまうリスクがあることである。どちらかと言えば、この判断においては、メリットよりもデメリットの比較において決定することがよいかもしれない。また実際に私たちが行っているパターンとして、2〜3年などしばらくの期間については血糖値など特定の項目についての試行を続け、該当する従業員については他の項目についても警告を発しつつ、予定されていたタイミングにおいて全面的に実施することも一案である。

検証作業

　PDCA（Plan-Do-Check-Act）サイクルでいえば、この仕組みに関わるCheck作業はとても重要である。これまで説明してきたように、事後措置を実施する基準は医学的情報を基礎にはしつつも、最終的な決定根拠は「仕事に支障がないかどうか」で行うことにより、事業者によるマネジメントを可能にするところにキモがある。とはいえ「仕事に支障がないかどうか」の基準であっても、そのときの時代背景等によって求められる水準そのものも変わりゆくことなども考慮すれば、どうしてもこの「基準」の見直し作業は避けられない。

　また事業者にとっても従業員にとっても、こうした最終的には業務命令として実施するような事後措置は、めったやたらと発動したいものではない。言い換えると、できるだけ措置対象になる従業員を減らしていくという、ポピュレーション・アプローチでもある。この点からは幸いなことに、当初設定した基準の該当者がいなくなれば、基準を再設定することで、またごく少数の対象者に対してさらなる改善を求めていくということも可能になるからである。したがって「基準」の見直しについては、当初より一定期間ごとに行うものとして仕組みに含めておくべきである。

第3章

健康診断・事後措置

着地地点

　目指すところを一言でまとめると、「従業員主体の健康管理」と（これを当然の前提とする）「自己健康管理意識の醸成」であろう。普通に仕事をしていて、いちいち就業規則を遵守しているか意識することはないが、そうはいっても適宜定められたルールの枠組みの中に収まっているかどうかは、従業員が意識するものであって、人事担当者が取り締まるようなものではない。これと同様に、従業員が自己健康管理を適正に行い、定期健康診断結果をもとにしてその管理状況を把握し、必要に応じて逸脱の可能性が懸念されるならば、健康管理室の保健師等に「自ら」相談するなどして機を逃さず対処する。

　健康管理室からとやかく言われるのは、残念ながらその逸脱が明確となった時であり、当然、指示には従わなくてはならない。ただし、従業員も支援する健康管理スタッフも、「基準」をクリアするために、同じ側に（味方同士として）ついて協力することができる。もちろんその目標は、「基準」をクリアすることを経由して、最大限の生産性を上げることで、お互いにぴったりと利害が一致する。こうして「基準」をクリアすることができれば、産業医も安心して「制限解除」を行うことができる、というわけである。

まとめ

　すでに何度も繰り返してきたはずであるが、最終的に重要な事業者と従業員の共通認識は、単に健康のためという「きれいごと」では、実際には集団としての従業員の健康状態を改善することはできず、これまでの定期健康診断やその事後措置は有効な対策となっていなかったという点を認めることである。そして、事業者にとっても従業員にとっても、健康を維持・確保することは、健康以外の観点からも当然に求められるものであり、これを達成するために一定の「制約」を合意に基づいて設けることで、結果的に健康状態の維持が可能になる、ということである。

　この点をきちんと共通認識として共有することができ、さらには改善結果をも共有することで、こうした手法は「ドライで世知辛い」というよりは、「スマートで当たり前」の対策であるという認識が、ごく一般的になることを期待している。

part 5 黄色紙・通知文による健診フォロー

理論と実践の間には必ず乖離がある。ここまでのPartで示したように、健診事後措置をリスクマネジメントの視点で理論的に構築したことで、これに続いた過重労働対策およびメンタルヘルス対策が、実践面でかなり大輪の花を咲かせたと言える一方で、健診事後措置にかかる具体的「ツール」となると、なかなか決め手を欠いていたのが実態である。

ツールとしての黄色紙と通知文

簡単に説明をすれば、黄色紙は健康リスクを総合的に評価したものではない（例えば循環器疾患発症リスクとして）。シンプルに単項目ごとに、何らかの将来の就業上の支障の発生の可能性を理由に、従業員に改善の要請を、言ってみれば「警告」の形で示したツールだ（その証左に、要休業を通知する「赤紙」もあったが、名称的な印象も扱いづらいことから、現在は使用していない）。これに対して通知文は、健診結果に有所見があることを文字通り通知し、改善結果を報告させる様式をセットにしただけのいっそうシンプルなツールである。両者の一番の違いは、前者は産業医や保健職が使用するもの、後者は人事担当者が使用するもの、という点だろう。

あらためて初版の健診事後措置を説明した章を読み返してみたが、「黄色紙」に関する直接的言及がない。黄色紙は、2000年ごろにはすでに運用していたはずのシステムなので、不思議な印象を持った。しいて言えば、パラダイムシフトに関する図の中で、何らの補足なく「黄色紙提出」とだけ掲載されていた。たまたま、連載でも初版でも取り扱わなかったのか、それとも黄色紙がそれほど完成されたシステムではないという自省もあったから取り上げなかったのかは、今となってはわからない。

一方で、その後2017年ごろに開発した「通知文」は、特に50人未満の企業でも活用できるほど、ある意味、ツールとしての機能性は高い。

第3章 健康診断・事後措置

171

黄色紙から思い起こされるもの

　改訂版執筆時点における産業保健上のトピックは、何といっても「化学物質の自律的管理」である。私（高尾）も研修会に参加し、演習ではCREATE-SIMPLE[32]のようなリスクアセスメントツールを使ってみた。俯瞰的にみれば、プルダウンで選択できる項目も多く、リスクアセスメント結果が出力されるだけでなく、改善対応策の前後評価、すなわちリスク低減措置の履歴も含めて、記録まで残せるという、至れり尽くせりのツールと絶賛したいところだ。しかし実際に慣れない立場で（そもそもリスクアセスメントの実務は化学物質管理者の業務となるわけで）このツールに接すれば、なんと最初にエクセルのセキュリティが解除できないという障壁にぶち当たる。さらに、混合物質だったらどうするのかなど、はっきり言えばわからないことだらけなのである。実際、"中級以上の産業医"が集まった研修会におけるグループワークで、しかもこの分野における第一人者である講師が対応してくれても、時間内には適切な結果を出力するに至らないというツワモノであった。

　何が言いたいか。黄色紙にも似たようなところがあったことを自戒している。結構よくできたシステムだと自画自賛していたが、多くの方がなかなか使いこなせるようにならないし、黄色紙の使用法のみに特化した親切丁寧なマニュアルがあったわけでもない（健康診断事後措置という広いくくりでのマニュアルはあった）。結果として、広く普及するには至らなかった。何よりも、該当者個人の中期の結果改善には寄与しえなかったという点は、課題として大きい。短期の効果としては、HbA1cが10前後のようなコントロール不良の糖尿病の従業員２名について、半年ほどの間におおよそ正常範囲まで改善できたとの事例を、学会発表などで報告したことはある。しかし当該２名のその後についてきちんとフォローアップしたわけではないが、おそらく中期での継続はできていなかったのではないか。また幅広に多くの従業員に黄色紙をバラまいてしまい、それにより従業員側も慣れっこになったためか、期待していたような健康行動を引き出すには至らなかった。

通知文のメリット・デメリット

　通知文方式を考えついた発端は、50人未満の企業の産業医業務をリリー

フ的に担当する機会があったことである。次の産業医に大きな負担（と負の遺産）を残してはいけないので、健診結果個人票を預かって、判定を手作業で記入するようなことをするわけには決していかない。可能な限り、人事担当者に自ら実行させるための方法を思案した。

　これぞ業務アプローチの真骨頂という気もするが、健診事後措置のあるべき原点に立ち返れば、要するに有所見の項目を、改善した（可能ならば正常範囲に収まる）結果で上書きすればいいわけだ。「誰がやるのか」、それは従業員自身以外にありえない。しかも「どうやってやるのか」は、人事担当者に医療的な部分の助言をできる余地はない。したがって、健診結果が有所見だという通知を行い、通常のビジネス文書と同じくゴールと締切を設定して報告を求めた。担当者は粛々と進捗確認を行い、許容（受領）できる報告書が提出された時点で、該当者個人の対応は終了、これを対象者全員に対して繰り返して当該年度の対策全体が完了される。対象者全員の対応を完了させるという能力においては、医療職は人事担当者にはまったくかなわない。さらに良いことは、人事担当者には、基準をオーバーした状態を許容できるかどうか判断できないので、基準をきっちり守る。基準設定については、衛生委員会等で労使での審議ができれば変更の余地はあるが、それが難しければ、いわゆる「正常範囲」を用いてもよい。

　デメリットや死角はないのか。一番は、やや乱暴な求めとなるため（例えば血圧を正常範囲にした測定結果を出すように指示するわけだから）、当該従業員が虚偽の申告をする可能性がないわけではない。もっとも、二年連続で該当した場合には、たとえ自己測定可能な血圧のような項目であっても、医療機関を受診したうえで（当然に費用も個人で負担する）、結果を証明できる書面を添付してもらうというセーフティネットは想定してある。しかしもっと重要なことは、そもそも「自分の健康のため」の対応であるのに、嘘をついて目先の事務手続きをくぐり抜けることに対して、真正面から向き合うことで、いずれは正攻法で対処する、すなわち血圧であれば降圧薬の服用という比較的手間のかからない方法をとることにつながるのではないか。もちろんそれまでの過程において、運動や食事の改善に取り組んでみるのもよいが、いずれにせよ「方法は問わない」というところがミソであろう。その他の短所としては、もし「完全に」企業側のリスクをヘッジしようとすれば、ほとんどすべての従業員に通知文を配付することになってしまい、短期的であれ無視できない作業量になってしまうことが挙げられる。この点につ

いては、社内における対策としてのインパクトも重視し、例えば「本年は高血圧撲滅キャンペーン」として、必ずしもすべての有所見項目にこだわらないという形で、要するに企業側としても一定のリスク受容はすることでコントロールできる。

さらなる先はあるか（必要性はあるか）？

　健康経営ブームなどと相まって、90年代後半に熱心に取り組まれた健康教育的な介入が復活しているような印象を持つ。しかしどんどん個別化しつつある現代にあっては、お節介としての負の側面が必ず目立つようになるはずだ。私たちは、もはや個人の健康に対する組織としてのお節介は、個人の自律的な健康管理を促すものを除いて、いやおうなく衰退していくものと考える。したがって、健康診断事後措置については様子を見守るつもりであり、これ以上のツール開発をする予定は今のところない。

　わが国の労働者にとっては、本来は労働者自身が管理する必要があるものを、職場に「丸抱え」してもらっていたと言える。職務を遂行する地位にある者として必須の能力といってもよい、①就業能力（→社内研修制度）、②資産形成能力（→企業年金）、③健康管理能力（→親代わりの健康管理）のいずれも、企業任せだったと言える。しかしながら、①については、いまやリスキリング、リカレント教育などと言っているが、結局は個人での対処が求められている。②にしても、同様だ。iDeCoなりなんなりで、あるいは副業をしてでも、自らで自分の老後の資金計画は作らねばならず、企業も国も資金不足に援助してはくれない。③の健康管理は、企業任せにして「失敗」したとき、たとえ業務上として金銭的に救済されたとしても、失われた健康そのものを回復してくれるわけではない。このことに、労働者自身がそろそろ気づかなければならない。自己健康管理に自ら主体的に取り組むべきときは、もう目前に迫っている。

part 6 健康情報の取扱い

日本の企業における健康情報の取扱いは「他国や世間一般の常識からかけ離れている」といっても過言ではないと思う。認識をいったんリセットし、あるべき姿を考え直すきっかけにしてほしい。

「親代わりの健康管理」

序章Part4でも触れたように、健診と事後措置では「親代わりの健康管理」を企業に義務づけている。具体的には、安衛法は企業に対して労働者の健診を年1回行うことを義務づけているだけでなく、会社が健診結果を労働者に断りなく勝手に把握し、必要に応じて医師の意見を確認するなどして（本人の求めもないのに）就業上の措置を行うことまで求めている。

毎年同じ対応をしていると違和感がなくなってしまうかもしれない。また基本的には、一連の対応は本人の健康を第一に考えているがゆえに、大きな問題にもならなかったのだろう。しかしながら昨今では、企業が従業員のプライベートに首を突っ込むことが疑問視されるようになった。同様の観点から、健康診断と事後措置のこの仕組みは、他国の、そして世間一般の感覚（かつては世間も当然と受け入れていたかもしれないが）からは大きく乖離していると言えるだろう。

要配慮個人情報と健康情報取扱規程

平成29年の個人情報保護法の改正により、要配慮個人情報という概念が追加された。個人の健康診断結果も要配慮個人情報に含まれる。要配慮個人情報は、原則として本人の事前同意がない取得は禁止されており、また第三者提供の同意についてオプトアウト方式、つまり一定の要件のもとで個人情報の提供を拒否しない場合に自動的に同意を取得したものとみなす方式は認められていない。この基準は、EUガイドラインをはじめとする国際標準にも沿ったものとなっている。

一方で健診結果は企業が従業員個人の同意なく取得している。この矛盾は

どうなっているのだろうか。カギは、平成31年の安衛法改正における健康情報取扱規程整備の義務化にある。指針[33] の中で、取扱規程にルールを定める必要がある情報は「法令に基づき事業者が労働者本人の同意を得ずに収集することが可能である情報」と「労働者本人の同意を得ることが必要な情報」の２つに整理された。そして前者の中に、健診の法定項目の結果や面接指導の結果を位置づけた。つまり健診結果（ただし法定項目に限る）を、従来と変わらず従業員の個別同意なく企業が取得できるように後押しをしてくれたのだ。

　ただし気をつけておかなければならないのは、あくまで企業が情報を取得することを認めているだけであって、それを第三者に勝手に提供することまでは認められていないという点である。例えば建設業では「グリーンファイル」と呼ばれる、下請負が現場に入る際に元請に提出する書類がある。その中の作業員名簿の一項目として、血圧などを記載することが求められるケースがある。ここに会社が勝手に健診結果を転記し元請に提出することは、まさに個人情報の第三者提供にあたり、労働者の同意がなければ認められない。なお元請側はこの問題を明確に認識しており、グリーンファイルに記載した情報は、下請側が従業員から同意を取得していることを前提とする文言を、名簿ファイルにしっかりと記載し、元請側がリスクを負わない形式となっている。

　また健診の法定外項目の結果や、健康相談の結果などは、労働者本人の同意を得ることが必要な情報に位置づけられている。

法定外項目の結果取得に関する想定問題

　個人情報保護と「親代わりの」健康管理は相反する面が多いにもかかわらず、後者に重点を置き今なお健診の法定外項目を増やそうとしている企業は少なくない。しかしながら、以上の背景を考慮すると問題が起こりうることに気づく。

①受診命令に応じなかった場合はどうする
　法定の健診は企業の受診させる義務だけでなく、労働者にも受診する義務が定められている。そのため企業は、ある程度の強制力をもって受診を命令することができるし、その命令が合理的であれば、受診しない場合の懲戒処

分も選択肢に入る。

　一方で法定外の健診については、どこまで強制力をもって命じることができるだろうか。確かに、就業規則等に定めがあり、合理性があると言える場合には、業務命令やそれに従わない場合の懲戒処分も有効だろう。しかし実際に個別の項目を見ていくと、はたして業務上との関連性があると言えるのか疑問符がつく項目のほうがはるかに多い。またそもそも企業にできることは受診命令とそれに従わなかった場合の懲戒処分だけであり、実際に受診を完遂すること自体は強制しようがない（従業員を無理やり健診機関へ連れて行って、受診させることは会社には当然できない）。なお、受診命令にもかかわらずそれを無視した従業員が健康を悪化させたというケースを想定すると、受診を命令した事実は、会社が安全配慮義務を尽くそうとした一要素としては考慮されるかもしれないが、それが十分な履行と認められる期待は低い。元より、健康診断は第一次的には従業員個人が自身の健康を管理するためのものであって、会社のためのものではないはずだ。会社の義務を尽くすための受診命令となると、違和感は拭えない。

②受診しても結果を提出しない場合はどうする

　続いて、仮に労働者が受診までは応じたとしよう。しかしながら、その結果の提出を拒んだ場合に、会社は提出することを命令できるだろうか。先ほど確認したように、法定外の健診結果は本人の同意なく取得することは認められない。もちろん、この同意は本人の真の自由意思に基づくものでなければならず、例えば「提出を命令し、同意しなければ懲戒処分する」といった状況下でなされた渋々の同意は、有効とは言いがたい。またストレスチェック制度においても「調査票に記入する際に、会社への結果情報提供の同意を取得してはならない」という点は記憶にあるだろう。つまり自分にとって「問題ない結果が出る」のか、「不利益が生じるかもしれない結果が出る」のかわからない段階で、前もって情報提供の同意取得はできない。換言すれば、本人が結果を見て、情報を会社に提供するかどうかをあらためて判断する機会を与えた上で、同意を取得しなければならない。これと同じように、受診する前から「いかなる結果であっても、会社に結果を提出することに同意します」といった約束をさせたとしても、その同意が有効と言えるかには疑義がある。

　要するに、たとえ受診命令を駆使して法定外の項目を受診させたとしても、

本人の（結果を確認したあとの自由意思での）同意がなければ、結果を適正に会社が得ることはできず、企業が受診させたい従業員全員の結果を取得することは、事実上不可能となるといってよいだろう。

まとめ

　このように、従業員の法定外項目結果を取得しようとした場合に、解消できない問題が発生し得ることが想定できる。また法定外項目であれ、その結果を会社が把握した場合に、安全配慮義務における予見可能性が高まる点も見逃せない。悪い結果を認識しつつ、病状を悪化させないために必要な措置を取らなかった場合に、安全配慮義務不履行として糾弾される懸念もある。つまり法定外項目の受診を完遂させることも困難なのに、結果を知れば会社はまたリスクを抱える。

　もちろんだからといって、これまで実施してきた法定外項目の実施を直ちにやめることを推奨しているわけではない。会社としては、法定外項目は福利厚生の一環、つまり受診するかどうかは従業員の自由とし、受診結果も会社は把握せずに受診したかどうかだけを把握し費用を負担する。こうした位置づけにすれば当座は足りると考える。そのうえで長期的な視点から、法定外項目そのものの取扱いをじっくりと議論するとよいだろう。

第4章

過重労働対策・ストレスチェック

part 1　解決しつつある課題

　冒頭からいきなりだが、本章で取り扱う過重労働対策とストレスチェックの二つについて、「解決しつつある」課題としてまとめて整理してみたい。労務管理として整理することで、健康管理としての過重労働対策はおおよそ終焉だと言われても違和感は少ないだろう。一方でストレスチェックについてはそれほどすんなりと腹落ちしないかもしれない。

過重労働対策の今とこれから

　健康診断事後措置・過重労働対策・メンタルヘルス対策を職場の健康管理の三大トピックと認識することが多い。しかしながら労務管理としての労働時間管理の側面を除き、純粋に健康管理として考えれば、過重労働によって生じる脳血管疾患・心疾患の予防は健康診断および事後措置でカバーされるし、精神的不調の予防もメンタルヘルス対策に含まれる。その意味で、確かに健康管理としての過重労働対策は、もうとっくに「解決していた」課題ということもできる。

　加えて、過重労働の現状・実態というものに目を向けたとしても、2024年からは、当初5年間は猶予された医療機関における時間外労働の取扱いについても、少なくとも「上限」が導入される見通しとなった。また医療機関に対して実効性のある対策とするための常套手段としての、保険診療上の資格要件とうまく組み合わせることで、効果も一定程度期待できると言っていいのだろう。もちろん、医療機関だけが最後の砦ではない。中小企業における状況（特に伝統的に労働時間の削減が困難であった業種）や、副業の解禁に伴う問題は、なお別の形で残ることは念頭においておかねばならない。

　しかし個別の問題は別として、社会の大きな流れとしては、時間外労働が増加に転ずるような状況はなかなか想像しがたい。したがって、改訂版のさらに10年後を見通したときには、過重労働の問題はおおよそ解決しているものと期待したい。

ストレスチェック制度の今とこれから

　制度の導入当初は、一人当たり1,000円前後であるにせよ予算が動いた。それにより、従業員一人当たり予算に明確には計上されていなかったメンタルヘルス対策の本体を、ストレスチェックが飲み込まんがばかりの勢いもあったように感じた。しかし単価の下落、そして何より実施を担っている人事担当者としては、すでに「慣れた（浸透した）」制度として、それほどの対応上の労力を要しない状態に到達したのではないか。実施者・実施事務従事者などについてもおおよそ同様であって、言葉は悪いが「こなし仕事」として、特に苦慮はしていないというのが正直なところであろう。

　掘り下げれば、受検の自由・結果情報提供の自由という形で、一般健康診断とは異なり労働者に自己選択の余地を与えたことで、制度そのものはじつはきわめて複雑なものになっている。さらに情報の取扱いなどの点において、留意すべきポイントは多数残ったままである。例えばもう忘れられてしまっているようにも思えるが、結果の情報を事業者が取得する際の従業員の同意についても注意事項があった。オプトアウトという形で、情報取得の包括的な通知に対して異論を唱えなければ同意とみなす方法は採用できないし、問診票に入力する時点、すなわち結果を本人が確認する前に同意取得することも認められない（第3章Part6参照）。

　実態としては、産業医等を実施事務従事者として設定することで、こうした同意取得を迂回して、事業者として結果を知っているような知らないような曖昧な（まさに日本的な）状況で、それなりに困っていない変な均衡状態に至ってしまったようである。

過重労働対策とストレスチェックに共通するもの

　何と言っても一番の共通点は、いずれもばく露（原因）が消退しつつあることだろう。2000年ごろであれば、21時過ぎであっても従業員がそれなりの数、在席していたことも珍しくなかったし、産業医としてその事実を現認していることも問題と言えば問題だった。それが今では、時間外労働は悪の権化のように否定されつつあり、総労働時間も統計上右肩下がりだ。同様に上下関係からなる仕事のストレスも減少基調にあるといえるのではないか。職場における上司側の言動も、パワハラが強く意識されるようになり、相当

に慎重なものになったのも間違いない。他の同僚の目前で、大声で叱責するなどという状況は近年お目にかかることはないし、想像することも難しくなりつつある。それが行き過ぎた結果か、近年の上司のお悩みは「どのように指導すればパワハラになりませんか」である。裏を返せば、それだけいまの部下には、上司からの「厳しい指導」による負荷はかけづらい環境にあり、このことが、これまでと違った問題も生じさせている（実際に若手の中には、自身の所属する会社において、指導が不足しすぎていて自身の成長につながらないので転職したいという考えもあるという）。

　また大切なポイントとして、三管理（作業環境管理・作業管理・健康管理）の優先順位の明確化が挙げられる。すなわち、これまで医療職を中心に健康管理主体で行われてきた水際対策的なアプローチは、そもそもばく露がない、あるいは少なければ非常に効率が悪く、さらに実施する意義があるのか誰でも疑問を持つ。これに対して、作業環境管理、特にばく露低減を主たる対応の軸とすることは、ある意味きわめて本質的でもある。

　その点で、過重労働対策においては時間外労働をなくせば、（1日8時間週40時間労働の健康影響がどうなのかは別として）ばく露がない以上、過重労働による健康障害の発生を心配する必要もない。同様にストレスチェックにおいて、ストレッサーがない、または少ないのであれば、たとえストレス反応を訴える労働者がいたとしても、それは業務外の要因によるものではないかという整理にもなるし、やはりばく露低減対策に主眼がおかれることになる。

まとめ

　個人的には、「産業医の要らない社会」を目指したいと考えている。その真意は、従業員の健康問題に支援的に関与する医師や医療職が不要だと言っているのではない。本書のタイトルどおり、従業員自身が主体的に健康管理を行えば、少なくとも会社側からのお節介的な介入のような健康管理が不要になる、そうした方向をあるべき姿として考えてはどうかということだ。

　最近では着目されにくくなったが、まさに「親代わりの健康管理」の代償として、退職後に自身の健康管理ができない労働者に対して、「退職前セミナー」のテーマに、自己健康管理が含まれていた時代もある。労働者としての比較的中長期にわたる期間の中で、ゆっくりと自己健康管理スキルを身に

つけることは、こうしたギャップを事後的に埋める妙な対策よりも本質的ではないか。

　ストレスチェック制度については、活用に対してやや消極的な説明が多いかもしれない。一方で、健康診断・事後措置などとの対比でみれば、これまで受診が義務づけられ、結果も同意なく把握されていた健康診断とは異なり、ストレスチェックについては受検の自由も結果情報提供の自由も認められた。つまり、今後、「自律的な」健康管理に向かっていくための必要な過程とみなすならば、良い転機と見なすこともできよう。

第4章　過重労働対策・ストレスチェック

part 2 過重労働に関するエビデンス

　本Partでは、いわゆる「過労死ライン」に科学的根拠がないことについて、長時間労働と冠動脈疾患・脳血管疾患・うつ病発症の関連性に関するいくつかのエビデンスを紹介する。

そもそも「過労死ライン」は間接的な推論

　単月100時間以上、過去2〜6カ月の平均80時間以上の時間外労働を過重なものとし、これらを「過労死ライン」と呼ぶようになったのは、平成13年（2001年）の「脳・心疾患の認定基準」（平成13年12月12日付け基発第1063号）から始まり、平成18年（2006年）の「過重労働による健康障害防止のための総合対策」にかけてであろう。ところがこの当時は、労働時間（または時間外労働時間）と脳疾患との関連を示す直接的な研究結果はまだなく、心臓疾患との関連についての研究も3つほどしかない[34]。

　そこで、睡眠時間と脳・心臓疾患との関連を示す多数の研究結果に、社会生活基本調査（総務省）と国民生活時間調査（NHK放送文化研究所）による日本人の一日の平均的な生活時間を当てはめ、1日4時間（月80時間）の時間外労働≒1日6時間の睡眠が確保できない状態、そして1日5時間（月100時間）の時間外労働≒1日5時間の睡眠が確保できない状態との前提に基づき、間接的に過重労働と健康障害の関連を示したものなのである[35]。

　つまり、過重労働対策における時間外労働削減の必要性を示す医学的・科学的根拠は、労働時間を減少させる政策を促進するための「後付け」であったといっても、過言ではない。換言すると、時間外労働が月100時間で人が亡くなると言われても、団塊の世代の方等はピンと来ないものであるが、その直感はそれほど間違ってはいない。

冠動脈疾患・脳血管疾患の発症

　2015年のIPD-Work Consortium[36]による報告によれば、冠動脈疾患については、三大危険因子等を調整すると週55時間以上（すなわち月60時間以

上の時間外労働に相当）の労働により、相対危険度が1.08(95%信頼区間：0.94-1.34)であり、脳血管疾患については1.30(1.05-1.60)であった。つまり脳血管疾患ではリスクが30%増となるが、冠動脈疾患については統計的に有意なリスク上昇は認められなかった（ただし、低職位の労働者については、相対危険度がおおよそ2であった）。

　2020年のWHO/ILOによるJoint Estimates[37, 38]でも、冠動脈疾患および脳血管疾患についての結果はほとんど変わらない。週55時間以上の長時間労働による冠動脈疾患の相対危険度は1.08(0.93-1.25)、脳血管疾患に対しては1.35(1.13-1.61)であった。後述するコメンタリーにてKivimäkiらも指摘しているように[39]、そもそも対象として含めた研究がおおよそ同じなのだから、当たり前と言えば当たり前でもある。

　しいて言えば、週55時間以上のカテゴリだけでなく、週41～48時間、週49～54時間なども検討していることから、例えば後者は36協定の目安となる月45時間の時間外労働（週あたりの労働時間に換算すると50.4時間）に対する示唆をもたらしてくれているという点が違っている。とはいえ結果としては、週55時間以上のカテゴリ以外ではリスク上昇は認められず、IPD-Work Consortiumによるこれまでの知見に、特に何か新しい情報が加わったわけでもない。

　ところがやや不可思議な点がある。冠動脈疾患に関して、IPD-Work Consortiumは統計的に有意なリスク上昇は認められなかったと結論づけていたのに対し、WHO/ILO Joint Estimatesは、週41～48時間、週49～54時間については「有害性について不十分な証拠」と述べたものの、週55時間以上については、上記のような結果にもかかわらず「有害性について十分な証拠」があるとしているのだ。これに対してKivimäkiらは、"Conclusions are not supported by the evidence"と題してコメンタリーを出版した[39]。具体的には、メタアナリシスに含めた研究の質がsuperior-quality（質が高い）場合には上記の統計的に有意ではない結果であるのに対して、lower quality（質が低い）研究の場合には1.20(1.01-1.41)と「ギリギリ」有意な結果となっており、これを根拠に週55時間以上の長時間労働が冠動脈疾患に対して「有害」であると述べている点を指摘している。質の低い研究のほうが、一般的にみても過大な推定結果を導きやすいことを鑑みれば、やはり週55時間以上の長時間労働と冠動脈疾患の関連は認められなかったとすべきであり、その点で私（高尾）もKivimäkiらの指摘に同感である。しかしながら、すでに

指摘した低職位労働者におけるリスク上昇はWHO/ILO Joint Estimatesでも同様に認められており、その点を考えれば単純に「長時間労働は、冠動脈疾患のリスクを上昇させない」と言い切ってしまえるものでもない。

　また今回は、発症と死亡を分けてリスク評価しており、週55時間以上の長時間労働について、脳血管疾患死亡のリスク上昇は認められなかった点も、合わせて確認しておきたい（相対危険度1.08(0.89-1.31)）。

うつ病発症

　これまでうつ病に関しては、メタアナリシスができるほどの研究成果の蓄積がなく、うつ症状（2011年）とうつ病発症（2012年）をアウトカムにした英国の国家公務員のフォローアップ研究であるWhitehall Ⅱ Studyを紹介していた[40, 41]。1日7～8時間の労働者と比較して、11～12時間の労働者（1日あたり3～4時間の時間外労働、つまり月60～80時間の時間外労働相当）において、うつ病発症の相対危険度が、2.52（1.12-5.65）であった。ただし、うつ症状を扱った前者の研究において明らかな男女差が報告されており、女性では労働時間がうつ症状を増加させたが男性では関連がなかったことも加味する必要がある。後者の研究においても、女性のほうが2倍ほど発症リスクは高かった。

　さて、2021年のWHO/ILO Joint Estimates[42] が示した結果としては、長時間労働とうつ病の発症に関して、リスク上昇は認められなかった。これは週41～48時間、週49～54時間、週55時間以上の全ての労働時間カテゴリにおいて同様で、特に週55時間以上でも相対危険度は1.08（0.94-1.24）と、Whitehall Ⅱ Study単独の結果と比較して大きく減弱している。

留意点

　WHO/ILOの推計は正式には"Joint Estimates of the work-related burden of disease and injury, 2000-2016"といい、その全体像はさまざまな職業性リスク因子へのばく露によって当該期間に全世界でどれだけの人数が死亡し、また障害を負ったかを算出することである。すなわち、19のリスク因子の「一つ」として「長時間労働へのばく露」が評価されたのであって、他のばく露としてはアスベストや化学物質、職業性の負傷などが挙げられている（WHO

のWebサイトでは、これらのリスク因子や、それによって発生する疾患を選択することで「見える化」できるツールが紹介されている[43]）。

例えば「長時間労働によって、虚血性心疾患および脳卒中で亡くなった人の数が2016年に74万5,000人（2000年比29％増）」というような推計値を算出することが、より大きな目的だったといえるわけだ。この場合、相対危険度の点推定値と有病割合を用いて、人口寄与危険度という指標を算出する。ここでの詳細な説明は省略させていただくが、この計算に際して点推定値がわずかでも上昇していれば、世界全体の労働者人口のような相当に大きな数字と掛け算することで、たとえ統計的に有意でなくてもインパクトのある数字をはじき出すことができるのだ。つまり週41〜48時間、週49〜54時間のカテゴリについては「有害性について不十分な証拠」なので計算対象外とした一方で、週55時間以上については「有害性について十分な証拠」があるから計算対象として含めたという理屈である。

これから想定しておくべきこと

紹介したデータはいずれも「1日8時間、1週40時間」に対する相対的な影響として示したものであるが、そもそも1日8時間が健康に良いのかどうかということは検証されていない。

産業革命時期のイギリスにおいて、1日10時間以上働かされていた状況に対し「仕事に8時間を、休息に8時間を、やりたいことに8時間を」という労働時間短縮運動のスローガンの下、1日8時間を要求した結果にすぎない。さらに言えば身体労作を主体とする、いわゆる肉体労働に対するアイデアであって、現代の事務作業中心の1日に適用できるものかも定かではない。

世界全体をめぐる長時間労働規制の動きに応じて、その政策のために「健康に良くない」というエビデンスを蓄積することは確かに一定の意義がある。しかしながら、狭義の意味での「健康」を脇に置いて、ワーク・ライフ・バランスの観点から考えても、長時間労働が労働者の私生活の享受に対する拮抗要因であることは間違いない（人には等しく1日24時間しか与えられていないわけであるから）。つまるところ、週5日の労働日数で割れば週55時間以上の労働時間は1日11時間に相当する。さらにわが国の大都市部のように一般的な往復2時間程度の通勤時間を加えてしまえば、睡眠時間を差し引いた私生活に充当できる時間がそもそも「あまりない」という状況につい

て、改善を考えることも重要であろう。

まとめ

　月60時間以上の時間外労働は、脳血管疾患リスクを上昇させる。労働者全体としては冠動脈疾患リスクではないが、低職位の労働者では注意する必要がある。長時間労働がうつ病のリスクである明確なエビデンスは今のところない。

part 3 時間外労働の上限規制

変わりゆく時間外労働の上限規制

わが国の労働時間に関する規制は大幅に、そして目まぐるしく変化している。特に時間外労働の規制という点では、初版刊行時である2014年（平成26年）と改訂版（本書）刊行時である2023年（令和5年）との間には、時間外労働の上限規制を罰則付きで行うという大変革があった。

この改正は、過重労働対策は労務管理であるという本書の立場からも非常に重要であるため、あらためて整理しておきたい。

改正前の時間外労働上限規制

時間外労働上限について罰則付きの規制は、2016年（平成30年）に制定された、いわゆる働き方改革関連法において設けられた。それまでの時間外労働上限規制は、規制といっても強制力に乏しく、後述する抜け道の存在のために「実質的には青天井」と揶揄され、過重労働の原因とも評される規制であった。

というのも改正前の労基法では、1日8時間・週40時間の法定労働時間を超えた時間外労働について、まず絶対的な上限時間が定められていなかった。加えて二段階で時間外労働を許容することで言ってみれば何でもアリを実現するめくらましのような構造になっていた。丁寧に見ていくと、以下のようなものだ。第一段階として、36協定を締結すれば、労使で決めた範囲内で時間外労働をさせることができた。厚生労働大臣の告示(限度基準告示)によって、月45時間・年360時間という限度は一応設定されていたが、罰則がなく、単に行政指導の対象となるにとどまるものであった。加えて第二段階として、いわゆる「エスケープ条項」と言われる特別条項を締結することで、この限度時間を超えることも許容されていた。こちらは定めさえすれば事実上青天井であった（過労死ラインとされる、月100時間超の上限設定すら珍しくなかった）。実際の時間外労働時間が、36協定や特別条項で定めた限度時間を超えてしまうと、労使の問題には留まらず、労働基準法（第32

条）違反になってしまい、例えば企業名公表の対象にもなるので、それを回避するため余裕を持った上限を設定していたという事情は、大企業においてもあったようだ。ただ、それをまねした子会社などの現場では、「明文化された限度基準」なのだから、それで良いという安直な理解を後押ししてしまった面もあった。表に出てくる事件などを見ていると、実際に100時間を優に超える（300時間と定めたところがあったことは衝撃的でもある[44]）、まさに規制の抜け道をかいくぐって、かなりの長時間労働となっていたケースも珍しくなかったのが実態だったようだ。

改正後の時間外労働上限規制

働き方改革関連法により、時間外労働の上記規制は次のように見直された。

> ① 時間外労働の上限は、法律上の上限として月45時間・年360時間であり、臨時的な特別な事情がなければこれを超えることができない。
> ② 臨時的な特別な事情がある場合でも、次の制限がある（これが特別条項による定め）。
> 　ア　時間外労働は年720時間以内
> 　イ　時間外＋休日労働は月100時間未満
> 　ウ　時間外＋休日労働は2～6カ月の各平均が全て1月80時間以内
> 　エ　時間外が月45時間を超えることができるのは年6カ月まで
> ③ ①②に違反した場合には、罰則が科されうる。

大きな改正と言われるゆえんは、日本の法律上初めて、罰則付きで時間外労働の上限規制を設定したことにある。労務管理の工夫・改善によって過重労働対策を徹底しなければ、罰則の制裁を受けることになったわけだ。

また見直し前には、時間外労働の上限規制を表面的に守るために、一部の時間外労働を休日労働扱いとして逃れようとするケースもあった。やや細かい話にはなるが、労基法が定める休日は1週に1日（または4週4日）であり、それを超える法定外休日における労働は労基法が定める「休日労働」ではなく、週40時間を超えた「時間外労働」である。しかし法定休日の指定を工夫することで、これを休日労働とすることができ、上限規制を回避できたのだ（もっとも、休日労働ができる日数も36協定で決めるので、休日労

働であればいくらでもできるというわけではなかった。また通常25%増の割増賃金で済む時間外を、35%増の休日労働で支払うわけだから、経営的に余裕のある大企業にしか使えない奥の手であった）。今回の見直しにより、時間外労働と休日労働を合わせた労働時間を対象とするようになり、より実効的な規制となった。

　なお上記規制は、実際に上記基準をギリギリ守って時間外労働等をさせた場合において、労災の該当性を否定してくれることを約束してくれているわけではない点には注意したい。当たり前だが、この時間を守れれば労務管理として正しいということではない。

適用除外に関する動き

　改正後の規制は、大企業について2019年（平成31年）4月1日から、中小企業については2020年（令和2年）4月1日から適用されることとされており、本書改訂版刊行時においては、すでに中小企業についても適用がなされている。特に、月60時間以上の割増50％の中小企業への適用も2023年4月1日に始まったことの影響は無視できないだろう。

　2024年4月1日までは、建設事業、自動車運転の業務、医師等については上限規制の例外として、適用が5年間猶予されていたが、今後はそれぞれ上限規制が設けられる。細かい内容にはなるが、まず建設業については、基本的に一般企業と同じ上限規制が適用されることとなるが、災害の復旧・復興の事業については、前述②のイとウの規制は適用されない。続いて自動車運転の業務については、②のアの上限時間が年960時間となる一方で、イ～エの規制は適用されない。医師については、A水準、B水準など、医療機関ごとにさらに細かく規定されることになっていて、やや複雑であるがごく簡単に説明すると、基本的には月100時間・年960時間の上限が設定され、一部の医療機関については、年1,860時間という上限が設定されることになる。

　一つ言えることは、本書初版刊行時には、どの企業においても重大な問題とされてきた長時間労働の是正というテーマは、改訂版現在、法律上の罰則付き規制という網を被せられたことで、問題解消に向けた動きが加速しているということだ。一部業種の適用猶予も、働き方改革当時の長時間労働の実態や、人手不足の状況、そして規制がもたらす社会への影響を考慮したという説明に無理も嘘もなく、あくまでも一時的措置にすぎないことから、エス

ケープ条項のような抜け道にはなりえない。実際のところ、高止まりしたように見える医師の上限規制も、2035年度いっぱいで終了することを目標としており、労働時間短縮の流れは今後も続いていくだろう。

まとめ

　以上のとおり、過重労働の是正は、罰則付きの上限導入という形で、強力な規制が行われるようになった。もっとも、労務管理によって過重労働を解消するためには、賃金体系や雇用制度そのものについての再検討も必要な要素となる。

　この点、「労働者の仕事への意欲や態度といった主観的な要素を重視していく『能力主義管理』によって、労働者は仕事に全力投球を求められ、これが長時間労働のような弊害を伴いながらも、企業の発展に大きく貢献したことは間違いありません」[45] という指摘は、わが国の「これまで」の議論としてはうなずける。無限定正社員は、限定されたジョブではなく、「能力」や「勤務態度」によって賃金額を左右されてきた。そのような雇用制度のもとでは、最後まで職場に残り、上司に頑張っている姿を見せることが合理的な行動であり、またそうした正社員である（多くは）夫を支える専業主婦という構図も、必然だったと言えよう（なおここで言う「能力」は、あくまでも日本的な文脈における「潜在的な職務能力」のことを指しており、仕事の成果と直結しうる「目に見える職務能力」ではないことに留意する）。

　時間外労働の規制が社会の構造に合わせてこれからもなお変化していくなかで、労務管理のシステムそのものも、時代に合わせて変化していくべきであることは間違いない。

part
4
副業・自己研鑽の取扱い

　働き方改革の一環として、副業・兼業（以下、副業）の解禁が進められている。2018年には、厚労省からガイドライン[46]が出され、モデル就業規則からも副業禁止の規定が削除された。従来は一つの会社での業務に専念することが一般的であり、場合によっては副業の余地の無い働き方さえも、それほど珍しいものではなかったが、状況は変わりつつある。なお本Partでは、労働契約締結の時間的順序により先を「本業」、後を「副業」と表現し、基本的には本業のほうが労働時間が長いケースを想定する。

二つの健康管理で整理すると…

　まず、いつもどおり医療的健康管理と業務的健康管理の視点から副業の問題を整理する。

　医療的には、本人の副業をしたいという希望は尊重する（極論をすれば、本業において健康確保のために時間外労働を制限している場合であっても、副業を強制的には禁止できないと考えてしまう）。ただ長時間労働により、本人の健康障害が発生することはなんとか防ぎたいと考え、例えば副業先の労働時間の管理まで、本業企業が行おうとする。

　一方で業務的には、本業に支障がないのであれば、勤務時間外に何をしようが労働者本人の自由であり、企業は関知すべきではない。これは副業でも同じことである。また副業をどのくらいの時間行うか、どのような働き方をするかについても同様に、本人の主体性に任せるべきである。ただし本業に支障が生じるのであれば、いかにプライベートの問題と整理するのであっても許容はしない。

ガイドラインで示された労働時間管理の方法

　ガイドラインを少し詳細に見てみよう。裁判例をも持ち出しつつ、勤務時間外の時間をどのように使うかは労働者個人の自由であり、「原則、副業・兼業を認める方向で検討することが適当」としている。ただし、本業の労務

提供に支障がある場合・秘密が漏えいする場合・企業の名誉や信用を失う場合・競業により企業の利益を害する場合などは、例外として禁止することも考えられる、としている。

　また労働時間については、従来から労働基準法第38条第1項で、異なる事業場であっても通算することが定められていた。そのため、副業を行っている場合、副業先の労働時間も通算して管理することが原則とされている。

　具体的には、まず36協定で定める限度時間（1ヵ月45時間、年間360時間、前Part①）および特別条項で定める年間の限度時間とその回数（年間720時間、ただし特別条項の適用は1年につき6ヵ月以内、前Part②のアとエ）については合算されず、企業ごとに定めて別々に管理することとなる。その一方で、長時間労働を回避するためには、労働者個人の実労働時間の管理が肝となる。よって、労働時間の上限規制で設けた、単月100時間、2～6ヵ月の平均で80時間（前Part②のイとウ）という時間外労働の上限については、合算して管理することが求められる。

　続いて日々の労働時間に関しては、①本業の所定内労働時間、②副業の所定内労働時間、③その日において先に行った所定外労働時間、④後に行った所定外労働時間という順で足していき、法定労働時間を超えた分は、その労働をさせていた企業の時間外労働となり、割増賃金が発生する。

　一読してもよくわからない説明だが、本業・副業ともにパートタイム勤務を想定すると、少しわかりやすい。①が5時間で、②が4時間である場合、副業先としては、本来は所定労働時間のすべてが、法定労働時間に収まるはずが、1時間の時間外労働が発生することとなる。一方で本業先としても、③は本来3時間までは法定の時間外労働にはならないはずだが、②があることで時間外労働となってしまう。

　ただ、副業の勤務日数が多い場合に、特に③と④の計算がかなり煩雑になるため、簡便な労働時間管理の方法である「管理モデル」が示されている。これは、単月100時間、2～6ヵ月平均で80時間の枠を超えないように、各企業が労働時間の上限を設定して管理し、かつ本業の企業はその企業における法定外労働時間の労働部分だけ、副業の企業はその企業における労働時間の全部を時間外労働であるとして、36協定の時間内に管理するとともに、割増賃金の支払いをするというものである。特に本業としてフルタイムの勤

務をしている場合は、こちらのほうがわかりやすい。

健康管理時間は対象外

　時間外労働の上限管理および割増賃金の支払いの取扱いは以上のとおりであるが、健康確保措置の実施対象者の選定にあたっては、本業先が副業を指示したものでない限り、副業先の労働時間については通算されない。そのため、仮に本業の企業が副業を許容したとしても、それが指示したものでない限り、過重労働面接の対象者が急増することはない。

　ただしお節介なことにガイドラインでは、「使用者が労働者の副業・兼業を認めている場合は、健康保持のため自己管理を行うよう指示し、心身の不調があれば都度相談を受けることを伝えること」を適当とし、さらには「副業・兼業を行う者の長時間労働や不規則な労働による健康障害を防止する観点から、働き過ぎにならないよう、例えば、自社での労務と副業・兼業先での労務との兼ね合いの中で、時間外・休日労働の免除や抑制等を行うなど」の措置をも適当としている。

　しかし、副業が従業員の希望によってなされるものである以上、心身の健康を維持しながらそれに取り組むことは、従業員自身がすべきことに他ならないはずだ。例えば繰り返し怪我をして業務に支障を生じさせるようなプライベートの趣味は、会社が禁じなくとも本人が自主的に控えるのが従業員としてのあるべき姿だろうし、仮に業務に支障を来した場合、会社としては処分や人事上の低評価を行うべきであることと、同じである。

　加えて、本来は業務の都合により会社が命じることができるはずの時間外労働が、副業により制約が生じる可能性がある。繁忙期に、Aさんは副業をしているから時間外労働はなし、代わりに副業をしていないBさんが時間外労働を命じられる、というおかしな事態にもなりかねない。

　元をただせば、副業に従事できるようにするために、本業の時間外・休日労働の免除や抑制が必要な状態は、そもそも本業への支障が生じているわけであり、認めるべきではないだろう。

　またあまり大きくは扱われていないが、労災認定における過重労働の判断については、「複数就業者の就業先の業務上の負荷を総合的に評価して労災認定を行うこととした」とある。つまり、仮に本業では法定外どころか所定外労働すらなかったとしても、副業も含めた総合的な評価で、労災認定がな

される可能性は否定しないということだ。労働者保護の観点から、こうした考えがとられる（かつそれぞれの事業場では、全額事業主負担で、保険料を負担する）ことは一定の整合性はあると理解はできる。ただこの点は、場合によっては今後大きな落とし穴になるかもしれない。

　さらに言うまでもないが、安全配慮義務は、いずれの就業先も負うことになる。副業を容認している本業先が、副業先での過重労働について過失を問われる可能性があるのか。議論は尽きない。

親代わりの労働時間管理

　なお労働時間を通算しないといけないのは、副業も労働者として行う場合に限られる。例えば個人事業主などの非労働者として副業を行う場合は、労働時間の通算は行われない。また「労働」ではなく、例えばキャリアアップのために社外で行う自己研鑽であれば、当然通算は行われない。仮に、寝る間も惜しんで長時間の勉強をした結果、体調を崩したとしても、本人の責任として扱われる。

　すると、なぜ労働者としての副業だけ、いわば親代わりの労働時間管理を求められるのか、疑問が残る。副業解禁を奇貨として、工場法の時代から脈々と続く労働時間管理という呪縛を解き、労働者の主体性を尊重する現代的な働き方（例えばどれだけ長く働いたかではなく、どれだけ成果を上げたかを重視する制度等）へとシフトすることを期待していたが、残念ながらそのような期待はかなわないようである。

　なお個人的には、労働者側の都合もあるだろうが、労働者としてのいわば時間の切り売り的な副業はお勧めできない。就業時間外の時間や休日は、労働に伴う疲労からの回復という趣旨があることからも、本業の生産性が低下する、広く言えば本業に支障が生じることが懸念される。少なくとも、副業を推進するメリットである、スキルの活用であるとかスキルアップにはつながらない。そのため、副業を許可制にする場合、そうした副業は認めるべきではないと考える。

　一方で、特に非正規雇用の従業員などが、生活の原資を稼ぐために副業で長時間労働を余儀なくされるケースなどが想定される。時間から成果へという根本的なパラダイムシフトがなされないまま、あるいは社会全体の諸制度の議論をしないまま、自己責任主義の流れに副業促進を位置づけることで、

弱い個人が過重労働に陥ることはあってはならないだろう。

勤務医の自己研鑽と労働時間

　本Partのもう一つのテーマである自己研鑽であるが、特に勤務医の自己研鑽は労働時間との兼ね合いが問題となっている。医師の働き方改革に関する検討会[47]では、「医学は高度に専門的であることに加え、日進月歩の技術革新がなされており」、「医師は、その職業倫理等に基づき、一人ひとりの患者について常に最善を尽くすため、新しい診断・治療法の追求やその活用といった研鑽を重ねている」と、医師の特殊性を指摘している。また実態としても、上司から自己研鑽をするよう指示があったり、情報の閲覧が病院内に限られるために働く場所で自己研鑽をしていたり、自己研鑽中に患者の急変で呼び出されたりするなど、労働と自己研鑽との境がかなり曖昧である。

　これに対して通達[48]が出され、研鑽の労働時間該当性を明確化するための手続きについて、一定の考え方が示されている。この中では労働に該当しない研鑽を行う場合には、①本来業務及び本来業務に不可欠な準備・後処理のいずれにも該当しないこと、②当該研鑽を行わないことについて制裁等の不利益はないこと、③上司として当該研鑽を行うよう指示しておらず、かつ、当該研鑽を開始する時点において本来業務及び本来業務に不可欠な準備・後処理は終了しており、本人はそれらの業務から離れてよいことを確認すること、が示されている。裏を返せば、これらを明確にしない場合、結局は研鑽だと考えていたものが事後に労働とみなされる可能性が相応にあるとも言える。そのため、病院内の手続きを示したり、院内の職員に周知をしたり、あるいは白衣等を着替えさせたり、自己研鑽をする場所を病院外の別の場所に用意したうえで指定したりするなど（この点で大学病院などが市中病院勤務医師の研鑽場所として活用されることは案外良いアイデアかもしれない）、適切な運用のための工夫をすることも求められている。

　なお一般的な企業の場合、業務時間外の自己研鑽は労働時間ではないと言って、おおむね差し支えない。ただし、上記で示された考え方を踏まえ、自己研鑽の労働時間該当性を極力排除する運用が望ましいことは言うまでもない。

part 5 ストレスチェック制度

本章Part 1でも触れたように、ストレスチェック制度については、特に大きな問題は発生していないという会社がほとんどだろう。とはいえ、初版発行後の職場の健康管理に関する新たなテーマとしては、外すことができないものであり、簡単な内容にとどまるが触れておきたい。なお詳しい内容については、拙著「完全攻略！もう悩まないストレスチェック制度」（労働新聞社、2016年）を参照いただきたい。

（1）制度の取り組み方

3つの落とし穴

問題点を列挙すれば、（1）安衛法そのものの「過保護的」枠組み、（2）個人対象のチェックと集団分析、（3）チェックと事後措置の時間的順序、となる。安衛法そのものが、事業者を親代わりと見なしているといってもよいぐらいに労働者保護的であることはすでに指摘した（序章Part 4）。また本点にかかる考察はすでに「保健師ジャーナル」にまとめたので、参照されたい[49]。要するに、受検の自由と報告（結果情報提供）の自由を労働者に担保する以上、事業者義務に基づく受け身的な実施ではなく、労働者自身による主体的な実施でなければ成立しえないという根源的な問題に向き合え、ということである。

個人評価と集団評価

ここで指摘したいことは、個人へのストレスチェックを実施し、同時に個人の結果を部署単位で「集計」することで集団分析を行うことができるはずだというのは「思い込み」であることだ。換言すれば、「一度のストレスチェックで個人評価と集団分析をまとめて実施しよう」という考え方のことである。なぜならば、ストレスチェックの受検の自由が労働者にある以上、受検しな

い労働者が一定程度出てくることは避けられない。ところが、欠損値のあるデータで集団分析を行ったとしても、その結果がどれほど妥当かについては疑問が残る（すでに同様のストレスチェックを実施してきた企業においては疑問の余地すら生じないかもしれないが）。

　非効率的なことばかり目立つこの国にあって、時に意味不明な効率追求（具体的には趣旨の異なるものをまとめて実施しようとする）が見受けられる。職場の健康管理においても、安衛法に基づく一般健康診断と、旧老人保健法に基づき健康保険組合が実施していた、いわゆる「成人病検診」を、費用分担だけ決めてまとめて一緒に実施していた企業が少なくなかったことも、その最たる例であろう。

　私たちの結論は、「個人評価のためのストレスチェックと集団分析のためのストレスチェックは完全に分けて実施せよ」、ということである。じつは厚労省担当者も気づいているのかもしれない。説明会資料[50]でも、派遣社員の場合、個人対応は派遣元が行い集団対応は派遣先が行うと図示されている。

　分離することでどう整理できるのか。まず集団分析については、最初から個人IDを一切聴取しないことで、受検および事業者への結果報告の同意は必要なくなる。したがって集団分析用のストレスチェックは、部署単位における環境改善を目的として、純粋に業務の一環として業務命令をして従業員全員に受検させれば事足りる。一方で個人対応はどうするか。この部分は「完全自主的実施」が重要となってくる。つまり、いずれにせよ本人が同意しなければ、受検も結果報告もなされないのであるから、最初から事業者としては一切の受検の個別勧奨（従業員全員に対しては案内する）もしなければ、結果報告（結果情報提供）の督促もしないという方針を採用する。後者に関しては、Q&AのQ8−1でも差し支えないとされている[51]。

　具体的には、まず外部EAP（Employee Assistance Program）等と契約し、従業員が24時間365日好きなときに好きなだけの頻度でストレスチェックを受検できる「体制」を整える（Webシステムなど）。そして従業員は主治医やEAP等の契約医師に相談するなどの機会を活用し、「自ら必要であると判断したときに」Webシステムを通じてEAP宛に結果を送信する。EAPでは当該企業が定めた高ストレス判定基準を用い、医師の判断に基づき、該当する場合には従業員に直接「高ストレス」判定通知と医師の面接指導の勧奨を行う。何回勧奨するかはEAPが定めればよく、事業者は一切把握もしない

ので関係ないことになる。また可能であれば、医師による面接指導も、①業務上必須の就業上の措置に関する面接と②必須ではないセルフケアに関する指導に分割することが望ましく、①は産業医が担当し、②はEAPに委託してもよい。こうすることで最終的には、「ストレスチェック実施報告書」のような様式を用いて、全従業員に対して年に1回の報告を求めるだけでよいことになる。もちろんおわかりになられたと思うが、この方式の肝として、産業医・保健師は絶対に共同実施者になってはいけない。なぜならば、実施者は完全に事業者から独立していることが重要だからである。

事前に決めておくべきこと（措置内容）

　実施マニュアルでは十分に強調されているとは言えないが、重要なことは「事前に審議し、決定しておくこと」であり、「実施しながら考える」ことではない。事前に決めておくべき重要項目は、いったい「どの水準までを」完全な労務提供と見なすか、換言すればどの程度の配慮までは実施するかということである。つまり、仮に「事前に定めた一定の配慮」を超える過度の配慮について医師が意見を述べたとしても、それは「会社が現実的に実現可能な配慮をしたとしても、健康状態が悪化する懸念がある」と判断するほかなく、結論としては「療養」させることになる、ということである。

　おそろしいことに、「禁止されるべき不利益な取扱い」[52]の中に「面接指導結果に基づく措置の実施に当たり、医師の意見とはその内容・程度が著しく異なる等医師の意見を勘案し必要と認められる範囲内となっていないもの又は労働者の実情が考慮されていないもの等の法令上求められる要件を満たさない内容の不利益な取扱いを行うこと」との記述がある。つまり、措置の範囲を（可能な限り労使合意に基づき）事前に決めておかなければ、医師が「当該労働者のストレス軽減のため、仕事は少なく、報酬は高く」というような意見を述べた場合に問題が生じうる。つまり会社がこれを拒否するためには、「労働者の不利益」とのバランスを考えて対応しなければならず、当該従業員が納得しない限り不要なトラブルの要因になりかねないのである。失礼を承知で指摘するならば、この出来の悪い制度のために、意味なく労使の対立構図を新たに生み出しかねない側面があるとさえ言える。

　この点も、正直ばかばかしいとしか言いようがなく、そもそも働く場所である「企業」を律する、より優先すべき「法令」から判断する限り、「半日

勤務」等の不完全労務提供を受領する義務は企業にはない（第2章Part1参照）。それゆえ企業運営のごく一側面を規定するにすぎない安衛法が、「健康のために」という御旗のもとに覆しうるようなものではないことをふまえれば、「法令上求められる要件」などという表現に臆する必要もなかろう。

　さて本題の措置（配慮）内容であるが、ストレスチェック制度のためだけに新しい基準を考える必要はなく、メソッドにあってはすでに構築済みの「主治医意見書（就業時）」の依頼文にまとめている「就業基準」をそのまま適用すればよい。

チェック→措置の問題（個人対象）

　ストレスチェックを「医療的に」実施してしまうと、「高ストレス者」かどうかという峻別をすることになる。ここでいくらメンタルヘルス不調者の発見を目的としないと宣言してみたところで、従業員側が好意的に理解してくれるとは思えない。そして、次に措置を行うにしても、いったん「高ストレス者」を抽出してしまうと、措置内容は「業務軽減」以外になくなってしまう。しかも、より高ストレスな従業員から優先して業務軽減することも避けがたい。しかし現実問題として、高ストレス者が「高負荷者」とは限らず、つまり能力不足の労働者が、業務水準が期待値に到達していないため、上司から適切な方法での業務上の指導を日々受けている結果として、高ストレスであるということは十分にありうる。この場合に、「ストレスチェック」を先に実施してしまうと、ビジネスの論理では不可避であるはずの、この低負荷（高ストレス）者への、本来あるべき適正な労務管理や指導すらも困難にさせてしまう。

そもそも何のための制度だったのか？

　迷った時には原点に戻ってみることも重要であろう。そもそも本制度の目的は何であったか。本制度は「労働者の負担が高く、自殺者が多い」ことを問題視したところが「思いつき」の発端であった。ならばゴールとしての目的は「自殺労働者の減少」であろうが、これはそもそも企業の役割なのかという点で疑念もあるし、簡単な目的でもない。そこで一歩離れてみれば、「労働者の負荷軽減」とみなすことができよう。

第4章 過重労働対策・ストレスチェック

　単純に業務量を減らして、業務成果も下がりましたという案には何の意味もない。しかし視野を広げてみれば、日本の労働者の労働生産性は「労働時間の割には高くない」現状がある。つまり負荷の視点として労働時間をキーにすれば、国際比較上は減らす余地は十分にあると言える。もちろん同じ議論として、単純に労働時間を減らして、業務成果も減少させてしまっては元も子もないが、実際問題として減らした時間に比例して成果が低下するようなこともないだろう。そのため、例えば一定割合の時間外労働を減らすという目標をたてても大きな問題はないのではないだろうか。

措置→チェックの順にすることで

　メリットは三点挙げられる。（1）真に日本の労働者の業務負荷が軽減される、（2）メンタルヘルス不調者探しではないとの宣言が真実味を持つ、（3）部署比較（集団分析）が意味をなす。

　一点目に関して、加えて重要なことはあくまでも「業務的健康管理」の視点にもとづいて労働者の業務負荷軽減を行うことである。言うまでもないが、要するに高負荷の労働者の負荷を優先して減らすことが肝要である。そして、これまた蛇足であろうが、高負荷か低負荷かの評価を産業医や医師に聞いても何の意味もないし、もとより尋ねられても困ってしまう。個別の労働者の負荷状況を評価し、把握しておくべきは上司である。したがって、上司評価に基づき、負荷の高い労働者の労働時間を優先して減少させる（有給休暇の指定付与という選択肢もある）。こうした「対策」を先に行った後で、ストレスチェックを行えばよいのである。なお先に業務軽減してからストレスチェックを行うのは、意図的に「（会社側にとって）望ましい結果を創りだすためだ」といった的外れな批判もあるだろう。この点については上述のとおり、個人を対象としたストレスチェックとしては、それぞれの労働者が24時間・365日好きな時に実施し、年間でもっとも「高ストレス」の結果を個人が選択したうえで、事業者に面接指導を申し出ればよいので、まったく問題にならない。

　次に「メンタルヘルス不調者探し」の問題には、すでに説明したように個人向けストレスチェックに対して事業者は一切介入しない。一方で集団分析用のチェックは完全に無記名で行うことで、高ストレス者であれ、メンタルヘルス不調候補者であれ、特定できない以上、何の心配もない。完全無記名

で実施し、かつ業務軽減対策を「先に」実施してこそ、「不調者探し」が目的ではないという事業者方針に真実味を帯びさせることができる。

部署比較に関しては、適当に実施してしまうと事後的に議論が噛み合わない事態に陥る。つまり、窓際部署の部長が「悪い結果を出して、部署の業務負担を軽減してもらおう（あるいは人員増要求）」と目論んで、部下とも結託して結果を操作する。そして「わが部署は負担が高い」と意気揚々と会議で主張する。そうすると、別の部署の部長が「何を馬鹿なことを」と反論する。「わが部署は閑散期だったから低い結果が出ただけで、繁忙期であれば、窓際部署の結果などとは比べ物にならないくらい負担が高いことは、議論するまでもない！」といった泥仕合に陥ってしまう。こうした問題を回避するためにも、部署としての実施に際して一定の「条件」が必要となる。その条件こそが、「部署として実施可能な軽減対策を行った後に」、その効果評価も含めて部署の集団分析用ストレスチェックを実施するという順序になるのである。また、ここではこれ以上言及しないが、基本的に本制度では労働者に「誠実に（つまり高め操作も低め操作もしないよう）回答させる」ためのインセンティブ構造が欠けている点は、指摘だけはしておきたい。

まとめ

個人を対象としたストレスチェックについて、労働者が主体的に実施することで、難点の多い本制度をわが国の職場の健康管理上のエポックメイキングな分岐点とすることができる可能性について述べた。

個人のストレスチェックを、このような形で実施することに対して、「自己責任に押しつけた」とみなすか、「自己選択を尊重した」とみなすかは人にもよろう。時代としては少々時期尚早かもしれない。とはいえどう考えても従来型の「親代わり」のような保護的健康管理スタイルではどうにもならないこともまた現実であり、その意味では「やるかやらないか」ではなく、「いつやるか」の問題でしかないだろう。そもそも従来の健診・事後措置の枠組みにあっても、結果（就業に支障のない健康状態の維持）ではなく、手段（健康診断を受診すること）によって制約をかける手法の限界に加えて、特に若年女性の体重など個人情報として「十分に保護に値する」データを、本人の同意を確認することもなく、勝手に事業者が把握するという構造そのものに対して、本制度をきっかけに問題意識を持ちえよう。そして望ましい将来像

として日本の労働者が「自主的な健康管理を行い」、「主体的に事業者の支援を活用する」ようになることを強く願う。

　またここでは端的な指摘に留めるが、事業者ではなく外部でもないが、労働者を「支援する」主体として、労働組合もあるではないかという提案もしておきたい。実際問題、ストレスチェックではないものの、モラルサーベイを労組が事業者とは独立して実施し、結果を用いて団体交渉のうえ職場環境改善につなげているような例もあるようだ。集団分析だけでなく個別の対応にあっても、事業者には相談しにくい内容について、あくまで労働者の立場にのみ立ってくれるように、労組が契約した医師や保健師に秘密を守って相談できる環境を整備することにも何ら悪い側面はない。もちろん、個別の労組が予算的裏付けもなく、顧問医と契約してストレスチェックを実施するという案には現実味がないが、便宜供与とのそしりを受けぬように工夫しながら、労組が「相応の費用で」当該企業からストレスチェックを受託し、その中から顧問医と契約し、またストレスチェックの実務はEAPに外注するならばまったくあり得ない話ではなかろう。とかくストレスチェック費用についてはダンピングの様相を呈してきており、企業としてもコスト削減に目を向けがちかもしれないが、いままで労働者を子どものように甘やかしたツケをはらうために、むしろ十分な費用をかけて労組という寄宿舎付きの中学・高校にでも預けるようなイメージでの発想の転換も悪くないのではないかと考える。

（2）産業医は実施者になるべきか

まず結論

　嘱託産業医は実施者になるべきではない。専属産業医でも変わりはないが、これまでの経緯等からならざるを得ない場合も単純に実施者にはならず、事業者への情報提供とは「別の」情報提供先として検討する等、工夫の余地はある。

産業医側からみた場合

　結論から言えば、自信があれば実施者になってはいけないとまでは言わない。具体的には、本人が事業者への報告を希望しない場合に、どこまでは本人の意思を尊重し、どこからは同意は得られなくても報告するのかという、これまでの実務にもあった状況と同様の難局面を乗り切る自信があれば、である。

　産業医が実施者となった場合の「心配事」は、主に以下の点に尽きるだろう。

　実施者として結果を確認したところ、高ストレス者に該当し面接指導が必要と判断したので、申し出るよう勧奨した。しかし、労働者が面接指導の申し出をしない場合に、当該労働者にメンタルヘルス不調等が生じた場合の責任の所在はどうなるのか、という問題である。

　この状況における産業医の選択肢は、（1）労働者が事業者に面接指導を申し出ない以上、産業医としてはいかんともしがたく、したがって制度の趣旨に基づき様子を見守る、（2）ストレスチェックおよび事後措置の実施義務は事業者に課せられるものであるから、実施者としては個人情報の第三者提供の制限に関する例外（人の生命、身体又は財産の保護のために個人データを第三者に提供する必要がある場合であって、本人の同意を得ることが困難であるとき）にあたるものと考え、労働者の同意は得られなくても、面接指導が実施されるよう事業者に報告し、事業者措置が適切に行われるようにする。

　前者の選択における懸念点は、安衛法改正にかかるパブリックコメント1）〜3）にも認められる。意見番号7に「労働者に不利益がないように保護することばかりに重点を置き、ストレスチェックの結果を事業主に渡さないという前提を通すために、産業医等を実施者とし過大な責任を負わせるところに問題がある。（中略）例えば、ストレスチェックの回答拒否者や、面接の拒否者について何らかのメンタルヘルス上の問題が生じた場合には、産業医等が責任を負わなければならないのか」（同様の意見が8件）とある。

　厚労省労基局安全衛生部計画課の回答は「労働者の同意が得られず、産業医等の実施者が把握しているストレスチェックの結果が事業者に伝わらず、また、面接指導も行われず、その結果、就業上の措置が講じられなかったとしても、そのことのみをもって、産業医等の実施者個人が全ての責任を追わなければならないものではないと考えています」とある（傍点部誤字ママ）。

確かにストレスチェックおよび事後措置の実施義務は事業者に課されるものであるから、回答のように少なくとも実施者が責任を負うものではないとの理屈は可能と言ってもよいだろう（ただし、事業者の責任について別途検討が必要である）。

　一方で後者の選択については、自らの責任で行うことゆえ、かかる情報の第三者提供が妥当ではなかったとして争いが生じるなら受けて立つほかなくなる。このあたりに嘱託産業医と専属産業医の差が生じる余地はある。つまり、専属であれば労働者との距離も近く、専属産業医が「あなたのために」やむを得ない判断をしたことに対して、労働者が許容的に受けとめてくれる期待もできるかもしれないし、また「悩ましい局面に対処できてこそ専属産業医である」との立場がある場合もあろう。

　いずれにせよ産業医としては悩ましいことに変わりはないが、通常は労働者の意向を尊重しておくことで、自らが不利益を被る可能性が低いのであれば、実施者になることも考えられよう。特に、これまでの産業医活動が、私たちの言う「医療的健康管理」を主体としていた場合、ここで実施者を引き受けなければ、役割を失うということにもなりかねないという事情もあるかもしれない。ただし根本的な問題ではあるが、要するに産業医と主治医の二足のワラジが葛藤をもたらしたのと同様に、産業医と実施者の一人二役も簡単ではないことは十分に認識しておく必要がある。

　また、特に産業医が複数在籍する場合は、必ずしも全産業医が漫然と実施者となるのではなく、特定の産業医のみが実施者となることで、役割分担を図ることも一案であろう。

　もっとも、実施者は引き受けずに、これまでに近い役割を果たす方法も考えられる。ストレスチェック結果を、あくまでも「産業医」として、つまり事業者とも実施者とも別個の独立した存在として、当該労働者の自由意思に基づき受領するという方法である。この場合、厳密には法令の規制は受けないので、例えばストレスチェック実施時に問診票に「☑産業医への結果の提供を希望する（結果に基づき指導等が必要と産業医が判断する場合には通知も希望する）」といった、これまで同様の「庇護的かつ優しい」健康管理を引き続き行うことも不可能ではないだろう。もちろん、あまりきわどいところを攻めるメリットも少ないので、現実的にはストレスチェック結果を実施者から労働者に通知後に、事業者への情報提供（または面接指導の申し出）と別立てで産業医への情報提供として同意を確認する方法が無難であろう。

事業者側から見た場合

　立場を変えると話は一変する。つまり産業医側から見れば、たとえ実施者として高ストレス者に面接指導の勧奨をしても、労働者の同意が得られなければ、（産業医自身の責任にはならないと厚労省が回答しているようであるから）放置するほうが「無難な判断」になる。一方で事業者の責任については、まだ詳細には説明していなかったが、この場合に事業者は安全配慮義務を履行したと評価されるのか。東芝最高裁判決に関連して指摘するように（第5章Part 2）、事業者としてはたとえストレスチェック結果そのものを知り得なくても、業務遂行状態や本人のちょっとした変化から、メンタルヘルス不調等の発生を「予見すべき」であったと事後的に指摘され、事業者責任を問われる可能性は想定すべきである。つまり産業医が必然としてのリスク回避的行動をとることが、そのまま事業者のリスク増大に直結することになる。

　したがって事業者から見た場合、「産業医を実施者に絶対にすべきでない」といっても言い過ぎではない。もちろん完全に外部委託した場合でも、業務遂行上の問題や勤怠から「予見すべき」である点には変わりない。しかし、産業医に無駄な「苦悩」を与えることになり、かつこの苦悩は優秀な産業医しか感知しないため、事業者としては「優秀な」産業医を失うかもしれないというばかげたリスクを冒しているという点で選択肢になりえない。

補足

　パブリックコメントへの回答を表面的に読めば、実施者である産業医がストレスチェック結果を抱え込んでも責任は問われないと思うかもしれない。しかし損害賠償を請求するためには、安全配慮義務のように事業者と労働者のような特定の法律関係下においてのみ成立する論理構成だけではなく、不法行為に基づき実施者である産業医の責任を直接問うことができる枠組みもある。したがって、例えば実施者として行うべき面接の申し出に関する労働者への勧奨の手順に不備があった（例えば、マニュアルには2回の勧奨を行うと規定していたのに、産業医が忙しさのあまり1回しか勧奨しなかった）ために措置が遅れ、メンタルヘルス不調を生じた等と主張されれば、分が悪くなる可能性があることもふまえておくべきである。

　またそもそもの回答においてさえ「就業上の措置が講じられなかったとし

第4章　過重労働対策・ストレスチェック

ても、そのことのみをもって、産業医等の実施者個人が全ての責任を追わなければならないものではない」と表現されている。つまり「就業上の措置が講じられなかった」こと以外に起因する責任については一切言及していないし、「全ての責任を負わねばならないのではない」とは「一部の責任」をも負う可能性がないとは保証していない点も覚悟すべきであろう。

まとめ

　産業医は実施者になるべきではないとまでは言わないが、少なくとも事業者は産業医に実施者を担わせるべきではない。

第5章

人事・労務管理

part 1　メンタルヘルス不調と懲戒処分

これまでも述べてきたように、通常勤務に支障がある場合、多くのケースで就業規則違反を伴っているため、健康上の問題があるから療養に専念させるか、健康上の問題はないなら懲戒処分を検討するか、という二択で整理する。ところがこの考え方について、日本ヒューレット・パッカード事件[53]を意識してか、「メンタルヘルス不調が疑われる従業員に懲戒処分を行ってもよいのか。そもそも懲戒処分の話を持ち出してよいのか」という質問を受けることがある。

懲戒処分には種類がある

まず大前提として、誤解はないと思うが、私たちは決して「メンタルヘルス不調者をクビにせよ」というようなことを言っているのではない。それでも誤解されやすそうなポイントを2つ補足しておくと、1つは懲戒処分と表現をしたときに「懲戒解雇」を指しているのではない。もう1つは「伝家の宝刀」である、つまり懲戒処分は最終手段であり、実際には使用することはほぼない話をしている。

前者について、懲戒処分というと、真っ先に懲戒解雇が思い浮かぶかもしれない。しかし一般的にはそれ以外にも「軽い」処分がある。具体的には、出勤停止、減給、そしてけん責（始末書を提出させて将来を戒める）や戒告（厳重注意を言い渡す）などの処分を定めている会社が多い。懲戒処分は、その対象となる問題の程度や重大性に応じた処分が選択される。例えばメンタルヘルス不調が疑われる従業員は、遅刻や欠勤など勤怠が乱れることがよくある。遅刻や欠勤などの勤怠の乱れは就業規則違反であり、懲戒処分の対象となる行為だが、これに相当する処分としては、一般的にはけん責・戒告処分程度であり、かつそれで十分だと考えている。場合によっては、懲戒処分には至らない、口頭や文書での「厳重注意」で済ませることもあるだろう。

後者のポイントについては、繰り返し説明しているつもりだが、私たちが懲戒処分に言及しているのは、あくまでもう一方の選択肢である療養に専念するように強く促すためである。実際に処分することを勧めているわけでは

ない（加えて、処分をしたからといって、問題が解決するわけでもない）。ただしその一方で、従業員に懲戒処分はハッタリだと見透かされては意味がない。逆説的だが、「いざというとき（＝問題が改善しない場合）には、実際に処分する」という心づもりはしておかなければ、懲戒処分を持ち出す効果は薄れる。

就業規則における懲戒処分規程

　メンタルヘルス不調が疑われる従業員に対して、懲戒処分を行う「可能性」であっても、言及することに抵抗があるかもしれない。懲戒というと、どうしても「罰する」というイメージがあるので、「病気の人を罰するのか」という印象があることも理解できる。しかしながら、会社のルールであり、会社と労働者の契約内容とも言える就業規則をあらためて確認してみれば、そうした抵抗感を抱く根拠を見出すことができないことが明らかになる。

　就業規則には「病気が背景にあるなら、遅刻や早退・欠勤をしてもやむを得ない」と書かれているわけではない。「上司の指示に従わなくても、周囲の就業環境を乱してもよい」とは、決して書かれていない。また「病気の場合は懲戒処分をしない」とも書かれていないのだ。

　要するにあくまで就業規則に沿って考えると、疾病の有無には関わりなく、就業上の問題は許容されないし、処分を免れるわけでもない。また本人に対して、ルールとして定められた内容の説明をしているだけであり、不当な話をしているということはなく、むしろ当たり前のことを確認しているだけだと考えてもよいはずだ。

会社からのメッセージのほうが重要

　相談事例の多くは、就業上の問題に対して、指摘や注意指導をしていない。会社側としては、そこまで言わなくてもわかっているはずだと考えているのかもしれない。しかしこうした対応は、本人には黙認と受け取られ、「自分の病気を理解して、配慮してくれている」、すなわち「それでいいんだ」と誤解していることが少なくない。こうした背景もあるためか、面接シナリオをしっかりと準備したうえで、懲戒処分について具体的に言及した場合はもちろん、上司から問題点を指摘するだけでも、事態が著明に改善することが

よくある。本人からすれば、今までの対応とは印象がまったく変わるのだろう。

　要するに、「懲戒処分」という表現を本人に対して使うかどうか、あるいはメンタルヘルス不調者に懲戒処分をできるかどうかを考えることよりも、「この事態を会社としては問題だと考えている」という核心部分を、本人に対して明確に伝えることのほうが、はるかに重要だということである。この点は、例えば復帰準備中に報告が遅れたり、復帰直後に軽微な勤怠の乱れがあったりするようなケースにも該当する。従来のように、問題に対して指摘せず様子を見ていると、本人はこれでよいのだと考えるようになり、問題は悪化する一方である。最初に問題が発生したときに、すぐに指摘しておくことで、「これはダメなんだ」「ちゃんと見られているんだ」ということが相手にも伝わり、問題の改善が期待できる。また仮に原疾患の再増悪により問題が発生しているのであれば、本人も改善しようと思っても問題をすぐには改善できないことが自覚でき、再療養に応じやすくなるだろう。

　なお問題に対して直ちに指摘や注意指導をするためには、現場上司の役割がきわめて重要である。人事課に相談しようと情報を整理したり、対策の検討をしたりしているうちに、タイムリーな指摘や注意指導の機会は逸してしまう。それどころか新たな問題が発生して、複数の問題をまとめて本人に注意指導するような事態になってしまうことさえある。あるいは、最初の問題は解消していないのに、指摘は終了してしまい、次の問題の指摘のみに留まる場合も多い。これでは、一つ一つの問題に対する改善効果がない、あるいは希薄になるのも当然だろう。つまり人事課によるサポートはもちろん重要だが、上司による適時の労務管理のほうがはるかに重要だと言えるのだ。

　上司による労務管理と言うと、少し身構えてしまうかもしれないが、メンタルヘルス不調者の対応に限って言えば、それほど高度な管理が求められるわけではない（第2章Part4参照）。ダメなことに対して、まずはダメだと指摘するだけでも十分である（あるいは「よいとは言えない」というだけでも十分な場合も多い）。問題を検知したときに、とにかく指摘だけはしておく。具体的な指導は、人事課と相談した後しっかりと行う。このように対応を「指摘」と「指導」に分割することで、機を逸することがなくなり、結果的に問題の解決が期待できるようになる。

想定される本人からの反論

　あらためて問題を指摘しようとすると、従業員から「これまでは指摘されなかったのに、なぜ今ごろになって言うのか」と反論されるケースがある。またこうした反応を恐れて、対応を躊躇するケースもあるかもしれない。

　確かに本人の言い分も理解できる。しかしこれまでの対応が誤りであった以上、「指摘するかしないか」ではなく、「いつ指摘するか」の問題でしかない。ルールにそぐわない行為であると組織として認識したのであれば、訂正は早いに越したことはない。またビジネスにおいて、外部・内部環境の変化や新たな情報により対応方法を変えていくことは決して珍しくない。その時々の状況に応じて、適切な対応が求められる。つまり、当時はその対応が正しいと判断していたとしても、おかしな話ではないのだ。そのため、これまでの対応は間違いだったと認めたうえで、堂々と対応を変えてしまえばよい（相手に対して、間違いだったとはっきりとは認めず「当時の対応は遺憾である」とやや逃げてもかまわない）。

　同様に「他の人には認めているのに、自分だけ認められないのか」と反論されるケースもある。これは本人の指摘はもっともだろう。こうした場合には、全社的に「今後は同様の問題は認めない」という姿勢を示すことが有用だ。例えば有給休暇について、「事前に申請すること」という社内ルールがあるにもかかわらず、当日申請による取得が慣行化している場合、社内通知などで「有給休暇の取得手続きについて」と、全従業員に周知すればよい。他の従業員にも問題があれば、当該本人に対して指摘するように、同じく指摘する必要もあろう。業務的健康管理を推進するということは、すなわち会社側としても襟を正す必要が生じてくる面があるのだ。

part 2 安全配慮義務に対する大いなる誤解

　「診断書どおりに配慮して働かせてあげないと、安全配慮義務違反になるのではないですか？」という質問を良く耳にするようになった。しかし失礼ながらこの言葉を口にしている当人は、「安全配慮義務」について正しく理解できているとは思えない。この点にずばり答えてくれる、「メンタル疾患の労災認定と企業責任」と題する良書[54]があるので、本Partで紹介したい。

安全配慮義務は結果債務ではない

　上記書籍の中で三上弁護士は、「今はどうも安全配慮義務という言葉が一人歩きし」、「何か健康を害さないように、その結果が生じない義務のような捉え方をされている感じ」がすると指摘する。さらには「実際の裁判例を見ても」そうではないかと懸念している（p.307）。なぜならば、本来「安全配慮義務は結果債務ではなく、災害防止を尽くすという『手段債務』であり、医師の治療上の債務と同じ範疇の債務」[55]だからである。

　なぜこんなことになってしまったのか。「裁判官は、労災についてはものすごく優しく」、「困っていてかわいそうだからおカネ払えばよいじゃないか、という考えであり」（安西弁護士、p.303）、「労働側から見ても、裁判官によっては労働側を勝たせることがあっても、結構論理が荒くてあとですごく困ることが多い。裁判官もその辺もちょっと丁寧に考えたほうがいいのではないか」（小林弁護士；日本労働弁護団常任幹事、p.300）と指摘する。どうも「裁判官にご理解いただきにくい一つの事情としては、安全配慮義務を尽くせば、そもそもメンタルヘルス不調になるわけがないという、少々誤った社会通念というか裁判通念がある気がする」（近衞弁護士、p.333）、結果として「『こういうことを使用者としては支援措置としてやっておりました』と言っても、それは結果が発生したんだから十分ではなかったのじゃないか」（安西弁護士、p.347）と結論づけられてしまう傾向が理解できる。

安全配慮義務の要件

　業務と病気・死亡との因果関係が肯定されることを前提として、結果の発生が使用者の過失に基づくものであることが必要である。使用者の過失があるかないかは、まず「予見可能性があったか否か」という基準で判断され、次に使用者として「結果を回避することが可能であったか否か」が検討される。ここで可能であったと判断されれば、使用者に損害賠償責任が生じる、という構造になっている（p.22）（厳密には、結果回避が可能であったときにそれを取らなかったという「不作為」や、不適切な措置をとったという「作為」が、過失として取りざたされる）。

予見可能性はなかったとは言えないものになりつつある

　電通事件[56]に対して、「労働者に何らかの健康状態悪化を知らせる徴候が生じ、上司ら周囲のものが気づいた（あるいは通常の注意を払えば気づくことができた）時点から、使用者に対し、それ以上健康状態を悪化させないための措置（業務量の調整等）をとることが法的に義務づけられる」と考えられるとし（p.375）、要するに傍点部分が「予見可能性」を示していると解することができよう。しかし、最高裁判決において「長時間にわたり業務に従事する状況が継続するなどして、疲労や心理的負荷等が過度に蓄積すると、労働者の心身の健康を損なう危険のあることは、周知のところである」と結ぶ一般論だけを見てしまうと、会社が当然に知りうる長時間労働の実態の認識をそのまま予見可能性として認めてしまうことになりかねず、実際にそうした懸念を予感させる裁判例もすでにある（マツダ事件；神戸地裁姫路支判平23.2.28　、山田製作所事件；福岡高判平19.10.25）。

　前者では「『過重労働をすれば、労働者の健康が悪化するおそれがある』という抽象的な危惧が予見し得たならば予見可能性は肯定される」とし、後者でも「就業環境等に照らし、労働者の健康状態が悪化するおそれがあることを容易に認識し得たというような場合には、結果の予見可能性が認められるものと解するのが相当である」と、くくってしまっている（p.151）。

　一方で「予見可能性としては、予見が単なる抽象的な危惧感では足りず、業務の遂行に伴う疲労や心理的負荷等が過度に蓄積することにより当該労働者の心身の健康が損なわれて何らかの精神障害を起こすおそれについて具体

的客観的に予見可能であることが必要と考えるべき」（立正佼成会事件；東京高判平20.10.22、p.152）との控えめな判断もある。ただその内容は、「変わった言動や落ち込んだ様子などがなかった」としていることから、逆に言えば、業務に支障が生じていることを認識していれば、十分に予見可能性があったと判断されかねないと悲観的に捉えるべきなのかもしれない。

　要するに、実務においては結果発生から遡って予見可能であったか否かを議論することにならざるをえないため、まずもって現状では「予見可能であった」と判断されると覚悟しておくべきということである。すなわち、予見可能性部分は前向きに行う対策ポイントにはなりえない、なりにくいと整理できる。

結果回避義務に対する実務的対処法

　電通事件においては、結果回避義務については「会社のほうで休養をとらせるか、支援体制を組んで本人の業務量を調整するなどの措置」として言及されている。また十全総合病院事件[57]では「休職を命じるか、あるいは大幅な業務負担の軽減を図るなど、十分な休養をとらせるべき義務」と記述している。まとめれば、結果回避義務の履行手段は、①（従わない場合は命令してでも）休ませる、または②業務量の「大幅な」軽減と認識されていると理解できる。

　一方で三洋電機サービス事件[58]では「相当程度心理的負荷が蓄積している疑いが認められる場合は」「ただちに専門医療機関での受診を勧めるとともに、休養をとらせるようにすることが求められる」（p.383）として、業務量の軽減に言及すらしていない場合もある。

　ここで冷静かつ真剣に考えたいことは、「大幅な業務量軽減」が実際の職場において可能かどうかということである。短期間ならまだしも、長期間になれば他の従業員との公平性も問題になる。またそれ以前に、そもそも業務量軽減をしたとしても、軽減された業務すら遂行できない事態がすぐに生じ、結果としてさらに軽減せざるを得なくなることが簡単に予想できる。この場合、「業務量軽減」としての結果回避義務を履行したと認められるのか、それとも「療養が必要な状態だったにもかかわらず、療養を命じなかった」として結果回避義務の不履行であったと非難されるのかは、結果次第ということにお気づきであろうか。

　まとめれば、予見し得た時点で、業務量軽減ではなく「休ませる」ことで結果回避義務を履行しなければならないことを十分に念頭におくしか、実務上はありえないということである。平たく言えば、時系列的に業務軽減1→さらなる業務軽減2が並んだ場合において、業務軽減2が必要となった事実がすなわち、業務軽減1が「不十分であったこと」の証明、すなわち安全配慮義務不履行の根拠になってしまうのだ。

三原則と結果回避義務の履行

　じつは、序章Part2で説明した三原則に沿って適切に対応していれば、結果回避義務が結果的に、そしてそれほど強く意識せずとも履行できる。
　要するに、第一原則「通常勤務に支障があるかどうかで判断する」は予見可能性を示し、第二原則「通常勤務に支障があれば、休ませるしかない」は、「予見可能性があれば、最終的には休ませるほかなく、いたずらに業務量軽減で事態をさらに悪化させるべきではない」と言い換えることができる。やや極論のきらいはあるが休ませることがすなわち、結果回避義務にほかならないことを示していたということだ。第三原則については、結果回避義務の速やかな履行には結びつかない側面があるものの、一方で際限なく配慮を続けて、十分な結果回避義務を尽くしていなかった記録を残すことを避けるためにも、配慮は一時的なもの、一回限りのものとしなければならず、その限定を示している。

不完全労務提供の受領＝安全配慮義務の拡大

　第2章Part1で触れたように、不完全労務提供の受領は、安全配慮義務の拡大につながる。なぜなら、不完全労務提供を受領してしまうと、会社として不完全な状態であることを認識しているわけだから、それ以上増悪しないように「いっそう十分な」配慮を行う義務を自ら負ってしまうこととなるからだ。裁判等で安全配慮義務違反であるとの主張がなされた際に、通常レベルの配慮はしていても、「配慮が不十分であった」と事後的に判断される可能性は否定できない。
　続いて責任の所在について考えてみる。不完全労務を受領すれば、そもそも不完全な状態であるため、再発・再増悪するリスクは一般の労働者よりも

高いことは疑う余地はない。これについては、「私傷病により休職していた労働者を本人の要求どおり復帰させて再発した時の責任はどうなるか」という興味深いＱ＆Ａがある[59]。回答は、「休職事由が消滅し、原則として従前の職務を通常程度に行える健康状態に回復したかどうかは、会社が判断しなければならず」「労働者本人の言うままに十分に回復しないままに復帰させたことにより病気が再発したり悪化したりすれば、復帰させたことに（対して）使用者の健康配慮義務違反が成立することになる点にも注意しなければならない」とある。要するに、いくら本人の希望どおりの対応だったとしても、主治医がそれを支持していたとしても、会社が復帰を判断している以上、会社の責任は免れないのだ。

結論

　身体疾患との違いにおいて一点だけ言及して本Partを締めくくりたい。システムコンサルタント事件[60]では、脳出血による死亡に対して、「使用者として、Ａの高血圧をさらに増悪させ、脳出血等の致命的な合併症に至らせる可能性のある精神的緊張を伴う過重な業務に就かせないようにするとか、業務を軽減するなどの配慮をする義務を負う」と述べていた。つまり身体疾患に対する軽減された「業務水準」は、おおむね８～10割のレベルを想定しているようであり、この範囲であればいきなり休ませるよりも「２割程度までの業務量軽減」のほうが常識的対応であったと言えるかもしれない。一方で精神疾患に対する「業務量軽減」のレベルは、「大幅」「支援体制を組んで」との表現から推察できるように、５割を上回るといってもあながち間違いではなかろう（業務水準としては５割を下回る）。

　誰か個人の責任ではないものの、深く考えないままに安全配慮義務が本来の手段債務ではなく結果債務のごとく扱われるようになってしまったと同様に、現実味のない「大幅な業務量軽減」までも安全配慮義務の履行と熟考なく思い込んでしまっているのではないだろうか。繰り返しになるが、冒頭で言及した「配慮して働かせてあげること」は、結果が良いときのみの安全配慮義務の履行にすぎず、結果が悪ければ安全配慮義務不履行となりうることを肝に銘じてほしい。

おまけ（さらなる危惧について）

　この議論を医療職に紹介すると必ず、「私たちがやっていることは、何の役にも立たないということなのでしょうか」という質問が出てくる。悲しいかな実際問題、特に民事損害賠償訴訟においては、そもそも私たちの指摘する「医療的健康管理」は本人の同意を前提とした「サービス」にほかならず、サービス提供と義務の履行とはまったく別物といっても言いすぎではないことから、「業務的健康管理」にしかその役目は果たせないと言わざるをえない。確かに、こうした医療職による努力については、本人のコンプライアンスが悪い場合にいっそう多大なものになることから、本人の健康管理への非協力的言動の記録がしっかりと残ることになる。これにより損害の公平な負担という観点から過失相殺の形で、これまでのところは考慮されてきた。

　ところが東芝事件最高裁判決[61]は、このような医療職の努力すら意味なきものと断罪してしまった。この判決の大きなポイントの一つは、この過失相殺をめぐる判断である。高裁では本人が通院歴等の情報を上司や産業医に申告しなかったがゆえに、会社が安全配慮義務を履行する機会を失わせる一因になったとして、過失相殺を認めていた。しかし最高裁判決では、このような情報については労働者本人からの積極的な申告が期待しがたいことを前提としたうえで、必ずしも労働者からの申告がなくても、必要に応じてその業務を軽減するなど労働者の心身の健康への配慮に努める必要がある、とばっさり切り捨てられてしまった。

　もはや職場における医療的健康管理は、会社の義務履行としての役割を完全に失いかけていると言えるのかもしれない。

＊18 労災認定基準と民事上の損害賠償

Column

　労災認定における判断基準は「業務遂行性」と「業務起因性」であるが、業務上疾病にあっては事実上、「業務起因性」判断に重きを置かざるをえない。また労災補償制度は被災者やその家族の生活を保障する制度であるから、労災認定では使用者の故意・過失といった責任の有無は問わない（無過失責任主義）。

　一方で民事損害賠償訴訟では、業務と疾病（行為と結果）の関係については「相当因果関係」として検討するが、これに加えて使用者の過失（債務不履行構成に基づく安全配慮義務違反または不法行為構成に基づく注意義務違反）があることが前提となる。

　つまり本来は、労災認定における業務起因性と、民事損害賠償における相当因果関係は、まったく別の概念である。しかし「業務と傷病との間の因果関係が認められて労災認定がされた場合には、安全配慮義務違反による損害賠償をめぐる訴訟においても、相当因果関係が認められ、また安全配慮義務違反または注意義務違反が存在しないとの反論も奏功せず、結果として損害賠償請求が認められてしまうケースが多い」（p.41）というのが実情のようである。

part 3 合理的配慮に対する大いなる誤解

「障害を理由に、特定業務の免除を合理的配慮として求められた」という相談が増えている。合理的配慮に関する裁判例の蓄積も少なく、また合理的配慮指針（以下、指針）[62]において業務量等の調整が例示されていることもあり、従業員の求めに応じて、安易に業務軽減をしがちではないだろうか。しかし合理的配慮とは、「能力発揮の妨げとなっている社会的障壁の除去」のことであり、その配慮により能力を発揮できる機会を提供することであるはずだ。そのため、業務量の調整そのものは、能力発揮の妨げとなっている障壁を除去しているとは言えないことから、合理的配慮の提供にあたるとは言えないとの視点を忘れてはならない。

そもそも合理的配慮とは？

合理的配慮は障害者権利条約に定められた、もともとは日本にはなかった概念である。そのため言葉尻から安易に意味を想像してしまうと、本来の意味からは相当ずれた解釈になる。原語は"reasonable accommodation"で、「必要かつ適当な変更及び調整」とでも訳すべきものである。"reasonable"は、経済的合理性などに用いられる"rational"ではなく、「目的が異なる双方（本人と事業者）が『理にかなった』といえる方法で」という意味である[63]。また"accommodation"にも「配慮」という言葉から想像される、思いやりのニュアンスも含まれず、「措置」と考えておくべきだろう。

今回は雇用の場面における合理的配慮を検討するので、「障害者雇用促進法（以下、法律）」を中心に取り上げる。法律で求められるのは、採用時（第36条の2）および採用後（第36条の3）の「均等な機会・待遇の確保の支障となる事情」や「労働者の有する能力の有効な発揮の支障となっている事情」を解消・改善するための措置である。

具体例として、下半身麻痺の障害があって車椅子を用いて生活している人を想定してみる。まず採用時において、社屋の正面玄関にスロープがなく、階段でしか事務所にアプローチできない会社の面接を受けようとした場合、そのままでは面接を受けることが物理的に困難である。この状況では、採用

221

に関する均等な機会の確保に支障が生じており、本人からの申し出があれば、会社は面接の機会を確保するための措置を講じる必要がある。例えば、補助をして階段を上がってもらうようにするか、あるいは車椅子でも到達可能な別の場所で面接を行うなどの措置が想定される（このような施設においてスロープを作ることは、一般には「ポジティブ・アクション」と言われ、合理的配慮とは必ずしも一致しない。これは、特定個人の申し出に対する対応ではなく、広く対象となる方に対して、申し出はなくても、事前に配慮・対応する公共の福祉に資する対策である）。

　ただし採用可否については、障害のないものと同様に、期待業務を遂行可能かどうかで判断して、基本的には差し支えはない。障害そのものを理由とした不採用は差別であり禁止されているが、一方で職務遂行能力に不足がある場合の採用可否判断は、当然に会社の裁量範囲である。要するに採用時の合理的配慮とは、障害者が障害のないものと同じスタートラインに立つための措置であり、採用優遇措置ではない。

　次に、この方の採用後の合理的配慮を考えてみる。「能力発揮の支障となる障壁の除去」とは具体的には、車いすに合わせて机やカウンターの高さを下げる、職場内での移動を容易にするよう通路幅を確保する、席の配置を変えるなどの物理的措置が考えられる。ここで重要なのは、「これらの措置を実施することにより、職務内容に制約なく（あるいは、制約が最小化された状態で）就業できること」を前提として、労働契約を締結する点である。つまり、とりあえず採用してからあとで考える対応では、どうにもならない場合があるので、採用前に「よく話し合う」ことが重要である。

　なお申し出があったとしても、措置内容が過重な負担である場合に実施しないことは、合理的配慮の提供義務違反にはあたらない（例えば、エレベーターを新規に設置してほしいなど）。また「障害があるのでカウンターでの窓口対応業務を免除してほしい」という要望は、能力を有効に発揮することに寄与しない。そのため、単なる業務免除を配慮であると単純に考えてしまうのではなく、「能力の発揮を阻害している社会的障壁」が何であるのかをしっかりと検討し、それを除去するという対応こそが、合理的配慮の手続きとして求められるのである。

雇用途中での配慮の拡大

　雇用の場面で特に問題となるのは、措置内容が拡大する状況であろう。合理的配慮により就業への支障が解消されている場合でも、異動などの環境変化に伴い、新たな支障が顕在化し、追加措置の検討が必要となることがある。指針においても、「必要に応じて定期的に職場において支障となっている事情の有無を確認すること」とある。

　これに対して、中途障害が生じたことにより新たに措置が必要となる状況は、少々事情が異なる（採用当初とは異なる種類の障害が生じることも含まれる）。指針では、「障害者となったことを把握した際に」支障の有無を確認すること、とはあっても、「中途障害により、配慮をしても重要な職務遂行に支障を来すことが合理的配慮の手続きの過程において判断される場合に、当該職務の遂行を継続させること」は、合理的配慮として事業主に求められる措置ではないと、ある意味はっきりと整理されている。

　つまり、合理的配慮の範囲内の措置では業務への重大な支障が改善されないという検討結果なのであれば、当該措置を実施することまで求められているわけではない。加えて、その職務に留まり続けたいという本人の要望に応えないことも、合理的配慮の不提供にはあたらないとされている。ただその場合に、「別の業務に就かせることなど」「他の合理的配慮を検討することが必要」との記述があるものの、その際に労働契約そのものをどうするかについては言及がない。

　ここからはやや踏み込んだ議論になるが、これまでメンタルヘルス不調者対応において議論してきたとおり、正社員の職務無限定性を考えると、当初は想定していなかった障害により職務遂行への支障が生じて、結果的に異動が必要な状況は、もはや無限定正社員とは言えない。そのため契約形態を変更しないのであれば、従前の職務を遂行することを前提として、合理的と言える範囲での措置を検討するほかないのではなかろうか。つまり結論としては、合理的配慮の範囲内での措置により従前の職務を遂行するか、正社員としての無限定性を放棄する、すなわち契約形態を変更することで、業務範囲を限定するか（結果的に従前とは異なる部署に、おそらくは今後の異動はないことを前提に新たに配置される）、いずれかしかないだろう。

第5章

人事・労務管理

具体的な対応方法

　実際に現場で生じているさまざまな問題は、法律や指針に基づく対応では簡単には解決できない。これは、労働契約上の制約や職務無限定性にかかる慣習的運用が、海外由来の合理的配慮の考え方とそもそも整合しない部分があることを、法律や指針で十分に考慮されていないためだろう。

　障害者がそうでないものと同じように業務に従事するために、合理的な範囲での措置が必要だという理念は当然尊重すべきである。しかしながら、例えば職務内容を限定する約束をしつつ、無限定の正社員としての待遇を維持することは、実態にそぐわないし、他の従業員との公平性の観点からも問題がないとは言えない。そのため目前の問題に対して現実的に提案できる解決策は、職務や勤務地に関する限定措置を行うなら、措置後の職務内容と待遇がバランスするように、労働契約内容を（切り下げる方向に）変更せざるをえない可能性について、今からでもいいので、「よく話し合っておく」というものである。

　雇用時点から障害があることを把握し、すでに合理的な範囲の措置を実施している場合は、その措置内容も労働条件の一部であることを共通認識として確認する。つまり追加の措置が必要となる状況は、労働条件の変更が必要ということと同義であり、措置内容に整合する労働契約を締結し直す必要が生じる可能性に言及しておく（もちろん職務や勤務地に追加の限定がなく、能力を発揮した際の成果が従前と変わりがない場合は、契約はそのままでよい。また能力の拡大やより高い成果が見込まれる場合は、契約条件を良くすることもありうる）。

　中途障害の場合は、上述のとおり、無限定性を維持したまま合理的配慮の範囲内の措置で従前の業務を遂行するか、正社員としての無限定性を放棄し、限定正社員として契約変更したうえで遂行できる範囲内での職務や以降の異動の限定を行うか、検討することになることを説明する。

　なおどちらの場合でも、本人から求められた措置内容が、そもそも合理的配慮の考え方に合致しない場合は、合理的配慮の本質についてしっかりと説明して、何が社会的障壁になっているか確認することになろう。指針にもあるように、これらの対応過程において重要なことは、「対話をすること」であり、それには、面接シナリオが活用できる。シナリオをしっかりと準備して、会社側の考え方をわかりやすく伝えることをおすすめしたい。

part 4 仕事と治療の両立支援

仕事と治療の両立支援について、平成28年に厚生労働省からガイドライン[64]が出された。徐々に考え方が浸透しつつある一方で、対応に悩むケースも少なからず発生しているようである。また一部には両立支援に対する誤解から生じた問題もある。

まずは言葉そのものを考えてみる

ここまでですでに、私たちの表現に違和感を覚えた方がいるかもしれない。世間では「治療と仕事の両立支援」という表現が使われている。しかし私たちはあえて「仕事と治療の両立支援」という順序で表現している。なぜなら、「職場は働く場所である」という大原則は、両立支援と言えども変わりがないからだ。両立支援はあくまで仕事が先にある話で、治療が先に来てしまえば、職場の医療補助施設化のような方向に進みかねない。細かい点かもしれないが、言葉や表現には潜在的な認識に影響を与える力が確かにあり、じつはそれなりに重要なポイントであると考えている。

もう1点重要なポイントは、あくまで仕事と治療の両立支援は、治療（機会の確保）との両立支援であり、疾病（による業務遂行能力低下）との両立支援ではないという点である。文字どおりではあるものの、この点はかなりよく誤解されているので注意が必要である（両立支援に関する困った事例の多くは、この誤解から生じている）。

私傷病休職や合理的配慮の提供との比較

両立支援を丁寧に検討してみると、仕事と治療の両立支援で想定している疾患の状態には、大きく3つのステージがある。第1段階は疾病により私傷病欠勤や休職などで中長期間まとまって休む段階、第2段階はまさに両立、つまり職場復帰後に治療のために、定期的かつ一時的に仕事を休むことがある段階、そして第3段階は疾病により就業継続が困難となり、疾病への進行的配慮が不可避となる段階である（もちろん、すべてのケースが1→2→3

225

とステージを進めていくわけではなく、2にとどまるものや、2から回復し通常勤務に移行するものもある）。

　これらを職務遂行能力の観点から整理してみる。第1段階は、疾病により一時的に職務遂行能力が低下したことに対して、その回復を一定期間、やや中長期間にわたって待つ段階である。復帰基準は「完全な労務提供が可能であること」であり、復帰時点では職務遂行能力が元通り回復していることが前提として求められる。

　一方の第3段階は、疾病の進行により、職務遂行能力への制限が半ば恒常的になった段階である。「疾病への配慮」を強化し続けなければ、就業継続が困難な状態だ。しかしながら、正社員の無限定性を維持したまま、疾病への配慮を行うことは容易ではない。就業継続のためには、何かしらの労働条件の変更を検討する必要が出てくる。

　そして第2段階はこれらの狭間にある。つまり、治療のために定期的に職務遂行能力が低下することがあったとしても、あくまでも一時的かつ短期的なものであり、潜在的な職務遂行能力そのものが失われてしまっているわけではない。したがって第3段階とは異なり、この段階では就業規則の範囲内で対応していくことを考える。

　要するに、短期間の治療機会の提供と、治療に伴う職務遂行能力の一時的な低下への対処（許容）が、仕事と治療の両立支援の本質であり、疾病による半ば恒常的な職務遂行能力の低下への配慮は、仕事と治療の両立支援とは言えないのではないだろうか。

他の両立支援との比較

　両立支援という枠組みは、治療との両立支援だけでなく、育児や介護にもある。個人の就業人生を考えてみると、「子どもの育児→親の介護→自身の治療」という順で、誰にでも生じうる就労への支障であり、それらに対して両立支援という考え方が生まれ、法制度も整備されることは納得できる。

　育児や介護の就労への支障を、治療の場合と比較してみると、いずれも「従業員本人の職務遂行能力は基本的に低下していない」という共通の前提があることがわかる。確かに育児や介護をしている間は、休業や時間外労働の制限等の制約は生じるかもしれない。しかし本人の職務遂行能力が本質的に低下しているわけではないので、育児や介護が一段落した後には、元通りの無

限定正社員として働くことができる前提である（多少の"ブランク"という理解になる）。したがって仕事と治療の両立支援においても、すでに説明したように、「あくまでも職務遂行能力の低下はないか、あったとしても一時的なもの」として位置付けることで、両立支援制度としての一貫性を見いだすことができる。

　また育児や介護は、休業期間中に「復帰後に仕事との両立ができるような体制づくり」が求められる点は、非常に興味深いポイントである。育児休業は、一般的には子どもが1歳になるまで取得することができる。その間に復帰に向けて保育園への入園手続きを済ませたり、親族等による育児の支援体制を整えたりしなければ、実際のところ復帰は難しい。介護休業は93日間休むことができるが、これは自身で直接介護をするための期間ではない。この間に要介護認定を受けてケアプランを作成してもらい、仕事と両立できるように介護保険サービスを受ける体制を整えることが求められる。そしてこれらの体制づくりに、会社が関与することはほとんどなく、あくまで労働者の主体性に任せられている（保育園探しやケアマネージャーの紹介を、会社に期待する人はいないはずだ）。仕事と治療の両立支援も本来は同様ではなかろうか。両立支援制度を利用する前には、私傷病欠勤や休職により一定期間休むことが一般的である。その間に治療を進めることはもちろん、「復帰後に仕事と治療を両立できる体制を作ること」が労働者側にも求められるはずである。その際に、医療的な知識やスキルのない会社から両立の方法を提案するのではなく、会社の制度の中でどのように治療を進めていくかを、労働者自身が主治医や両立支援コーディネーターなどと相談して決めていかなければならない。そのためにも、私傷病休職期間中に、両立支援制度の趣旨を改めて会社側から説明することも重要だろう。

求められる対応

　両立支援は、おそらく日本以外の国では課題にさえなっていないと推察する。なぜなら、両立支援として必要な対応を個別の労働契約に含めてしまえば、問題にならないからだ。例えば、週1日の通院が必要であるため、週4日だけ働く人がいたり、毎月1週間治療に専念する必要があるため、月に3週間だけ働く人がいたりしても、そのような柔軟な勤務スケジュールを前提とした労働契約を締結しているのであれば、特に問題になりえない（ただし

裏を返せば、会社側と合意できるような労働契約の内容でなければ、契約の締結に至ることができない、とも言える）。一方で現在の日本では、そのような個別の労働契約を締結することにはさまざまな障壁がある。非正規社員との比較において、正社員の「無限定性」に対して好待遇している面があるので、労働条件に何らかの制約が生じる場合は待遇が大幅に下がることは避けられないし、何より労働条件を労働者自らが個別に交渉しなければならなくなってしまう。

　仮に原契約のまま両立支援の対応をするのであれば、治療および治療直後に職務遂行能力が低下している間、間欠的に休むことができる制度が必要だろう。そして制度にする以上は、公平性の観点から、何らかの上限を定める必要があると考える。1年度あたりに休むことができる日数を定めるのか、私傷病休職と同様に、通算して休むことができる日数を定めるのか、さらにはいっそのこと理由の如何を問わず勤務を欠いても特段のマイナス評価をしない猶予日数というものを統合的に設定するのかなど、ぜひ各社ごとに議論を深めていただきたい。

　ただし、疾病の進行により完全な労務提供ができていると言える状態を下回った場合には、就業継続を認めることはできない。その場合は、再度いったん療養に専念する必要がある。療養したからといって、完全な労務提供ができるようになるかわからない状況がいつか訪れるかもしれないが、だからといって不完全労務提供を受領し続けるわけにはいかない。とはいえ、実際に疾病が進行した場面で療養の要否を判断することは難しい。だからこそ、両立支援開始時にしっかりと説明しておき、再療養の要件を明確に約束しておくことが不可欠である。

健康相談AコースBコース

医療職の職場におけるジレンマ

　私（高尾）は、毎年医学部医学科4年生に産業保健の講義をしており、出席点などには特に関係なく、関心を持った学生には感想の提出を求めてきた。その中で、私の疑問にかなり直接的に関連してくる内容があったので、紹介したい。

産業医は、企業に対しては「生産性の向上に寄与する（ことを期待させるような）」約束をしてしまっている一方で、当該企業の従業員に対しては、医師の職責から（たとえ個別の医療契約が存在していなくても）「健康維持のための最良の配慮をする」義務を負っており、その約束と義務が衝突する場合（衝突しているかのように誤解してしまいそうな場合）がある、ということが講義で初めてわかりました。自分なら、仕事を失ってしまったら生活がたいへんだろうからと、ついつい（糖尿病コントロール不良の従業員に対しても）運転可能の診断書を書いてしまうかもしれません…。

ジレンマが表れる場面

　産業医・保健職においては、対人業務として、日常的に「健康相談」を受けているという人は多いだろう。その中で学生が指摘したジレンマに陥っているケースがあるかもしれない。このジレンマが生じる原因を端的にまとめるならば、（1）純粋な健康相談であり、特に就業上の措置を目的としない面談、（2）何らかの就業上の措置を目的とする面談という、まったく別物の面談を、区別せずに行ってきた点にある。

　実際の場面を考えると、健康管理室にやってきた従業員に対して、ことさらに「就業上の措置を目的として面談しますか？それとも単なる相談ですか？」と尋ねてまではいないのが実態だろう。話しやすい雰囲気が損なわれるという懸念もあるし、これまで特に問題はなかったかもしれない。しかし近年では、相談当初は（1）なのかと想定して話を聴いていたところ、途中

から雲行きが変わりじつは（2）だったという相談パターンから、トラブル事例が生じやすくなっていることに留意したい。

　考えてみれば、（1）の場合においては、秘密は守り、本人の立場にたって専門家として支援できることを一緒に考える。一方で（2）の場合には、措置の内容によっては、必ずしも本人の意に沿う展開になるとは限らない。（1）から（2）へ途中で切り替わることは、従業員側から見れば、味方だと思っていたものが途中から敵（コチラ側から言えば中立でも）になることと同然であり、不信感や反感を持つのもある意味当然かもしれない。

　さらに子細に見ていくと、「秘密を守る」と言えば聞こえはよい。しかし（1）と（2）がごちゃ混ぜになると、「本人が会社や上司に言ってもかまわないという内容（代わりに伝えてくれという場合もある）」だけ、会社に対して専門家の意見のような形で開示する。一方で「本人にとって都合の悪い情報」は隠匿することに加担することになりかねない。

　また、そもそも本人に対する支援は専門家としての助言にとどまるはずで、実際の行動は「本人が自らやる」ことが前提であるはずだ。これを産業医や保健職が「代わりにやってあげて」しまってはおかしなことになる。例えば上司からの風当たりが強すぎるという相談について、「もう少し控えめな態度で接してほしい」と従業員自らの口で、上司へうまく伝える方法を伝授してあげるのは何ら問題ない。しかし医療的マインドが先行して、産業医や保健師から代わりに上司に伝えてほしい（伝えてあげよう）ということになると問題である。

別の視点から

　これまでの感覚では、（1）は本人からの相談、（2）は上司または人事からの依頼という形で、あまりオーバーラップなく、おおよそ棲み分けができていたこともあるかもしれない。しかしすでに指摘したように、最近は従業員自身が何らかの措置を求めて、産業医・保健職に面談を求めてくるケースも増えてきているとの実感もあるのではないか。

ジレンマ解消のために

　医療契約と言えども、（暗黙であれ）契約である以上は双方の合意があっ

て初めて成り立つものである。このことを考えれば、職場で医療職が従業員と接する際に、「何のために（目的）」「どのような立場で（お互いの関係の確認）」「何をするのか」を明確にすることが、第一歩となりうる。要するに、お互いに冷静に検討すれば、産業医にせよ保健職にせよ、臨床の場面とは異なって、全面的に従業員の味方に立っているわけではないことは明らかである。このことをきちんと確認すれば、これまで職場の医療職に暗に従業員側から期待されていたような役割は、本来は主治医が担うべきものであるとの共通認識に至ることは、さほど困難なこととは思えない。結果として、お互いの間に医療契約は発生しないことを確認することで、職場の医療職は、暗黙の期待に基づくジレンマからは多少なりとも解放され、本来求められる役割を遂行することが容易になるはずだ。私（高尾）自身は産業医として面談する際に、最初に「産業医の立場は100％従業員側でもありませんし、100％会社側ということでもありません」という言い方で、よく説明してきた。これによって、実際には「あなたと医療契約を結ぶ意思はないのです」ということを伝えてきたのではないかと、本Partをまとめながら感じた。

　ただしこの方法には課題がある。医療職としてのプロフェッショナリズムとしては、言わば八方美人的に、企業に対しては「約束」し、従業員に対しては「義務」を負い、結果的にどちらかに対して（通常は心が痛まないので企業に）不利益を与えてしまうような優柔不断な行動を取るべきではないことは間違いない。その一方で医療職としてのアイデンティティとしては、「あなたの味方であるとは言えない」ということを、従業員に対して明言することに抵抗があるかもしれない。そのような前口上で始めれば、「従業員が相談しやすい」雰囲気からは遠ざかってしまう。

　それに対して今回提案するAコース／Bコース方式は、時代にあわせた変革といってもいい。健康管理室にやってきた段階から「メニュー」とその説明書きを見てもらったうえで、「AコースとBコースのいずれにしますか？」という形で最初から振り分ける方法をとる。なおこれまでの説明での（1）がAコース、（2）がBコースということである（1・2やA・Bは適当につけただけで、どちらがどっちでも、間違わなければかまわない）。

P.S.
　説明文の発信元は健康管理室より人事課等のほうがよい（連名も悪くない）。

Aコース／Bコース方式の具体的な説明文

健康相談に関する注意事項

　職場で行われる健康相談は、医療機関等において行われる場合とは、異なる面があります。相談を始める前にこの違いを明確にしておくことは、とても重要です。具体的には以下に示すAコース、またはBコースのいずれかを選択いただきます。

　Aコースは、医療機関における受診に伴う健康相談と類似している面があります。相談対応を行う医療者（産業医・保健師）は、あなたのために、原則的に秘密を守って相談を行います。ただし相談できる内容の範囲に制約があり、就業上の措置に関することや労働条件に関することは、承ることができません。こうした内容を希望する場合には、後に示すBコースのご利用を検討ください。

　Bコースは、基本的に就業上の措置が関係する健康相談を取り扱います。具体的には、業務によって健康を損なうこと等がないように、就業上の措置の要否を含めた相談を行います。しかしながら就業上の措置には実施可能な限度があり、この観点から会社が許容する就業上の措置の要否についての意見を医療職は述べるものとします。またハラスメント等に関する相談については、そのばく露側要因（ハラスメントがあったのかどうかなど）については対象とせず、しかるべき窓口に相談するものとし、この健康相談では、現在生じている健康上のお困りごと（症状等)について、主として相談に応ずるものです。なおBコースの相談では、あなたがお話された内容は、就業上の措置に関する意見を産業医が述べる際に、重要な意味を持ちます。場合によっては、あなたに不利益が生じるような就業上の措置につながる可能性もありますので、よく考えて相談してください。

Aコース申込書（チェックとサイン）

□「健康相談に関する注意事項」を読み、AコースおよびBコースにおける相談の目的や取り扱う内容の範囲の違いを確認しました。

□原則的に秘密は守られます（具体的には、人事課や上司には報告は行

いません)。ただし例外として、ご自身や第三者の健康を損なうおそれがあると、医療職が専門的立場から判断した場合は、この限りではありません。

☐相談目的は、あなたの健康保持のために、専門家から助言を得ることにあります。職場環境等に関連することは、健康上の問題の説明に必要な範囲において相談そのものは可能ですが、上司や人事との対応等はすべて、自ら行うものとします。

☐記録はご自身で作成してください。今後も継続して相談を行う場合に、担当者が替わることもあります。ご自身で記録を活用して、効率的に過去の経緯を説明できるようにしてください。

☐上記の項目のすべてについて疑問点等は、自ら確認したうえで、理解できましたので、健康相談Aコースを申し込みます。

Bコース申込書

☐「健康相談に関する注意事項」を読み、AコースおよびBコースにおける面接の目的や取り扱う内容の範囲の違いを確認しました。

☐あなたがお話になられた内容は、就業上の措置の要否を決定するうえで重要な意味を持ちます。そのため場合によっては、ご自身にとって不利益を伴うような就業上の措置につながる可能性があります。

☐就業上の措置の要否を決定するために、必要な関係者(上司、人事等)に、併せてヒアリングを行うことがあります。

☐相談内容の細部にわたる報告はなされませんが、相談の最後にお示しした内容、あるいは作成に時間を要する場合には後日提示する内容で、人事課に報告されます。報告するかしないかについてのご意見を承ることができませんが、事実と異なる内容については修正を求めることができますので、その際に適切に指摘ください。

☐上記の項目のすべてについて疑問点等は、自ら確認したうえで、理解できましたので、健康相談Bコースを申し込みます。

第5章 人事・労務管理

アルコール依存症問題

　相談ベースではかなり頻繁にあるテーマなのに、これまで取り上げていなかったことに気づいた。もっとも一昔前と比べて、例えば始業時刻前後になって、「二日酔いなので、今日は休みにしておいてください」との連絡を受けるようなケースは最近では遭遇することも少なくなり、問題としてはごく一部の企業におけるものになりつつある点は否定しない。

勤務時間中の飲酒を禁ずる就業規則

　古いテーマという意味では、昔ながらの就業規則には服務規律等に、「酒気を帯びて構内に立ち入らないこと」等の直截的な規程もあった（いまは就業時間内禁煙を規定するかどうかという時代である）。ただほとんど可能性がないからといって、規定だけはしておかないと、いざ就業時間内に飲酒があったときにこれを取り締まろうと思っても、対応に困ることになる。本来は正面から職務中の禁酒を命じればよいところだが、当日連絡の有給休暇の取得でさえ正しく指摘できない人事や上司が増えてきている現状では、「業務に支障を来たしていないのだから、ランチで一杯くらい飲んだからってどうした」とそのまま適用できない主張をされると、もう対応できない場面が容易に想定できる。いまさらではあるが、飲酒を禁止する旨の規定のない企業にあっては、あらためて追加してもよいだろう。最近は職場での「違法薬物」についても相談があるので、「飲酒・喫煙等、業務遂行に直接関係なく、就業時間中の本人又は他の労働者の業務遂行に望ましくない影響を与えるおそれのある行為はしてはならない。」等幅広に規定することも一案かもしれない（明記していないが、昼休みの喫煙であっても、呼気中の有害物質濃度が喫煙前の水準に戻るまでに45分間程度要することから「実質的に」禁止するのと同様の効力を有するよう規定したいところだ）。

二つの健康管理で整理する

　医療的健康管理では、何とか本人が就業継続できるように、アルコールを

止めさせようとする。しかしながら、専門医が断酒薬などを用い、断酒会などの支援も得ても、それほどたやすくないのがアルコール依存症である。失礼な表現かもしれないが、保健職の努力むなしく、鳥瞰的にみればジリ貧のようにも思える。

　一方で業務的健康管理であれば、結局は業務に支障があるかどうかに尽きる。もっとも本人だけの問題にとどまらないので、アルコールが抜けきっていないと思われる状況で出社することも「支障」のうちに含まれる。また近年では飲酒運転が厳格に対処されるようになってきており、出社時の異変に気づく水準ならば、通勤での運転時にはもっと問題があったはずである。それを認識してしまう以上、放置できない問題となっている。

　もとよりアルコール依存症であることが診断された段階にあっては、もはや「救済」はかなり困難である。業務アプローチとしては、ご家族の関与も得ながら、上記のような状況が生じれば、とにもかくにもいったんは療養導入させるほかないし、理解も協力も得られないならば、休業を命じる心づもりもしておくことになる。その後も依存症から脱することができなければ、就業規則の範囲で休職と復職を繰り返すことになるが、通算規程を整備しておくことで、徐々に休職期間の残期間はなくなり、最終的には満了という形が不可避となろう。

　一方でより早期の介入については、業務アプローチ単独で考えるとじつは容易ではない。まったく就業上の支障がない段階で、個人の飲酒に介入するのは、ある意味で余計なお節介にすぎず、労働契約においては干渉する根拠もないからだ。

検討できるポイント

　とはいえ、じつは周囲はある程度の確信をもってアルコールの影響を疑いつつも、のらりくらりと本人にかわされ、結果的に介入が遅れるというパターンに対しては、対処も検討できる。

　突き詰めれば、飲酒の影響下にあるとしても、初期においては本人の健康問題すらまだ気が早すぎるところがあり、せいぜい業務の成果がない、パフォーマンスが低いという問題にとどまる。したがって会社としての介入の合理性からは、まずは運転が業務である、あるいは営業車の運転などがある場合を想定する。各社の状況によってどこまでの拘束力（や罰則）を持たせ

第5章 人事・労務管理

ているかは異なるかもしれないが、パイロットなどでは一般的な「就業○時間以内の飲酒禁止」というような形で、すでに一定程度「個人の生活」にも踏み込んでいる。こうした規程も整備されている前提において、運転前に行われるアルコール検査を他人と入れ替わってすり抜けるような手口は、もはや懲戒（解雇もありえる）事案であろう。

　一方で飲酒に対する規制や不正行為に対する罰則を厳しくすると、前日にやや飲み過ぎたという自覚がある場合に、当日の朝になって「今日は体調が悪いのでお休みさせてください」という形ですり抜けようとすることがある。その頻度が少ないうちは検知のしようもないし、あまり疑うとやりすぎでもある。しかし、どうも怪しい（要するに頻度が多い、あるいは本人が周囲にそのことを口にしてしまっている）という場合であれば、ある程度の推察もできる。もちろん私たちの整理で言えば、「予想できる」当日連絡による勤怠の乱れがあった場合、有給の事後取得を許容するかどうかの問題とは別にして、戒告・けん責処分程度は検討できる。ただ仮に懲戒処分にしたとしても、アルコール依存症へ進展していくことへの抑止力としての効果は、あまり期待できない。

　そこで提案したいのが、「会社が必要と判断したときには、居宅におけるアルコール検査を実施できる」旨の就業規則項目の追加だ。「必要と判断したとき」とは、平たく言えば、アルコールにより就業に支障が生じる可能性を回避するために、欠勤を悪用している懸念がある場合であるが、実施するための要件やその際の手続をどこまで具体的に規定するかは、多少試行錯誤的でもいいと考えている。踏み切るタイミングの判断も簡単ではないが、当初はある程度周辺の情報から、十分にあやしいと言える場合から対応することになろう。

　ただし想像してみてほしい。居宅に行ってまで検査をするわけであるから、かなりの修羅場になることは間違いない。加えて一定以上のアルコールが検知されたとしても、すでに当日連絡とはいえ休暇を取得するなどして勤務はしない状況になっているわけだから、抵触するとすれば間接的に「就業○時間以内の飲酒禁止」の項だけである。したがって懲戒処分を目的にするというよりは、厳重な注意に加えて、会社としてこの問題を相当に重大視しているというメッセージを行動で示す、という意味合いが強い伴うアプローチとなる（家族も巻き込む形になる）。すなわち、この規定をもとに秘密裏に突然訪問するという強硬手段を取るのではなく、まずは当日欠勤を申請してき

た本人に対し、電話等でこの規定を示し、訪問して検査するがどうかという形で切り出して、同意のもとで行うことから始めるということでよい。

　はたしてこれが、直接的な懲戒処分よりもアルコール依存症への進行を抑止する効果的な方法なのかどうか、私たちもまだ実績の積み上げがないのでなんともいえない。しかしながら、アルコールの影響が疑われる従業員に対し、そのまま手をこまねいて依存症への道を進ませるよりは、有用な一手ではないだろうか。

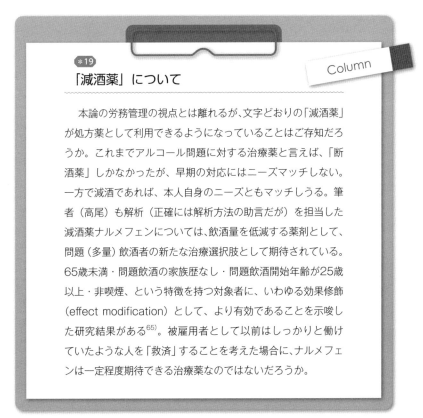

＊19

「減酒薬」について

Column

　本論の労務管理の視点とは離れるが、文字どおりの「減酒薬」が処方薬として利用できるようになっていることはご存知だろうか。これまでアルコール問題に対する治療薬と言えば、「断酒薬」しかなかったが、早期の対応にはニーズマッチしない。一方で減酒であれば、本人自身のニーズともマッチしうる。筆者（高尾）も解析（正確には解析方法の助言だが）を担当した減酒薬ナルメフェンについては、飲酒量を低減する薬剤として、問題（多量）飲酒者の新たな治療選択肢として期待されている。65歳未満・問題飲酒の家族歴なし・問題飲酒開始年齢が25歳以上・非喫煙、という特徴を持つ対象者に、いわゆる効果修飾（effect modification）として、より有効であることを示唆した研究結果がある[65]。被雇用者として以前はしっかりと働けていたような人を「救済」することを考えた場合に、ナルメフェンは一定程度期待できる治療薬なのではないだろうか。

第5章

人事・労務管理

part 7　私傷病休職と育児休業

　一部の会社や自治体で、私傷病休職（以下「休職」）と育児休業（以下「育休」）の二重適用の問題が発生している。

そもそも休職中に育休を取得できるか

　私傷病により労務提供が困難な場合に発令される休職中に、育児のための休業である育休を取得することは、後述するそれぞれの制度の適用により生じる状況を踏まえると、認めるべきでないように思われる。実質的にも私傷病により労務提供が困難であるのに、育児を行うことは容易ではないはずだ。またそれぞれの根拠法が定める制度の趣旨（仕事と育児の両立等・国民生活の安定等）は、形式的には重なるとも重ならないとも取りうるが、目的達成のための手段として見たときに、後述のとおり、手取り額の増大という結果をもたらすことは不合理であろう。

　しかしながら、民間企業の場合「休職中に育休を取得することは可能です」と、行政当局はあっさりと回答してしまう。なぜなら、育児・介護休業法において育休の取得を認めなくてもよい要件の中に、休職中という要件がないからだ。休職制度が法律に定めのない任意の制度である一方で、法定の育休が優先される構図だとも言える。そのため、休職中であっても育休を取得できることを前提に、制度設計を再検討しなければならない。

　なお自治体については地公育休法等にて、職員が休職処分を受けた場合は育休の承認の効力を失う、と明確に定められている。ここから推論すれば、公務員の場合は、休職中にはそもそも育休の取得はできないと整理できる。

何が問題なのか

　私傷病休職で休みつつ、育児休業を取得した場合、傷病手当金と育児休業給付が併給できるという問題がある。それぞれ健康保険と雇用保険からの給付、つまり出所が違うため併給できてしまうのだ。加えて、両者とも非課税

の給付金であり、さらに育休中は社会保険料の納付が免除されるため、平たく言えば働いていたときよりも手取り額が多くなってしまう。これでは復職しようという動機を失う休職者が出てくるのも不思議ではない。

こうした経済的な問題だけでなく、育休の取得と休職期間満了の時期が重なるケースにおける、復帰判定の問題も整理が必要だ。会社によっては、育休を取得できるようにするために休職からいったん（形式的に）復職を認め、実際には出勤することなく育休へ移行するという運用をしているところもある。しかしこの運用は、いったん復職を認める時点で復帰基準を満たしていることを確認しておらず、育休終了時点に問題が顕在化する。育休終了時点で、あらためて復帰判定手続きを行おうとすると、「会社は育休からの復帰を妨げている」という誤った認識につながる場合も実際にある。

2つの異なる対応方針

残念ながら、現時点では併給の問題と復帰判定の問題を同時に解決する方法までは至らない。2つの（表面的には真逆に見える）対応方針を示すので、各社の状況に応じて検討してみてほしい。

①育休中は休職を中断する対応

1つ目は、育休中はいったん休職を中断し、育休終了後に休職を再開する対応である。この対応の場合、休んでいる事由は休職か育休かどちらかに整理できる。そのため法人としては、健康保険組合や協会けんぽに対して「当該従業員は傷病のため就労していない」と証明するのか、職業安定所に対して「当該従業員は育休のため就労していない」と証明するのか、原理的にはどちらかしか取り得ないことになり、併給問題への手当てができる。もちろん制度上は併給可能であり、本人の請求する権利を会社が積極的に妨げるようなことは適切ではない。その一方で、不正とまでは言わなくとも制度の趣旨に沿わないことは間違いないので、会社として併給に積極的には協力できない姿勢を、本人に示す必要はあろう。

また育休開始時点で「休職は中断しただけであり、育休終了後に再開をする」ということを、本人にしっかりと説明をする必要がある。

②休職発令を維持したまま育休を認める対応

　じつは産前産後休業とは異なり、育休には直接的な解雇制限はない（もちろん、出産や育児休業を取得したことを理由とした不利益取扱いは認められないが）。そのため育休中に休職期間満了を迎え、その時点で復職可能だと判断できなければ、休職期間満了による退職の取り扱いをしても形式的・理論的にはかまわないことになる。しかしながら、さすがにそれほど簡単には受け入れられないだろうし、適切とも言いがたい。

　そこで2つ目として、休職中に育休を取得する際には休職も発令したままにする、そして仮に育休終了前に休職期間満了を迎える場合には、育休終了後3カ月まで休職を特別に延長する、という対応を提案する。この対応の重要なポイントは、休職の発令を維持した状態で育休取得を併行的に認めることである。じつは1つ目の対応方針には、育休中は休職というステータスが外れ、休職のフォローがしにくくなるうえに、育休終了時に復帰判定をすることにも理解が得にくくなるという課題がある。また、単純に休職＋育休の合計期間がかなり長期にわたるという問題もある。担当者の異動などにより適切な引き継ぎがなされず、当該従業員が休職中であったことが見過ごされるようなことも起きる。これらの問題を、2つ目の対応方針であれば一定程度防ぐことができる。

　また、休職の延長を希望する他の事情を考慮し始めるとキリがないため、あくまで育休取得が延長を認める特別な事情であると規定しておくことも重要なポイントだ。同じく、期間の面から見ても3カ月では足りないという個々の事情も出てくるだろうが、本来は休職期間満了退職となるところを、温情的措置として特別に延長する（解雇猶予のさらなる猶予）という位置づけにしている。

　なお、この対応方針の場合、傷病手当金と育児休業給付金の併給という現実的結果に対しても、少なくとも不整合はしない（要するに、併給を認めることになる）。

育休中も休職発令を維持した場合の対応

　続いて、おそらく他に例がない対応だと思われるので2つ目の対応方針に基づき、育休中も休職発令を維持した際の復職対応について整理する。第一に、週一報告の提出は育休中も中断せず、引き続き求める。育休終了後に3

カ月しか期間がないことを考えると、復帰準備に使える期間はほとんどない。まして育休終了時点でまだ療養専念期にあるようでは、復帰は事実上困難となる。復帰のためには、育休終了前までに復帰準備期に移行している必要があるが、その見極めには育休中も週一報告が欠かせないことがわかる。

　ただし、出産から間がなく育児に精一杯で、療養や復帰準備に取り組むことが難しい状況は考慮する必要がある。手当てとしては、報告書冒頭のチェック欄に「療養を行っているものの、育児の負担が大きく具体的な報告ができません」という項目を追加し、記載免除の報告で済ませることで対応できる。

　続いて、報告の具体的内容についても注意が必要だ。従来休職は療養や復帰準備に専念すべき期間であり、育児や介護を行っているという報告内容でよいとは言えない、と指摘してきた。一方でこの対応の場合、休職中に育児に携わるお墨付きを与えているとも言えるため、育児をしていることそのものは問題ではなくなる。ただし、休職も維持しているのだから療養や復帰準備を公然と完全に放棄してもらっては困る。休職発令維持の根拠となる復帰意思の表示としての報告内容が「育児に専念している」だけではつじつまがあわないと整理すべきだろう。加えて、育休中に仕事と育児を両立するための計画的準備を行うこと（例えば保育園の入園手続きや、親族等の支援体制の構築など）についても報告させて、ある程度職場が関与し助言等をすることも有用だろう。

介護休業の場合

　メンタルヘルス不調による休職と介護が同時に発生するケースはこれまでも良く存在した。実情としては、介護疲れによりメンタルヘルス不調になったというケースが多いだろう。

　このようなケースについては、先に介護休業を取得させることを強くお勧めしている。理由については逆を考えればわかりやすいが、休職から先に取得して休職期間満了となったときに、介護休業を取得できる余地があると、対応に困るケースが出てしまうからだ。育児休業と同じく、介護休業終了時点での復帰判定を、かなり慎重にしなければならなくなる。一方で介護休業を先に取得して、その後私傷病休職で休むことそれ自体は、まさに実態どおりと言えよう。

　なお介護休業は育児休業とは異なり、期間が短い（93日間）一方で、（対

象となる家族は配偶者・両親・祖父母・兄弟姉妹・子と孫・配偶者の両親に
限られるが）要介護者ごとに取得できる。そこまで悪質なケースには遭遇し
ていないが、介護休業期間中に休職を中断する運用だと、介護休業を連続で
取得することで、いつまでも休み続けることが理論上はできてしまう。その
ため今回検討した内容を踏まえれば、仮に先に休職している事情があった際
には、休職発令を維持したまま介護休業を認める方法が対応しやすいだろう。
かつ93日しかとれないということは、介護休業取得時点で休職期間の終わ
りが見えてきているタイミングだと言える。そのため、介護休業と私傷病休
職を併行した際の、私傷病休職期間の特別延長については、復帰予備判定～
復帰検討期に必要な、2週間程度でかまわないと考える。

part 8 行政と民間の違い

　紹介してきたメンタルヘルス対応や健康管理の考え方は、民間企業と自治体の区別なく適用できる。むしろ自治体にこそフィットする部分も多い。実際に私たちは、2019年から自治体向けの支援にも取り組んでおり、対民間企業以上の成果を上げていると自負する。ただしいくつか発想の転換が必要な点を整理したい。

すべての制度は「全体の奉仕者」につながる

　後述のとおり、自治体職員には強固な身分保障や長期にわたる休暇・休職の取得が認められている。一部に制度を濫用する職員もいて社会問題になることもあるが、本来は全体の奉仕者として公共の利益のために働く職員のための制度である。

　例えば、全体の奉仕者として勤務する意欲があり、かつ能力も十分に備わっている職員を、任命権者が「気に入らない」というような理由で一方的に免職させることがあっては、行政の継続性や公共性に反することにつながりうる。特に首長のような選挙によって選出される任命権者は、立場や方針がまったく異なる人に変わる可能性があるため、事務執行に支障が生じないように、有能な公務員の身分保障は重要事項とされる。また休暇制度についても、心身に故障がある状態で職務遂行されては公共の利益に反する結果になりかねない。一方で職務遂行が困難だからといって、直ちに免職されることがあっては、人材としても損失である。そのため、一定期間療養に専念して再び全体の奉仕者として働くことができる機会を与えるために、病気休暇や休職という制度があるのだ。

　ちなみに、ここで「職業としての官僚」(岩波新書、嶋田博子著)の記述を紹介したい。
よく「公務員の身分保障」と称されるが、分限制度は「勤務成績が良いにもかかわらず不利益な取り扱いをしないこと」を意味するもので、勤務成績不良者まで身分保障されるわけではない。
　もちろん病気休暇・休職は職員の権利としてみることもできるし、それは

認めるべきだろう。また「全体の奉仕者として公共の利益のために働く」のは、あくまで倫理規定であり、反したからといって直ちに処分できるわけではない。だが採用時には、服務の宣誓までしているはずである。適切とは言えない制度の利用があった場合には、「全体の奉仕者としてふさわしいとは言えない」という苦言は呈するべきだろう。

　（蛇足だが、自治体の難渋事例を対応している際に、復帰時には採用時と同じく、服務の再宣誓をさせてもよいのではと提案したことがある。残念ながら「条例の定めがないから」と運用には至っていない）

休職期間満了時の取扱い

　民間の場合、休職制度は「解雇の猶予制度」である（序章Part 3参照）。そのため休職期間を満了しても復帰できない場合には、（自動退職なのか解雇なのか定め方の違いはあれども）半ば自動的に雇用契約が終了する。

　一方で自治体の場合、私傷病により分限休職処分をしたとしても、休職期間満了時に自動的に退職とはならない。私傷病を理由に分限免職処分をするためには、「3年間の病気休職の期間が満了するにもかかわらず、心身の故障の回復が不十分で、職務を遂行することが困難であることを、任命権者が指定する医師2名によって、診断させなければならない」と定めていることが多い。これも、全体の奉仕者として勤務する意欲があり、かつ能力も十分に備わっている職員を、その意に反して一方的に（真の理由の代わりに利用して）免職させることがないように、心身の故障を医学的に判断させるための制度設計であろう。ただ仮に主治医ではない指定医の立場だったとしても、休職期間満了間際の状況で「心身の故障の回復が不十分で、職務を遂行することが困難である」との立場をとることは容易ではない。現実にはうまく機能せず、実情との乖離は無視できない。

　しかしだからといって、全体の奉仕者として働く気がないような職員を、そのまま復職させてよいわけではない。あくまで復職する以上は、全体の奉仕者として働くことを求め続ける必要があるし、職員自身が、心身の故障によりそれが難しいと判断すれば、自ら身を引く選択をすることこそが、制度が意図しているあるべき姿なのだろう。

　なお分限休職処分についても、本人の意に反する処分として実施する場合は医師2名の診断が必要とされることが多い。ただ実情としては、本人から

休職の申し出があり、診断書等でその妥当性が担保されているのであれば、必ずしも医師2名の診断までは求めない（主治医1名の診断で足りる）運用をしているケースは多いようである。制度の趣旨を鑑みても妥当な運用だろう。

復帰基準の伝え方

　完全な労務提供が可能であることという復帰基準の本人への説明が、有用であることは間違いないが、明文化されていない基準を示すことに抵抗がある自治体担当者もいるかもしれない。だがじつは民間の場合も同じで、就業規則や規程で復帰基準を明文化している企業は多くはない。もちろん明文化するに越したことはないが、面接シナリオを活用することで、「休職事由が消滅したときには職場に復帰することになりますが、これを具体化したものが、業務基準・労務基準・健康基準の三側面からなる復帰基準です」と説明できる。

　自治体の場合も同様で、「心身の故障のため、職務の遂行に支障がある場合」が休職事由なのだから、「心身の故障が解消し、職務の遂行に支障ない状態になった場合」が、休職事由が消滅した状態と言えよう。また職員には「全体の奉仕者として公共の利益のために勤務する義務」「職務専念義務」「法令や条例等に従う義務」「上司の職務上の命令に従う義務」などが法令で定められている。そのため、休職事由が消滅した状態を具体的に示したものが、業務基準・労務基準・健康基準であるという説明は、どこにも無理はないだろう。なおこれまで100件以上の自治体の事例において、このように復帰基準の説明をしてきたが、復帰基準に対して異論を唱えられたことは1件もない。

　さらには、先例がないという懸念についても、地方公務員安全衛生推進協会の発行する「職場復帰支援」[66] の小冊子において、おおよそそのままの文面で復帰基準を紹介していることも、新規の採用には追い風となろう。

条件付き採用職員の正式採用

　難渋事例には、少なくない割合で、新規採用職員の事例が含まれている。個人的な印象としては、民間の場合よりも問題になっているケースがはるか

に多く感じる（行き過ぎた成績主義と言えるのだろうか）。

　ここで指摘したいのは、条件付き採用期間から半ば自動的に正式採用されているケースがほとんどである点だ。本来は条件付き採用期間中に、「職務を良好な成績で遂行したときに正式採用になる」はずではなかろうか。正式採用後は強固な身分保障で守られるからこそ、その入り口の段階で、厳格な審査が必要なのである。この点は民間企業における試用期間とは異なる部分だ（民間企業の場合、試用期間であっても解雇規制の対象となるため、正式採用拒否は容易ではない）。そのため仮に条件付き採用期間中に、私傷病で勤務を欠くことがあったり、懲戒処分事由に該当するような非違行為があった場合は、正式採用をするかどうか、形式論ではなく慎重に判断しなければならない。事例の中には、条件付き採用期間中に長期療養に入ってしまい、正式採用の判断をするための評価期間が不足しているため、評価期間を確保できるように時期尚早な復帰を認めて正式採用をした、というような本末転倒な事例さえあった（相談事例になっているということは、正式採用後に問題が発生しているからである）。療養のために評価期間が足りないのであれば、職務を良好な成績で遂行したとは言えないことは明らかなのだから、正式採用拒否とすればよいことは言うまでもないし、現実的には療養開始時点から「いつまでに復職できないと、評価期間が足りないことから、正式採用はできません」という話をすべきだろう。

まとめ

　正直な話をすると、現時点で自治体に向けて積極的に支援をしているからかもしれないが、民間よりも自治体のほうが難渋事例の相談件数がはるかに多い印象がある。だが問題事例や問題職員の裏には、はるかに大多数の真面目で優秀な職員が、まさに全体の奉仕者として公共の利益のために働いている事実を忘れてはならない（それだけでなく、問題職員のフォローまでさせられている始末である）。そのため、安易な公務員バッシングには反対である。願わくは、こうした職員が能力を最大限発揮して、住民サービスや各地域の課題解決に努めることができるようになってほしいものである。

　（なお株式会社Office d'Azurでは、自治体向けのメンタルヘルス不調者対応支援を（有償ながら）行っている。無償トライアルも用意しているので、興味のある自治体担当者の方は、どうぞご遠慮なく問い合わせていただきたい）

　2020年から始まった新型コロナウイルス感染症の感染拡大は、企業活動にも大きな影響を及ぼした。特に人と人との接触を避ける対策の一環として、在宅勤務が行政からも積極的に推奨された。それを受けてか、在宅勤務を大規模に取り入れる企業が増え、感染終息後も人々の働き方は大きく変わりつつある。

　しかしながら従来の在宅勤務は、かなりの例外的な対応としてしか想定されていなかったこともあり、在宅勤務制度の導入を緊急的対応として行ったしわ寄せが、健康管理に関する場面で露呈している。

健康面への問題

　出勤する人数の抑制を呼びかけられた都市部では、在宅勤務により出勤という運動の機会が減った。その影響か、文字どおり健康上の問題につながっているケースを耳にした。例えば、2年間で数十キロ体重が増えたとか、在宅で身体を動かさなかったために、いわゆるエコノミークラス症候群になった、などである。その他にも健康問題は発生していると考えられ、今後明らかになってくるだろう。

　このような問題を危惧して、在宅勤務中の従業員の健康管理をどのように行うか（行ってあげるか）について、頭を悩ませている担当者もいることだろう。だが、ここにも医療的健康管理の限界がある。捻出された通勤時間分のいわば「余暇」的時間についてまで、会社が率先して「運動せよ」と指示することが妥当なのかよく考えてほしい。会社による親代わりの健康管理からお互いに脱却すべき時なのではないだろうか。

労務面に関する問題

　コロナ禍あるいは在宅勤務そのものによって、メンタルヘルス不調者が特段増えたという印象はない。ただ療養導入が本来必要な状況でも、とりあえず在宅勤務でその場しのぎの対処をしているケースは非常に多い。私傷病を

第5章　人事・労務管理

247

背景にした勤怠の乱れなどを認識したうえで、配慮と称して在宅勤務を認めているケースさえある。だがこのような状況で認めた在宅勤務から、状況が良くなることは残念ながらほとんどない。単に療養導入が数カ月単位で遅れる、という問題を発生させているだけだろう。あるいは在宅勤務を続けても、業務の成果はほとんど上がっていないという状態で膠着してしまう事例もある。

業務面における問題

入社直後から在宅勤務を強いられた新入社員もいた。その中には右も左もわからない中、業務で困ったことを相談する機会もなく、メンタルヘルス不調に陥っているケースもあったようだ。

在宅勤務により、同僚や上司とのコミュニケーションが少なくなる傾向は否めない。そのため、業務そのものを一人前にこなせることはもちろん、困ったときに誰にどのように相談すればよいかといった、社内の人脈づくりができていなければ、行き詰まってしまう状況は避けられない。

なおこの問題は、新入社員だけでなく例えば異動直後で、新しい業務を人に教わりながら覚えなければならない従業員にも当てはまる。

在宅勤務を実施できる条件

そこで、在宅勤務ができる条件として、業務基準・労務基準・健康基準の3つの側面から、新たに明確に定めることを提案したい。

①業務基準｜在宅勤務でも出社時と同等の業務の生産性が期待できること

上述のような問題だけでなく、そもそも職種や職務内容によっては、在宅勤務が適さない場合もある。在宅勤務により生産性が下がり、職位相当に満たない状況が想定されるのであれば、在宅勤務を実施させるべきではないだろう。

②労務基準｜自律的勤怠管理（労働時間管理）が可能であること

勤怠の乱れがあるような事例はもちろん、常に長時間の時間外労働をしている従業員についても、隠れサービス残業のもととなりかねないので、注意

が必要である。また在宅勤務という「柔軟な」働き方の負の側面が顕著となり、連日深夜にだけ働いているというようなおかしな事象も発生している。

③健康基準｜自身の自己健康管理ができること

　具体的には、定期健康診断において有所見項目がないこと、あるいは有所見項目があったとしても、改善した結果を再度提出することを求める。

復帰時の在宅勤務・時差出勤について

　復帰時点からすぐに在宅勤務を命じる（認める）ことはお勧めしない。在宅では業務管理・労務管理が困難なため、会社に出社させていれば把握できる、事例性の観点からの原疾患の再増悪の兆候（業務的健康管理で言えば、健康上の問題）を察知することが難しいからである。そのうえ、復帰後の配慮である時間外労働の免除（第1章Part 4参照）も、直接の管理下で行うことができず、人によっては焦りから長時間の業務を行ってしまう可能性もある。そのため、復帰後の配慮期間（通常は1カ月）を経過するまでは、在宅勤務は命じてはいけない。

　また基本的には勤務場所は会社が指定するものであり、会社が命じるのであれば、会社へ出社しても在宅勤務でも、仕事ができることが求められる。そのため、「在宅勤務からであれば復職可能」という意見は、「異動すれば復職可能」という意見と大差なく、勤務地無限定性の観点からは不完全労務提供に他ならず、復帰時期尚早だと判断すべきである。

　なおフレックスタイム制度の適用と同様に、出勤時間が定まらない自由裁量での時差出勤も避けたほうがよい。

複数制度の同時適用による問題

　在宅勤務によって発生した別の問題として、在宅勤務制度とフレックスタイム制度という2つの制度を同時に適用したことで、いつ・どのような仕事をしているのか、会社が把握さえできなくなっているという相談を受けた。勤務場所も、勤務時間も本人の裁量という状態は、もはや被雇用者ではなく個人事業主に近い。

　この問題への対応としては、「同じ趣旨の制度は、同時に適用しない」と

いうことを一般的な原則としつつ、重複して適用してよい制度を列挙しておく方式を提案する。取り急ぎ在宅勤務制度においては、どのような問題が生じるのか丁寧に検討する必要があり、当面の間はやや広めではあるが、ほかの制度との同時適用は認めない、としておけばよいだろう。制度の組み合わせについては、かなりの組み合わせパターンがあるので、常に問題発生の可能性を念頭に置きつつ、事業主の労働時間把握義務とのバランスを踏まえて一つ一つ検証する必要がある。

仕切り直しのタイミング

通常、新しい取組みを進める際には、想定される利点や問題点を事前に検討して、慎重に判断する。しかしながら今回の在宅勤務は、なし崩し的に始めてしまったものであり、始める前の検討が十分になされていたとは言えない。

もちろん新しい取組みには問題点はつきものだ。事前の検討段階で問題点ばかりに焦点を当ててしまい、長所もある新しい取組みを進められないよりは、少しでも前進できたほうが、はるかにましな場合もある。動き出した後で、期待していた効果はあったのか、あるいは明らかになった問題点をどう解消するのかを考えればよいだろう。今回は大規模かつ一定期間、在宅勤務を行ってきたはずなので、その効果や問題点をしっかりと検証できるはずだ。在宅勤務のメリット・デメリットを検討し、引き続き活用するのであれば、デメリットを解消する方法を考えなければならない。また在宅勤務を継続する場合、少なくとも出社時と同じ程度に生産性を維持できたのか、あるいは多少下がったとしてもその分の経費削減によってカバーできる範囲だったのか、といった観点も重要である。

そうした丁寧な検討をせず、通勤の肉体的・精神的負担の軽減、職場での対人ストレスの回避、といった理由だけで在宅勤務をこのまま進めてしまうことは勧められない。

まとめ

本Partを読むと、私たち著者が在宅勤務に否定的だと思われるかもしれないが、それは誤解である。私たちは3人とも、在宅勤務やそれに近い柔軟な

働き方をおおいに活用しており、またそれぞれ違う地域で活動しているにもかかわらず、オンラインツールを使って有機的に協同作業ができている（本書の改訂作業も、定期的なオンラインミーティングと、情報共有ツールの活用によりに進められた）。要するに、在宅勤務等のメリットは十分に理解しており、間違いなくその恩恵も受けているのだ。

　そうではなく、在宅勤務制度を真に役立つものとして日本社会に定着させるためには、少なくとも生産性に寄与する、あるいは削減されるコスト面でメリットがある必要があるし、発生している諸問題に適切に手当てしなければならないと考えている。

　世間の労働者の間で広がっている印象のように、在宅勤務は善で出勤することは悪と一概に言えるものではない。それぞれの会社や業務内容によって、在宅勤務をどのように進めていくか、状況は異なるだろうが、ぜひしっかりと議論をしたうえで制度の再設計を検討していただきたい。

第5章 人事・労務管理

※20

在宅勤務と安全配慮義務

Column

　「出社を命じることで感染リスクが高まり、安全配慮義務違反になるのではないか」という論点がある。言い方を変えれば、安全配慮義務の履行として在宅勤務が要求された場合に応じる必要があるか、という問題だ。これについてはすでにまとめているとおり[67]、「労働者の生命・身体などに具体的な危険が発生している」ことを前提に「具体的な措置を求める」のであれば別として、抽象的な感染リスクを根拠に在宅勤務を要求することは難しいと整理できる、と考えている。例えば生産設備の安全装置が故障していて、操作する労働者に具体的な危険が発生することがわかっている場合に、会社に対して安全装置を修理する、機械の使用を停止するなどの具体的な安全措置を講じるよう求めることはできるだろう。一方で感染の可能性が高まるという抽象的な危険では、在宅勤務にせよ、何らかの措置を講じることまでは求められないと考えられる。

　ただ現時点では、新型コロナウイルス感染に関して、会社側の安全配慮義務違反を訴える例が出始めている状態であり、裁判でどのような判断がなされるのかはわからない。もちろん感染者を出社させていたとか、一般的に必要となる感染対策を怠っていることを認識しているとか、そのような過失が明確な場合は別だ。そのような前提はなく、一般的な感染対策をとっていれば、結果回避義務を履行しているという判断がなされることを期待している。

part 10 新興・再興感染症への対応

新型コロナウイルス感染症（COVID-19）に振り回された3年間を振り返り、次なる未知の感染症が訪れたときの備えとしたい。今回は、特にPCR検査などのツールもない初期の状況で対応しうるBCP（Business Continuity Plan：事業継続計画）を考える。

想定すべきBCPのタイプ

2009年の新型インフルエンザの教訓から、これに対するBCPは用意されていた。しかしながら、COVID-19にはうまく対応できなかった。どこに違いがあったのか。前者については、感染が一気に拡大し、5,000万人が（一波で）罹患するといったシナリオを前提としていた。そのためインフラ系企業や病院等を除いて、基本的には止められる事業は止めて最小限で操業する。必要な人員は管理職等、経営上の危機において拘束できる人たちを想定していた。これに対して後者では、第何波の繰り返しという形で事態が長期化した一方で、合計すれば同じくらいの規模になったものの、一つの流行においてはそこまでの規模ではなかった。この状況下では、各企業は基本的には事業継続を前提とするが、人員確保については、感染可能性の低い従業員を事業継続要員とした（逆に言えば接触者を幅広く業務に従事させない形をとった）。

本Partではこれらの違いを念頭におきつつも、基本的にはヒト－ヒト感染の未知の感染症として、やや後者に近い新たな状況をイメージしてまとめる。

基本的な感染予防対策

会社でそのときにとる感染対策については、今から準備しておく。未知である以上は一般論でしか考えられないが、ウイルスの侵入経路としては、目・鼻・口があり、飛沫による感染と接触感染が主体であることは、たとえ未知の感染症であったとしても、前提とすることはできる。したがって感染予防のツールが、手指消毒、マスクおよび必要に応じて保護メガネ（ゴーグル）となることは変わらないだろう。環境消毒については、共用部分に触れる前

第5章 人事・労務管理

後に手指消毒をすれば、必須ではない。

事前の労働力分割に尽きる

　後述するように従業員間の接触履歴を記録しておくことも重要であるが、これを前提としても、接触歴が広汎にわたれば事業継続要員を確保できない。したがって、あらかじめ労働者間の業務上不可欠な接触以外の接触をなくす、あるいは最小限にしておく対策は欠かせない。具体的には、業務上直接関係ない部署間の従業員同士が昼食を一緒にとったり、会話をしたりする機会を管理するということだ。さらに業務上必要な接触が避けられない場合であり、またどうしても業務継続のためには一定の人員を確保しなければならないような部署の場合には、事前にA/Bチームなどに分割をしておき、チーム間での接触をなくしておくという対策が有用である。よく挙げられる例としては、コールセンターなどがある。

　分割する方式としては、フロアごとなど場所で分割する方法と時間で分割する方法がある。前者は例えば別々の場所で執務し、使用するトイレなども分ける。後者は出社日数を減じて、チームごとに出社する曜日を変えるなどだ。もちろん常時分割したままにすることは、規模の点から無理がある場合もあるだろうし、時間経過とともに人数の不均等なども生じてくるため困難であろう。そのため市中の感染状況をもとに、一定の基準を超える際には「より厳密に」チーム間の接触をなくす、という対応は一案であろう。ただし、感染が社内で広がる前、もっと言えば感染者が社内で発生する前に分割しておかなければ意味をなさないため、感染拡大期においては、早めの決断が求められることは言うまでもない。

飲酒機会の管理

　新型インフルエンザで想定されたような、致死性の高い変異ウイルスが猛威を振るう状況であれば、そもそも外に出かけて飲酒などしようとは思わないだろう。一方でCOVID-19の経験を踏まえれば、この点はきわめて重要な対策となった。少なくとも感染拡大期においては、業務上の飲酒の機会は設定しないことは簡単であるが、問題は業務外だ。ほとんどの飲酒の機会はそもそも業務外であり、会社としては従業員に対して「自粛の要請」はできて

も禁止はできない。ただし職場クラスターにおいて、無視できない割合で、飲酒の機会を感染機会として特定しえたことからは、単なる自粛の要請だけでは心もとない。さらに言えば、従業員間の不公平感に対しても何らかの対応を行う必要がある（すなわち自粛を厳密に遵守する従業員がまったく自粛しない従業員に対して、「それでいいのか」という不満を持つ。結果としてこの不満は会社への不信として向けられる）。

　これに対しては、感染拡大期などにおいては、業務外であっても飲酒の機会があったかどうかについて報告をさせることは可能であり、また一定の抑止力になりえる。具体的には「昨日、飲酒を伴う食事の機会があったかどうか」・（自粛の要請内容に人数制限などがあれば整合させ）「□４名以上　□４名未満」・「参加者全員の連絡先を確保しているかどうか（これは保健所の疫学調査に円滑に協力する意味もある）」といった点について、報告をさせる。後日何らかの形で虚偽の申告であったことが判明すれば、就業規則にしたがって懲戒処分（けん責処分など）を行うところまでは、抑止力として可能である。

共用部分の管理と疫学調査

　更衣室や休憩スペースについてはできるだけマスク着用を行うよう徹底ができる一方で、喫煙所についてはマスクを外すことが前提となるため、感染リスクの観点からは注意が必要である（またマスクをずらす際に、特に前後で手指消毒などをすることなくマスクの外面を触ることが想定され、感染管理も難しい）。こうした観点から、企業としては、喫煙所の利用定員を１名とするのは一つの対応である。COVID-19への対応としては、シンプルに喫煙所を一時使用制限や廃止した企業も少なくなかったように考えている。したがって、喫煙所がなお存在する企業は、この点を考慮して、平時のうちから喫煙所はもはや閉鎖してしまっておくのも十分に検討の余地がある。

　感染が拡大してくると、保健所等の指示も遅れがちになる。したがって受け身で待つだけでなく、会社としても「接触者」を特定して、速やかに自宅待機等の措置を講じる必要がある。その際に有用となるのが、前述の飲酒機会の記録や共用部分の利用記録である。さらに言えば、その後の感染歴をデータとして分析することで、最低限の疫学的評価、具体的にはオッズ比のような形で、想定される感染拡大場所などを推定することもできる。例えば、あ

る日の社内食堂利用者が、非利用者よりも◯倍感染していることがわかれば、同じ日の食堂利用者を接触者だと特定して自宅待機させることで、社内の感染拡大を抑えこむことも可能となる。この面において、次なる機会には産業医が頼りになる存在になっているよう研修等も進めておきたいと考えている。

再出社の判断

　もっとも重要なポイントは、感染者・接触者の再出社の可否判断をPCR検査結果等に依存しないように構築しておくことだ。ここでの前提は、まだ検査方法が確立していない段階であるから当然のこととしても、抗原検査等が身近に利用できるようになったとしても、検査陰性をもって再出社可とする問題のある対応は避けなければならない。また同様に感染者が出たからといって、全従業員に検査を受けさせることも、お勧めできない（コラム21参照）。特に日本人においては、「検査至上主義」というか、検査結果としての「陽性」「陰性」を無批判に受け入れすぎる傾向が、クラスター発生に対してもマイナスの影響を及ぼしているようだ。基本的には、一定期間の経過観察により、再出社を可と判断するほかないことは認識しておきたい。

　もちろん、「一定期間」がどれくらいかは、初期にはわからない。ただし幸いなことに潜伏期間については、流行曲線（エピデミックカーブ）を描けばおおよそは推定できることから、この日数は最初長めから提案されることにはなるにせよ、それほど未知の状況が長く続く心配はない。

　感染者の再出社判断に対して、安易に「陰性証明」を求める会社がいまだにあるが、意味がないので止めてもらいたい。医療に無駄な負荷をかけることになることからも、検査の意味をよく理解して、「陰性証明」を求めるようなことがないようにしたい。季節性インフルエンザ等においても同様であり、平時から医師に尋ねるのではなく、自己申告に基づいて判断する仕組みを導入しておきたい[68]。

まとめ

　頼るべきは、COVID-19で認知されるようになった「疫学」だ。ジョン・スノーのコレラ予防の逸話が有名で、"コレラ菌"が発見されるよりも前の時代において、スポットマップ（感染者を地図上にプロット）を用いて、井戸

の近くに感染者が多いことを視覚的に示した。井戸（すなわち水）が媒介しているのではないかと推測して井戸を止め、これによりコレラ（その時点では未知の下痢）の流行を止めたというものである。大事なことは、本Partで前提としたように、相手が「未知」であっても予防対策をとれるのだ（なお、ジョン・スノーの功績は、ここで紹介したような大雑把な内容ではなく、より緻密な疫学的分析を伴うものであったが、紙幅の都合上、言及しない）。

ちなみに流行の（一時的）終結については、じつは何らの対策をとらずに頬かむりをしていても、いったんは収まるのも感染症の特徴である。したがって、はたして社内で講じた対策のおかげでCOVID-19の流行に本当に対応できていたのかも、振り返ってみる必要があるだろう（特にパーティションなどは疑問の余地が大いにある）。

 *21

PCR検査の陽性反応的中割合

Column

第5章 人事・労務管理

PCR検査は、感度（感染者を陽性判定する割合）が70％程度、特異度（非感染者を陰性判定する割合）が99％以上という特性を持つ。では陽性反応的中割合（検査陽性者が実際に感染している割合）はどの程度か。答えは、「事前確率によって異なる」。

人口10万人当たり100人が感染している場合に、10万人を検査すると（事前確率0.1％）、感度70％だから感染者100人中70人が陽性。一方で特異度99％だから非感染者99,900人中999人が誤って陽性となる。結果、陽性反応的中割合は70/1069≒6.5％となり、市中感染が拡大していない状況では、検査陽性者のうちごく一部しか感染者がいないことになる（濃厚接触者の事前確率は10％～20％程度で、10％とすると陽性反応的中割合は86％となる）。また感染者のうち一定の割合は誤って陰性判定され、見逃される点にも注意する。

このような検査の性質を踏まえると、心配だからと従業員全員に検査を行うことや、検査陰性をもって出社可と判断することは、お勧めできない。

療養・復帰準備状況報告書（週1回）

所属部署：　　　　　　　　　　　　　　　社員氏名：　　　　　　　　　印

報告日：　　　　年　　　月　　　日

☐ （ご家族代理）療養に専念していますが、
　　まだ報告はできる状態にありませんので、代理で報告します。→以下の記入は不要

☐ （本人）療養に専念していますが、
　　詳細な報告は負担になるかもしれないので、記述は免除をお願いします。→以下の記入は不要

☐ （本人）療養を行っていますので、以下の通り状況を報告します。

☐ （本人）復帰準備を行っていますので、以下の通り状況を報告します。

療養・復帰準備状況の報告 ＊定められた期日通りに 　報告ができなかった場合、 　その理由も含めること	【具体的な療養・復帰準備状況（5W1Hを明確に記載すること）】
前回報告時よりも改善した点について	【前回報告日】　　　　年　　　月　　　日
復帰時期についての 自身の考え	1．そろそろ復帰を検討したいと考えている 　　＊復帰検討を具体的に希望する場合、復帰準備完了確認シートを提出すること 2．1カ月以上は先になると考えている 3．まだ具体的に予定としては考えていない 4．その他　（　　　　　　　　　　　　　　　　　　　　　　　）
上記で1．を選択した場合、その理由	【復帰準備がほぼ完了しつつあることの説明】
復帰に関する主治医意見 復帰に関して主治医の先生はどのようにおっしゃっていますか？ 　＊主治医を変更した場合には速やかに届け出ること。状況によっては療養専念期に戻ると判断することがある。	

具体的に、復帰検討を進める希望がある場合には、以下にチェックすること
☐以上より、復帰検討をお願いします。

○○○○年○○月○○日

○○　○○　殿

○○○○○○○○株式会社
人事部　部長　○○　○○

療養状況報告書の受領について

　○○月○○日付の「療養状況報告書」について、受領いたしました。
　現在も療養の第一段階である療養専念期にあると判断しています。引き続き療養に専念して、無理のない範囲で療養の報告を続けてください。

以上

【参考】
■療養段階の説明
・第一段階（療養専念期）；現在の段階です。主治医指示に従い療養に専念してください。
・第二段階（復帰準備期）；定期的な復帰準備状況報告および就業に向けた復帰準備を段階的に進める段階です。
・第三段階（復帰検討期）；ご家族、人事、上司、主治医、産業医、の各者の復帰に支障なしとの判断を「一つずつ」順番に確認します。
・第四段階（復帰支援期）；有期限の就業上の配慮下にて就業を開始します。

■第一段階（療養専念期）の手続きについて
・療養（延長）申請書提出（必要時、期限1週間前までに提出してください。）
・療養状況報告書の提出（週1回）
・4週連続、内容を伴って期日に守って報告を提出でき、かつ、自身でも復帰準備を開始する意思表明をした時点で、次の復帰準備期への移行を検討します。

■復帰基準
① 業務基準：元職場において、元職務を業務効率・質・量等が元職位相当で遂行できること。復帰後3カ月目には1カ月を平均して10割以上満たすこと。原則的に質的軽減や業務効率上の軽減は行わない。
② 労務基準：定時勤務、週5日勤務で、就業態度に問題がないこと。遅刻・早退・欠勤は、本疾患以外の特別事情のみとする。2カ月を上限として、時間外労働への配慮を行う（当初1カ月間は時間外無し）。配慮期間中のフレックス適用は行わない。
③ 健康基準：健康上の問題による業務への支障および業務による健康上の問題の発生リスクがない（最小化されている）こと。

以上、①〜③を満たす状態が6カ月以上、安定継続的に可能であること。

【様式02】

復帰準備完了確認シート（復帰準備期→復帰検討期の確認）

社員番号：　　　　氏名：　　　　　　　　　　　　　　記入日：

0. 前提（はい、または、いいえに1つだけ○をつける）

1. 復帰検討の段階へ進む主体的な意思はありますか？	はい	・	いいえ
2. 復帰検討の段階へ進む事について、主治医は同意していますか？	はい	・	いいえ
3. 会社で復帰検討に関する説明を受けることが可能ですか？	はい	・	いいえ

　　説明希望日　　　　　　第一希望：　　　　　　　　（　　　年　　　月　　　日）
　　　　　　　　　　　　　第二希望：　　　　　　　　（　　　年　　　月　　　日）

以下、チェックシートです。正直に回答する事で、就業を検討できる状態かどうかを確認します。
（会社に提出する書類であることを鑑み、修正等はビジネスの基本に習って適切に行うこと）

Ⅰ. 基本的な生活状況（あてはまる番号に1つだけ○をつける）

(1) 起床時刻
　1：予定した時刻に起きられない事が、週に2回以上ある
　2：始業時刻に間に合うように起きられない事が、週に1回程度ある
　3：就業規則に定められた始業時間に間に合うように自分で決めた起床時刻通りに起きることができる

(2) 生活リズムおよび必要性の理解
　1：起床・就寝時刻、食事時刻・回数等の生活リズムが安定しない状態である
　2：生活リズムは規則的とまでは言えないが、自分なりの生活リズムなので特に問題としては捉えていない
　3：安定継続的な就業を実現するうえで生活リズムが重要であることを理解し、規則正しい生活を心がけ、実践できている

(3) 戸外での活動、体力
　1：毎日2時間ぐらいは外出することができる
　2：毎日半日ぐらいは外出することができる
　3：毎日朝から夕方まで外出し、行動することができる、換言すれば毎日問題なく1日8時間の労務提供を行うに足る体力がある

Ⅱ. 基本的な症状（あてはまる番号に1つだけ○をつける）

(1) 心身の症状による日常生活への支障
　1：イライラ、やる気のなさ、頭痛、疲労感等により日常生活に支障が出ることがある
　2：イライラ、やる気のなさ、頭痛、疲労感等が時に見られるが、日常生活への支障はない
　3：イライラ、やる気のなさ、頭痛、疲労感等はなく、就業に支障を来すような症状はない

(2) 睡眠・眠気
　1：日中、頻繁に眠気や疲労感があり、ごくまれにであれ昼寝を要することがある
　2：日中、眠気はあるが、日常生活への影響は少ない
　3：日中、眠気はなく、またあったとしても就業に支障を来すようなことはない自信がある

(3) 興味・関心
　1：もともと興味・関心があったことの全部ではないが、一部に興味・関心を持っている
　2：もともと興味・関心があったことに、ほぼ興味・関心を持つか、それ以外の事柄に興味・関心を持っている
　3：もともと興味・関心があったことに加えて、それ以外の事柄にも興味・関心を持っている

(4) 社会性、他人（近所の人や知人）との交流
　1：話しかけられれば返事をするが、自分から話しかけることはない
　2：自分から話しかけるが、相手は既に知っている人に限られる
　3：初対面の人でも、必要な時は自分から話しかけることができる

(5) 再発防止への心構え
　1：再発防止について自発的に考えることはないが、主治医や家族と話してアドバイスは受け入れる
　2：再発防止について自発的に考え、主治医や家族とよく話してアドバイスも受け入れる。自己判断で薬を中断することもない
　3：再発防止について自分の性格や仕事のやり方を振り返り、具体的な対策を主治医や家族と積極的に話し合っている

(6) 悲観的な考え
　1：死にたい気持ちがあり、自殺について具体的に考えることがある
　2：普段は死にたいと思わないが、頭のすみに自殺についての考えが残っている
　3：死は解決にならないので自殺について考えることはなく、今後そんな考えが浮かんだら速やかに専門家に相談する

Ⅲ. 仕事に関係すること（あてはまる番号に1つだけ○をつける）

(1) 職場人間関係への準備、対人交流
　1：上司や同僚に話しかけられれば返事はできるが、自ら話しかけることに抵抗がある
　2：上司や同僚に自ら話しかけることもあるが、相手は特定の人に限られる
　3：上司や同僚の「誰に対しても」、対面・非対面のコンタクトに抵抗はなく、仕事の話に齟齬を来すことがないように努める

(2) 業務への準備
　1：仕事に戻るため、体力づくりや通勤練習をしているが、業務遂行に関する準備は具体的にしていない
　2：仕事に戻るため、業務に関する情報収集や、作業能力向上のための具体的な準備をしている
　3：仕事に戻るための業務に関する情報や作業能力の準備が完了し、体力面もふくめ、すぐにでも仕事が開始できる

(3) 集中力
 1：物事に対して、集中力低下や途切れがあり、最後までやり遂げることができない
 2：物事に対して、集中力低下や途切れはあるが、最後まで行うことができる
 3：物事に対して、集中力低下や途切れはなく、継続して最後まで行うことができる

(4) 会社に外部からかかってきた電話への対応
 1：誰からかかってきたかわからないので、取ることができないと思う
 2：なるべく取りたくないが、誰もでなかったらしぶしぶ出ると思う
 3：3回程度のコールで自然に取ることができる自信がある

(5) 役割行動
 1：自分の役割の認識が難しく、同僚や上司の指摘・助言・指導があっても、何をしたらよいのかわからないかも
  しれない
 2：自分の役割は認識でき、同僚や上司の指摘・助言・指導があれば、必要な行動がとれる
 3：自分の役割を自ら適切に認識でき、自発的にそれに応じた行動がとれる

(6) 対処行動
 1：問題が発生した時に自分だけで対応できず、上司や同僚に助言・指導を求めることもできず、問題解決できない
 2：問題が発生した時、上司や同僚に助言・指導を求めることはできるが、問題を解決することができないことが
  ある
 3：問題が発生した時に自己努力をした上で、上司や同僚に助言・指導を求め、問題を解決することができる自信が
  ある

(7) 適切な自己主張
 1：依頼されたことに対して、自分の考えや気持ちは表現できないが断ることはできる
 2：依頼されたことに対して、自発的に自分の考えや気持ちは表現できるが、相手との関係性を考慮できない
 3：依頼されたことに対して、相手との関係性を損なうことなく、自発的に自分の考えや気持ちを表現しながら断
  ることができる

(8) 不快な行為に対する対処（社外の人間からの行為を含む）
 1：自分に対して不快な行為をされなくても、攻撃的な自己主張、強い非難、長々と話すなどの行為をしてしまう
 2：自分が不快な行為を受けなければ、攻撃的な自己主張、強い非難、長々と話すなど、相手に不快な事はしない
 3：自分が不快な行為を受けても、攻撃的な自己主張、強い非難、長々と話すなど、相手に不快な事はしない自信
  がある

(9) 注意や指摘への反応
 1：上司や同僚からの注意や指摘を理解できるが、内省も行動変容もできない
 2：上司や同僚からの注意や指摘を理解して内省できるが、行動変容まではできない
 3：上司や同僚からの注意や指摘を理解して内省し、行動変容ができる

(10) 業務遂行力
 1：以前の仕事に戻るとして、会社から求められる水準の6割程度は達成できると思う
 2：以前の仕事に戻るとして、会社から求められる水準の8割程度は達成できると思う
 3：以前の仕事に戻り、会社から求められる水準を達成できる

IV.自己管理のこと（あてはまる番号に1つだけ○をつける）

(1) 会社や職場への感情のコントロール（この項目は「事実」の有無ではなく、本人の認識を問う）
 1：「職場や会社のせい」という思いがあり、思い出すと時々気持ちが不安定になる
 2：「職場や会社のせい」という思いはあっても、他人の意見を聞いたりして自分を振返ることができる
 3：「職場や会社のせい」という思いはないか、あったとしても自分で自分を振返り気持ちを安定することができる
 4：「職場や会社のせい」という思いはない

(2) ルールや秩序の遵守、協調性
 1：調子が悪い時に、遅刻をしたり、会社ルール、仕事の約束を守れず迷惑をかける事は、病気なら仕方がないと
  思う
 2：今後は、遅刻をしたり、会社ルール、仕事の約束を守れず迷惑をかける事がないように努力する
 3：集団の課題を理解して業務を行い、ルールを遵守して自分勝手な行動はしないが、時々周囲に合わせることが
  できない
 4：今後は、常に集団の課題を理解して業務を行い、ルールを遵守して自分勝手な行動はしない自信がある

(3) 服薬
 1：復帰後は、できるだけ早く服薬は止めたいと思っている
 2：主治医や家族に言われて、服用を継続するだろう
 3：飲み忘れが月に数回あるが、薬を飲むことの重要性は認識している
 4：服薬を継続することの必要性を理解しており、復帰後も飲み忘れることもほとんどない自信がある

(4) 通院
 1：復帰したら、できるだけ、病院には行きたくない
 2：復帰後も、家族にうながされて、しぶしぶ受診するだろう
 3：復帰後も、自分から受診するが、主治医とあまりよく相談できるかわからない
 4：復帰後も、定期的に受診し、必要なときには臨時で受診し、相談するつもりである

出典：「厚生労働科学研究　標準化リワーク評価シート」改変（大幅改変）

【復帰準備期】での質問はこれで終わりです。人事課まで提出（郵送または来社）してください。

■以下の、結果の判断は本人との面接または電話での説明の時に開示することとする。

 ・質問の回答で1、2に複数の○がつく場合は、【復帰検討期】へ進むにはもう少し回復が必要です。

 ・（ほとんど）全ての質問の回答で3（またはIVについては4）に○がつく場合は、【復帰検討期】へ進む状態です。

（人事課の判断）	準備期を継続 ・ 復帰検討期へ進む

年　　月　　日

ご担当医先生

総務部人事課

主治医意見書の記入のお願いについて（依頼）

拝啓　平素は格別のご厚誼にあずかり、厚く御礼申し上げます。
　この度、当該社員が病気療養からの復帰を希望しております。弊社では、復帰判定の一資料として、「主治医意見書」の提出を義務づけております。
　つきましては、別紙意見書への記載をお願い致します。
　なお、弊社の復帰判定基準は下記のとおりです。
　職能給制度を中心とした人事制度に基づく復帰ですので、業務の質的軽減等の措置は行わず、産業医学的観点からの残業配慮等の措置も1カ月となります。
　ご多忙の折、大変恐縮ではございますが、よろしくお願い申し上げます。

敬　具

記

【復帰判定基準】
　①業務基準‥‥元職場において、元職務を業務効率・質・量等が元職位相当で遂行できること。
　　　　　　　　復帰後3カ月目には1カ月を平均して10割以上満たすこと。原則的に質的軽減や業務効率上の軽減は行わない。

　②労務基準‥‥①の職務において所定勤務日かつ所定の始業終業時刻による定時勤務で、就業態度に問題がないこと。
　　　　　　　　復帰後において本疾患以外の特別な事情であると会社が認めた場合を除き、遅刻・早退・欠勤等により、業務に従事できないことは許容されない。これらの勤怠上の問題や、当日の休暇申請については、本疾患の増悪を懸念すべき事象と判断する。産業医学的観点からの残業配慮は当初1カ月のみとし、それ以上の配慮の必要性が見込まれる場合は復帰を許可しない。
　　　　　　　　（復帰後2カ月目は、上司による労務管理的観点からの段階的負荷の配慮を行う）

　③健康基準‥‥健康上の問題による業務への支障および業務による健康上の問題の発生リスクがないこと。
　　　　　　　　（関係者のそれぞれに課された役割遂行に基づき、リスクが「最小化」されていること）

以上、①～③を満たす状態が6カ月以上安定継続的に可能と見込まれること。

　尚、復帰後2ヶ月は状態評価期間とし、人事課が作成するプログラムによる評価を行うが、状態が復帰基準に満たない（あるいは不安定）と人事課が判断した場合には、再療養とする。

主治医意見書（復帰時）

本人記入欄（情報提供了承サイン）　＊主治医の先生にお渡しする前に記入すること

社員氏名：	（社員番号　　　　　　　　　）

復帰について	原職（元職場・元職務・本職位）への復帰の意思・自信がありますか？（はい　・　いいえ）
	職位レベル相当の仕事の質・量・効率で働く意思はありますか？　　（はい　・　いいえ）
	（職位レベル相当とは、職位に対して10割の業務水準を示す）
	健康上の理由で遅刻・早退等勤怠上の問題を生じない自信がありますか？ 　　　　　　　　　　　　　　　　　　　　　　　　　（はい　・　いいえ）
	（当日連絡の休暇申請など、同僚に過度の負担のかかる懸念のあるような休暇申請をしないことを含む）

人事記入欄（職務内容、職位およびその具体的期待内容に関する記載）

職場復帰等に関する主治医意見記入欄

主治医意見	□復帰判定基準に基づき復帰可能と考える	復帰可能年月日：平成　　年　　月　　日
	□療養の継続が望ましい	

＊なお、上記の総合的な意見と下記の個別の評価について、不整合があると判断される場合については、原則として再度確認ができるまでの間については、復帰判定については保留にするものとします。

回復レベル	□軽快（病前8割以上）　　□改善傾向（病前8割未満）　　□症状固定回復見込み不明（　　割程度）
心身の状態	業務に影響を与える症状および薬の副作用　　　　　□なし　　　□あり ＊「あり」の場合、業務上に必要な配慮内容をご記入ください。 　なお、この場合に配慮可能な内容は、あくまでも業務の一部に関するものであり、配慮しても職位相当10割の労務提供が可能であることを条件とします（主要業務に関して多大な配慮が必要となるものを除きます。）

要確認事項	1. 本人の復帰希望と自信	□医学的に適切	□医学的に不適切
	2. 本人の治療コンプライアンス＊	□問題なし	□懸念あり
	3. 自傷の恐れ	□なし	□あり
	4. 週5日定時勤務	□可能	□不可能の可能性あり
	5. 2ヶ月からの残業制限解除	□可能	□不可能の可能性あり
	6. 通常勤務6ヶ月間以上の継続	□継続可能	□継続不可能の可能性あり

上記の通り証明致します。

　　　　年　　　月　　　日

　　　　　　　　　　　　　　　医療機関所在地
　　　　　　　　　　　　　　　医療機関名
　　　　　　　　　　　　　　　医師氏名　　　　　　　　　　　　印

＊コンプライアンスとは、主治医の先生の医学的指示に適切に従うことを意味する。

【参考文献】

1 ）The South-East London Screening Study Group: A controlled trial of multiphasic screening in middle-age: results of the South-East London Screening Study. 1977. Int J Epidemiol 30(5)：935-940, 2001.

2 ）Friedman GD, Collen MF, Fireman BH: Multiphasic health checkup evaluation: a 16- year follow-up. J Chronic Dis 39(6)：453-463, 1986

3 ）Sacks FM, et al: Effects on blood pressure of reduced dietary sodium and the Dietary Approaches to Stop Hypertension (DASH) diet. DASH-Sodium Collaborative Research Group. N Engl J Med 344(1)：3-10, 2001

4 ）Hooper L, et al：Systematic review of long term effects of advice to reduce dietary salt in adults. BMJ 325(7365)：628, 2002

5 ）システムコンサルタント事件．東京高判，平成11年7月28日．最判，平成12年10月13日

6 ）サンユー会研修実務委員会法令研究グループ編著：従業員の健康管理と訴訟対策ハンドブック，法研，東京，2005，pp69-73

7 ）安西愈：親代わりの健康管理求める安衛法．月刊総務8：32，2012

8 ）濱口桂一郎．ジョブ型雇用社会とは何か—正社員体制の矛盾と転機．岩波新書，2021

9 ）木下武男．労働組合とは何か．岩波新書，2021

10）厚生労働省．心の健康問題により休業した労働者の職場復帰支援の手引き．2004年作成，2009年改訂

11）森悠太・前園健司・高尾総司．考察「しごとと健康」128「モジュラー型」メソッド.健康管理11：37-38，2020

12）高尾総司・森悠太・前園健司．ケーススタディ 面接シナリオによるメンタルヘルス対応の実務．労働新聞社，2020

13）石嵜信憲：社員の健康管理の実務と法律知識，経林書房，2005

14）稲村博，宮本光雄：医師と弁護士からのアドバイス 職場のメンタルヘルス相談，商事法務研究会，東京，1992，pp241-243，270-273

15）濱口桂一郎．日本の雇用と中高年．ちくま新書，2014

16）濱口桂一郎．若者と労働．中公新書クラレ，2013

17）濱口桂一郎．日本の雇用と労働法．日経新聞出版社，2011

18）海老原嗣生ほか．人事の成り立ち．白桃書房，2018，pp22

19）片山組事件．最一小判，平成10年4月9日（労判736号15頁）

20）昭和電工事件．千葉地判，昭和60年5月31日

21）エール・フランス事件．東京地判，昭和59年1月27日

22）カントラ事件．大阪高判，平成14年6月19日

23）高尾総司，鈴木越治：職場における精神障害に対する「原因追求」対策の致命的欠陥についてのcausal pie modelを用いた考察．第84回日本産業衛生学会総会発表，名古屋，2012

24）日本弁護士連合会，裁判員制度 心にとめておきたい4つのこと
https://www.nichibenren.or.jp/ja/citizen_judge/becoming/mind.html

25）綜企画設計事件．東京地判，平成28年9月28日（労判1189号84頁）

26）NHK名古屋放送局事件．名古屋高判，平成30年6月26日（労判1189号51頁）

27）公益社団法人日本産業衛生学会産業保健専門職の倫理指針
https://www.sanei.or.jp/oh/guideline/index.html

28）池上直己，JCキャンベル：日本の医療，中公新書，東京，1996

29）井家克彦，高尾総司：職場における定期健康診断の見直しを図れ！ケースメソッドに基づく公衆衛生教育5，篠原出版新社，東京，2011，pp135-151

30）https://www.framinghamheartstudy.org

31）https://shiga-publichealth.jp/nippon-data/

32）https://anzeninfo.mhlw.go.jp/user/anzen/kag/ankgc07_3.htm

33）厚生労働省．労働者の心身の状態に関する情報の適正な取扱いのために事業者が講ずべき措置に関する指針．平成30年9月7日

34）小林朋子，高尾総司，土居弘幸：労働時間と脳・心血管系疾患との関連における睡眠時間の役割についての文献考察．産業医学ジャーナル34：66-71，2011

35）厚生労働省労働基準局監督課・労働衛生課監修：過重労働による健康障害を防止するために，労働調査会，東京，2002

36) IPD-work consortium. Long working hours and risk of coronary heart disease and stroke: a systematic review and meta-analysis of published and unpublished data for 603.838 individuals. Kivimäki M, et al. Lancet. 2015:386(10005): 1739-46

37) The effect of exposure to long working hours on ischaemic heart disease: A systematic review and meta-analysis from the WHO/ILO Joint Estimates of the Work-related Burden of Disease and Injury. Li J, et al. Environ Int. 2020. PMID: 32505014

38) The effect of exposure to long working hours on stroke: A systematic review and meta-analysis from the WHO/ILO Joint Estimates of the Work-related Burden of Disease and Injury. Descatha A, et al. Environ Int. 2020. PMID: 32505015

39) The WHO/ILO report on long working hours and ischaemic heart disease -Conclusions are not supported by the evidence. Kivimäki M, et al. PMID: 33051042

40) Long working hours and symptoms of anxiety and depression: a 5-year follow-up of the Whitehall II study. Virtanen, et al. Psychol Med. 2011:41(12): 2485.94

41) Overtime work as a predictor of major depressive episode: a 5-year follow-up of the Whitehall II study. Virtanen, et al. PLoS One. 2012:7(1):e30719

42) The effect of exposure to long working hours on depression: A systematic review and meta-analysis from the WHO/ILO Joint Estimates of the Work-related Burden of Disease and Injury. Rugulies R, et al. Environ Int. 2021. PMID: 34144478

43) https://who-ilo-joint-estimates.shinyapps.io/OccupationalBurdenOfDisease/

44) 国立循環器病研究センター病院の36協定にて. 松丸正弁護士のブログより
http://matumaru-blog.cocolog-nifty.com/blog/2017/09/post-baac.html

45) 濱口桂一郎「新しい労働社会―雇用システムの再構築へ」岩波新書, 2009

46) 厚生労働省. 副業・兼業の促進に関するガイドライン

47) 医師の働き方改革に関する検討会. 医師の研鑽と労働時間に関する考え方について
https://www.mhlw.go.jp/content/10800000/000404613.pdf

48) 厚生労働省. 医師の研鑽に係る労働時間に関する考え方について

49) 健康日本 21 と職場における健康管理. 保健師ジャーナル 71 (6)：480-484, 2015

50) http://www.mhlw.go.jp/bunya/roudoukijun/anzeneisei12/pdf/150422-1.pdf スライド61

51) http://www.mhlw.go.jp/bunya/roudoukijun/anzeneisei12/pdf/150507-2.pdf

52) http://www.mhlw.go.jp/bunya/roudoukijun/anzeneisei12/pdf/150507-1.pdf

53) 日本ヒューレット・パッカード事件. 最二小判平24.4.27

54) 第一東京弁護士会（安西愈ほか）編：メンタル疾患の労災認定と企業責任, 労働調査会, 2013

55) 安西愈監修：裁判例にみる安全配慮義務の実務, 中央災害防止協会, 2002（引用箇所は監修のことば）

56) 電通事件. 最二小判, 平成12年3月24日

57) 積善会（十全総合病院）事件. 大阪地判, 平成19年5月28日

58) 三洋電機サービス事件. 東京高判, 平成14年7月23日

59) 全国労働基準関係団体連合会：人事・労務管理シリーズ―過重な労働と時間管理編―, 労働調査会, 東京, 2006, pp190-192

60) システムコンサルタント事件. 最二小判, 平成12年10月13日

61) 東芝事件. 最二小判, 平成26年3月24日

62) 厚生労働省. 合理的配慮指針

63) 川島聡・飯野由里子・西倉実季・星加良司. 合理的配慮, 有斐閣, 2016, pp4

64) 厚生労働省. 事業場における治療と仕事の両立支援のためのガイドライン

65) Hashimoto N, et al. Clinical moderators of response to nalmefene in a randomized-controlled trial for alcohol dependence: An exploratory analysis Drug and Alcohol Dependence 233, 1 April 2022
https://doi.org/10.1016/j.drugalcdep.2022.109365

66) （一財）地方公務員安全衛生推進協会. 職場復帰支援. 2019

67) 前園健司. 在宅勤務は労働者の権利か. 労働新聞社, 安全スタッフ2020年9月1日号

68) http://www.okayama.med.or.jp/activity/files/bukai/gakkoibukai_infuruchiyu.pdf

　今回、本書の改訂作業に参加するご縁をいただいた。身に余る光栄である。
　業務遂行レベルに基づくメンタルヘルス対応（いわゆる高尾メソッド）に
出会った頃の衝撃は、今でも忘れられない。

　当時（今もだが）、メンタルヘルス対応の現場は混乱を極めていた。私が
関わる法的アドバイスの場面においても、膨大な裁判例を読み解いたとて原
理原則に基づいた明確な拠り所がなく、アドバイスのシーンを離れた現場で
の対応は、結局のところ属人的・医療的アプローチが続いていたように思う。

　そんな中、「職場は働く場所である」という強烈な一撃が、私に打ち込ま
れた。労働契約という法的根拠に根ざしたこのすべての議論の原則は、手順
と様式その他ツールの端々に至るまで葉脈のごとく行き渡り、一気通貫した
現場対応が可能となる。真に実務的であるということはこういうことかと、
舌を巻いた。

　その後メソッドの実際の運用にも関わるようになると、今度はその効果面
で、私は再度驚かされることになる。真面目で誠実な従業員が、次々とそし
て適切に復職するのである。この効果は、復職支援者の誰もが目指していた
目標であり、しかし実際には達成が難しかったということは、制度がどれほ
ど理論的に美しく整理されようと、論理一貫した隙のないものであろうと、
働く人のためにならないならば、それは結局意味がない（いやむしろ有害で
ある）。働く人、つまり人事、上司、そして不調に至った従業員。復職支援
に携わる全ての働く人のためになるというこの効果に、私の膝は自らの手で
打たれ続けており、今のところ腫れが引く予定はない。

　最後に、じつはもう一つ、私がメソッドの効果としてとても気に入ってい
る（というと上から目線だが実際気に入っているのでご容赦いただきたい）
点がある。

　それは、「会社の恣意性を排除できる」という効果である。

　どういうことか。メソッドは、会社が公正な休復職手続を行うために構築
されており、ひとたび復職基準を示せば、会社側も本人側も、その復職基準
に合意したことになる。これは、本人が適切に復帰準備を行い、復帰基準を

充たせば、たとえ「辞めさせたい従業員」でも、復職させなければならないことを意味する。要するに、いかに会社が恣意的に本人を辞めさせようと企んでも、本人がきちんと復帰準備をすれば、辞めさせる理由がなくなるのである。

　メソッドを運用していると、会社側担当者が、「意外にも」復帰準備を頑張った従業員を目の当たりにして戸惑うというシーンに出くわすことがある。そうした会社側の「戸惑い」もわからないではないが、メソッドとは、そういうものであると考えている。

　本書の内容をご理解いただいた方にはそんな考えの方はいないと思うが、もし、「簡単に社員を辞めさせる狡猾な方法がほしい」と本書を手に取った方がいらっしゃれば、申し訳ないがこう言わせていただく。「他書をあたってください。」と。

2023年7月

前園　健司

メンタルヘルス対応の支援をしているある自治体を訪れたときのことである（高尾メソッドを全面的に導入済み）。担当者の入れ替わりがありつつも、大きなぶれもなく対応できている秘訣を聞いてみたところ、「担当者それぞれが本書を熟読していることで、健康管理全般に関する勘所をつかめているからかもしれない」という回答があった。様々なセミナーや連載などを通して、考え方や手法を伝えてきたつもりだったが、書籍という形でまとめておくことの意義を痛感した瞬間だった。

　時を同じくして、本書の改訂作業に参加させていただくこととなった。初版から10年近くが経過していたことから、その間にブラッシュアップを重ねた内容を全面的に反映させるつもりで作業を進め始めた。ところがあらためて初版を読み込んでみると、その随所に残しておきたい、残しておくべき内容があることに気づいた。特に当時の医療的健康管理が大勢を占めていた状況に一石を投じるべく、言葉を尽くして業務的健康管理を説いている部分は、これから業務的健康管理を学んでいこうという読者にとって有用であると感じた。そこで、まるで10年前の高尾先生と対話を重ねるようにして、残す部分とアップデートする部分をつぎはぎしながら、改訂作業を行った。前後の整合は可能な限りとるように注意したものの、一部で意味が通らない部分が残っているかもしれない。その点はすべて著者三人の責任である。

　さて、私がメンタルヘルス対応を支援していく中で意識しているのは、「本音と建前の使い分け」である。本書でもお伝えしたように、職場は働く場所である。職場には、心からやりがいをもって働いている人がいる一方で、お金をもらえるから働いているだけという人、組織にぶら下がりたいだけの人など、様々な人がいる。もちろん労務提供に問題がなければ、その内心は自由である。しかし全員がこれらの本音を出してしまっては、組織としてまとまらない。ある人は「仕事ってやっぱり楽しいな」と言いながら働き、また別の人は「もっとお金を稼げる会社があればいつでも転職するつもりだ」と言い、また別の人は「できる限り働かずにお金だけもらっていたい」と覇気なく仕事をしている、そんな職場と言えば伝わるだろうか。本書でも繰り返

し引き合いに出したが、同じような本音を採用場面において応募者が漏らした場合に例えば「ワーク・ライフバランスを大事にしたいので、賃金に対して8割ぐらいで働きたい」といったときに、採用に至るだろうか。仮に建前だと思っていたとしても、職場では「会社のビジョンや経営方針に従い、職務に全力で専念しなければならない」のである（本音を漏らすのは、社外で就業時間外に限るべき）。

　ところがメンタルヘルス対応について考えてみると、健康というプライベートな意識が強いためか、本人の本音が出すぎていないだろうか。また会社側もその本音を汲みすぎていないだろうか。患者として病院の診察室では、適切な治療を受けるためにも、症状などすべてを医師に伝える必要がある。しかし職場では、建前を守り本音を封印して働かなければならない。それが会社の"メンバー"として働くということだ。もし本音と建前の乖離が苦しくて耐えられないというなら、建前が自分の考えに近い会社に移るしかない。

　本音と建前は、従業員だけではなく会社も意識しなければならない。やや失礼な言い方だが、私たちが説明する対応を、中途半端な理解、もっと言えば自分たちにとって都合の良い解釈で進めてしまうと、従業員側との間で本音と建前の認識の相違が発生してしまい、難渋事例へと発展してしまう。例えば原職復帰の原則について、「復帰時は異動したい」という従業員の本音に対して、原職復帰の原則の真意を理解せずに「原則ですから！」と言い張ったところで、従業員が納得するわけがない。また組織側の本音として「原職に復帰してもらわないと困ります。それができないなら、辞めていただいて結構です」と思っていたとしても、それをそのまま返してしまえば、事態は炎上する。

　一方で本書でも説明した面接シナリオを用いて、「○○さんは当社の総合職として採用されています。入社当初の説明を思い出していただければわかるとおり、当社には様々な部署や業務内容があり、異動によりどの部署に配属されるかわかりませんが、総合職である以上、配属された部署で求められる業務を求められる水準で行うことが、労働契約において求められます。そのため、『異動をしないと病気が悪くなる』『元の職場では復帰できない』と

いったご意見は、総合職正社員としての業務遂行が難しいと受け止めざるを
えないので、現状の採用形態では受け入れられません。一方で求められる業
務を遂行するために、定められた範囲で療養ないしは復帰準備を行うことは
もちろん差し支えありません」と説明したらどうだろうか。確かにこれは建
前にすぎないと思われるかもしれない。だが建前であっても正論である以上、
反論は難しい。また逆に会社側から言いすぎている部分もない。平たく言え
ば、このような大人の会話を意識してほしい。

　本文中には、読者を説得する内容と、読者を通じて本人や家族、あるいは
上司や人事などを説得する内容が混在している。そのため、注意深く読んで
いただきながら、会社が公式見解（建前）として表明できる／しなければな
らない考え方はどのような内容か、掴んでいただきたい。

　「従業員の生産性向上を通じて、経営に貢献すること」が人事のミッショ
ンであると、人事総務部門に初任配属されたときに上司に教えられ、それ以
来ずっと頭の片隅に置いて仕事をしてきた。健康管理部門も人事と同じく人
を対象とした部署である以上、大きな違いはないだろう。

　メンタルヘルス不調者対応についてもこのミッションに沿うことを意識す
るならば、休職者にはできるだけ元通りの生産性まで回復してから復帰して、
再び部署や会社に貢献してほしいし、一方で他の従業員の生産性を下げるよ
うな対応を許容することは難しいと言える。

　願わくは、メンタルヘルス不調者対応に困らなくなり、現に働いている従
業員の生産性向上にリソースの大半を割ける状態に至ってほしい。本書がそ
の一助になれば幸いである。

2023年7月

森　悠太

著者紹介

高 尾 総 司 (たかお・そうし)

岡山大学学術研究院医歯薬学域　疫学・衛生学分野　准教授

岡山大学医学部卒。岡山労働局労働衛生指導医。「業務的健康管理」と「医療的健康管理」の対比により人事担当者が自信をもって取り組めるメンタルヘルス対応手法を開発。著書は三人の共著である「面接シナリオによるメンタルヘルス対応の実務」労働新聞社他。

前 園 健 司 (まえぞの・けんじ)

前園綜合法律事務所　代表弁護士
経営法曹会議　会員

大阪市立大学・京都大学法科大学院卒。労務相談・労使紛争・労務DD等のほか、九州・福岡健康経営推進協議会の教育事業担当支援者（労働法）に就任する等、労務全般に関して幅広く活動している。

森 悠 太 (もり・ゆうた)

株式会社Office d'Azur　代表取締役
麻の葉経営コンサルタント　社会保険労務士、中小企業診断士

上智大学総合人間科学部教育学科卒業後、大手化学メーカーなどで人事労務の領域に携わり、平成28年からは社会保険労務士として登録し活動を開始。
現在は株式会社Office d'Azurにて、全国各地の企業や自治体の人事担当者に対して、「業務遂行レベルに基づくメンタルヘルス対応」に基づいた対応支援を実施。事例の具体的な対応支援や制度の運用支援など、運用・実務面での支援を特に重視している。

健康管理は従業員にまかせなさい

－労務管理によるメンタルヘルス対策の極意－

発 行 年	2014年 5 月16日　第 1 版　第 1 刷
	2016年 7 月23日　第 1 版　第 2 刷
	2023年 7 月31日　第 2 版　第 1 刷
著　者	高尾　総司、前園　健司、森　悠太
発 行 者	大山　眞人
発 行 所	保健文化社
	〒226-0024 神奈川県横浜市緑区西八朔町354-10
	TEL 045-938-6833　FAX 045-938-6834